RLAIブック

編 集

村 崎 光 邦

(北里大学名誉教授,CNS薬理研究所)

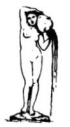

星 和 書 店

Seiwa Shoten Publishers

2-5 Kamitakaido 1-Chome
Suginamiku Tokyo 168-0074, Japan

刊行にあたって

　待望久しい第二世代抗精神病薬の持効性注射製剤 RLAI（Risperidone Long-Acting Injection）が我々の臨床で使用できることになりました。
　わが国では現在，長期入院患者の社会復帰，特に外来における維持治療が重要視されつつあるため，再発予防効果の高い持効性注射製剤の必要性はますます高まってくると考えられます。しかし残念なことに，今までわが国ではいわゆるデポ剤のネガティブな側面が強調されすぎた嫌いがあり，拒薬などによりコンプライアンスが明らかに不良な患者様方などに，限定的にしか使われていないという現状があります。その結果，現場の医師もデポ剤の使用方法に不慣れになり，その有効性云々以前に，使用をためらう傾向があるといえます。
　本書は，第二世代抗精神病薬では初めての RLAI について，その技術的特徴，臨床面での有効性，安全性，臨床試験のデータなど，あらゆる側面が紹介されています。
　治療継続率や再発率を始めとする RLAI の臨床効果はきわめて高く，安全性に関しても，質的には経口 RIS と副作用の内容は同じでありながら，量的には経口 RIS より副作用リスクが低くなっています。注射部位の痛みもほとんどないため，RLAI は長期的な統合失調症患者の治療における有用性が期待されています。このような特性に加え，患者さんを日々の服薬から解放させうるということによって，RLAI は，患者さんと医療者のより良い関係を築き，アドヒアランスを向上させる上で有用であることは間違いありません。
　本書は「臨床精神薬理」の RLAI 特集を第 1 部，第 2 部として治験論文データと原著論文，第 3 部として樋口輝彦先生や藤井康男先生を中心とした座談会 2 編を収載しました。特に Fleischhacker 先生を招いての座談会は，RLAI を包括的に理解する入門編として最適です。まずこの座談会を一読いただいた上で本文をお読みになると，より理解が深まると思います。
　RLAI が 1 日も早く臨床で使用され，多くの患者さんの福音となることを願っています。

2009 年 6 月 7 日　　　　　　　　　　　　　　　　　　　　　　村　崎　光　邦

目　次

刊行にあたって……………………………………………………………………村崎　光邦… 3

（　）は「臨床精神薬理」第12巻6号掲載時のページ
＊第12巻7号掲載

展望　患者自身のデポ剤治療受け入れと精神科医の役割………………………藤井　康男… 7（1059）

特集　第二世代抗精神病薬の持効性注射製剤の意義
Risperidone持効性注射製剤（RLAI）の基礎と臨床効果・薬物動態 …………吉村　玲児…23（1075）
Risperidone持効性注射剤の系統的レビュー
　………………………………………W. Wolfgang Fleischhacker（監訳/宮本　聖也）…29（1081）
Risperidone持効性注射剤の有効性と安全性
　―国内における臨床試験の結果から………………………………稲田　健，石郷岡　純…43（1095）
薬剤経済学的視点よりみたrisperidone持効性注射製剤 …………………………稲垣　中…51（1103）
統合失調症治療における部分アドヒアランス対策の重要性………………………三澤　史斉…63（1115）
持効性注射製剤に関する精神科医の認識…………金沢　徹文，上西　裕之，菊山　裕貴他…73（1125）
司法精神医療における持効性注射製剤の意義………………………永田　貴子，平林　直次…83（1135）

原著論文
統合失調症患者を対象としたrisperidone持効性注射剤とrisperidone錠の比較試験
　………………………………………………………上島　国利，石郷岡　純，駒田　裕二…91（1199）
統合失調症患者を対象としたrisperidone持効性注射剤の長期投与試験
　………………………………………………………上島　国利，石郷岡　純，駒田　裕二…115（1223）
統合失調症患者の治療アドヒアランス向上のために知っておきたいこと
　―現在受けている薬物療法の主観的評価とrisperidoneの持効性注射剤（LAI）への期待
　………………………………………………………………………柴田　勲，丹羽　真一…137（1635）＊

座談会
新しい持効性注射製剤risperidone long acting injection（RLAI）―Fleischhacker博士を囲んで
　…………W. W. Fleischhacker，藤井　康男，岡田　俊，畑　和也，稲垣　中…147（1673）＊
新規持効性注射剤に期待される臨床的位置付け
　…………………………………樋口　輝彦，藤井　康男，岩田　仲生，久住　一郎…169（1143）

展望

患者自身のデポ剤治療受け入れと精神科医の役割

藤井康男*

抄録：精神科医には患者のデポ剤受け入れはよくないとの思い込みがあるが，数多くの調査からそうでもないことが分かっており，患者の受け入れ率はデポ剤の現場での使用率をはるかに上回っている。そしてデポ剤を外来で継続している患者は，様々な利点をデポ剤に感じている。精神科医は経口薬で十分アドヒアランスが保たれるし，特に自分の患者は服薬を続けてくれるという意識を持ちやすいが，これらは正しいとは言い難い。デポ剤への誤った恐怖感や偏見から抜け出し，その正しい使用技法を身につけることは，21世紀の精神科臨床医にとって必須である。そこでは患者自身のデポ剤体験を大切にし，どの段階でデポ剤を導入すべきかよく検討し，十分な説明の元に，できる限り単純な処方での，計画的なデポ剤による維持を心がけるべきである。これらを実現させるために，risperidoneの持効性注射製剤の臨床導入は大きなチャンスであり，デポ剤外来維持治療についての知識向上と臨床研修の充実が望まれる。

Key words：*long-acting injectable antipsychotics, depot antipsychotics, patient acceptance, risperidone long-acting injectable, maintenance therapy*

I. はじめに

抗精神病薬のデポ剤がわが国に導入されたのは1970年代であるが，半減期が短く，安定した血中濃度を維持しにくいfluphenazine enanthateしか使用できない時代が長く続いた。この時期に，デポ剤についての誤った思い込みが多くの精神科医に定着し，これは現在でもPTSDのようにその意識を支配している。一方，欧州では，デポ剤は1960年代に導入され，1970年代にはfluphenazine decanoateやflupenthixol decanoateなどの，より安定性が高く，副作用も少ないデポ剤が主体となり，脱施設化の流れの中でデポ剤クリニックが作られ，慢性精神障害の外来維持に大きな役割を果たしてきた[2,9,18,27,31,47,56]。

1987年のhaloperidol decanoate，1993年のfluphenazine decanoateなどのデカン酸デポ剤の導入によって，わが国でもデポ剤が外来維持の基本的治療薬として一定の役割を果たすようになったことは間違いない[19,20,35-39,49]。しかし，当時はなお入院中心主義から抜け出られないでいた時期であり，これらのデポ剤を維持治療で使いこなせる精神科病院やクリニックは限られ，大きな潮流を生み出すには至らなかった。精神保健法，そして精神保健福祉法と法律が変わり，長期在院患者の退院促進や急性期治療での入院期間の短期化が現実のものとなり，最近では精神病床削減が現実の課題になってきた[22]。このような中での1990年代後半のrisperidone，そして2001年のolanzapineな

Patient acceptance of depot antipsychotic treatment and the role of psychiatrists.
*山梨県立北病院
〔〒407-0046 山梨県韮崎市旭町上条南割3314-13〕
Yasuo Fujii : Yamanashi Prefectural Kita Hospital. 3314-13, Kamijominamiwari, Asahimachi, Nirasaki, Yamanashi, 407-0046, Japan.

どの第二世代抗精神病薬の導入は，わが国の悪習であった多剤併用大量療法からの脱却を促し，精神医療の新しい流れを加速させた[21,23]。

一方，このような時代の急激な展開の中で，わが国ではhaloperidolやfluphenazineのデカン酸デポ剤は，その価値が広く認識されないうちにたちまち旧式な薬とみなされ，若手の精神科医が手を出しにくい剤型となっていった。この現象は，日本だけの問題ではなく，欧米においても第二世代薬のキャンペーンによって多くの問題が解決するような楽観主義が語られ，第一世代デポ剤の使用頻度は漸減していった[44]。しかし，第二世代薬によって錐体外路症状や臨床効果について幾分かの進歩があったものの[41,42]，それらは夢の薬ではなく，服薬アドヒアランスの問題は解決されなかった[4,8,54]。そして近年のeffectiveness studyでデポ剤の再入院防止効果や治療継続性が再認識されてきており[52]，第二世代デポ剤の出現と相まって，再びデポ剤が脚光を浴びる時代を迎えつつある。

Risperidoneの持効性注射製剤については，今後，様々な情報がもたらされるであろうし，これらを知ることは極めて重要である。しかし本稿では，このような知識の渦の中に巻き込まれる前に，デポ剤の本質をもう一度冷静に考え，患者からの意見に耳を傾けると共に，精神科医がデポ剤をどのように捉えてきたのかを整理することにした。デポ剤による外来維持を成功させるには，患者自身がそれを受け入れ，継続してもらわなければならないし，その処方にあたっては，精神科医の役割が極めて大きいからである。さらに，新しいデポ剤の導入を前にして，我々が心がけるべき点について考えを整理してみた。

II．デポ剤治療についての患者からの評価

1．デポ剤についての知識

デポ剤への評価の前に，まず患者自身が自分に投与されているデポ剤についてどの程度知っているのかを把握することは大切である。これについて，筆者は山梨県立北病院で調査したことがある。対象は1992年11～12月に山梨県立北病院外来でデポ剤を投与した119例中6ヵ月以上デポ剤が継続され，調査に同意が得られた統合失調症症例71例である。この中で投与されていたデポ剤の名称を答えられたのは15％，投与量を知っていたのは27％，投与されている注射が持続性の作用を持つとの理解をしていたのは38％だけであった[15]。当時はまだ患者への治療教育が広まっていない状況ではあったが，北病院において通院で継続的にデポ剤を使用している患者は，デポ剤についての十分な知識を持っておらず，説明が不十分であることが明らかであった。このような反省の元に，デポ剤についての説明資料を作ったが[14]，デポ剤によって維持治療している患者の知識についてその後の継続的な調査は行っていない。

一方，デポ剤の本場の一つである英国ではどうであろうか。Eastwoodら[9]は100例のデポ剤投与患者について調査した。デポ剤が投与されている場所はデポ剤クリニックが53，デイセンターが15，病棟が14，自宅が11，ホステルが7であった。この中で，82％がデポ剤の名前，68％が正確な投与量，95％が投与間隔を知っていたと報告されている。

Goldbeckら[27]はデポ剤の外来維持治療を行っている患者に望まれる知識として，処方されているすべての向精神薬の剤型・投与量・投与間隔，デポ剤の利点，遅発性ジスキネジアを含む副作用，デポ剤中断による再発，副作用について相談すべき相手の名前などを設定した。そして，デポ剤を投与中の59例（24例ではデポ剤と経口抗精神病薬が併用）について調査した結果，デポ剤と経口薬すべての薬の名前，投与量，投与間隔を答えられたのは44％で，デポ剤の名前，投与量，投与間隔を答えられたのは63％であった。デポ剤の利点を自ら答えたのは22％であったが，チェックリストを作って質問すると80％で2つ以上の利点を指摘するようになった。副作用についても自分から答えたのは25％だけであったが，チェックリストを作って質問すると92％以上の患者が2つ以上の副作用を訴えた。遅発性ジスキネジアについて聞いたことがある患者は7％だけであったが，22％ではその徴候に自ら気づいていた。また，相談すべき相手の名前を言えたのは58％であった。

経口薬患者では，デポ剤についての偏見やその強制的な印象がデポ剤への好ましくない評価に関係している可能性を指摘している。

これらの結果をまとめると，デポ剤投与中の患者でのデポ剤受け入れ率は23～93％と幅広く分布していて，中央値は60％となった。一部のデポ剤クリニックでの受け入れ率の高さは，そのクリニックに定期的に通っている患者を対象にしているという点で，バイアスがかかっている。しかし，わが国の現状からは，まずデポ剤維持治療について良好な受け入れがあり，それを続けたいという患者層が確実に存在していることをまず認識すべきだろう。患者はデポ剤による外来維持での簡便さを特に述べており，デポ剤の投与を受けると同時に，看護師や医師に接触でき，相談できる点をポジティブに受け取っている。そしてデポ剤を投与されていない患者も含めた場合でも，Heresら[30]によれば40％の受け入れ率があり，さらにデポ剤投与経験のない患者で23.4％，統合失調症と診断されて3年以内の症例でも34.5％がデポ剤を受け入れる可能性があるという結果が出ていることは重要である。

このように患者のデポ剤受け入れ率は，デポ剤が現実臨床で使用されている割合よりもかなり高いことが想定できる。また，Heresら[30]が述べているように，デポ剤の治療経験は，その受け入れを促進する可能性があるが，一方で，Patelら[46]が述べているように過去にデポ剤が投与されている場合には，デポ剤のネガティブな評価が継承されている場合もある。これらの点はデポ剤を新たに導入しようとする際に特に注意すべきであろう。

3．デポ剤の自覚的な利点

Wistedtによる調査[56]では，「デポ剤注射によるあなたの精神的な問題への影響をどう思うか」との質問には，61.6％で「経口薬の時よりもデポ剤治療で具合がよい」，8.2％で「経口薬との違いはない」，11％で「経口薬よりも悪く感じられる（より受動的で疲れを感じる）」という回答であった。「注射による治療は，1日1回や数回の経口薬治療と比べて簡単と感じるか」との質問については，67.1％で「注射の方がずっと簡単」との回答で，19.2％では経口薬との違いはないと答えた。

Goldbeckら[27]は，患者からデポ剤の自覚的な効果をあげさせた上で，そのリストを作成し，これを元にデポ剤維持治療中の患者への聞き取り調査を行った。表2にその結果を示したが，デポ剤投与中の患者は，再入院や再発防止だけでなく，睡眠や様々な精神症状の改善などの多くの効果をデポ剤投与と関連して自覚していることが示されている。

Heresら[30]は，退院前の統合失調症患者に対して，デポ剤によって想定される利点について調査した。「経口薬よりもデポ剤の方が簡便」について同意したのは54.0％，「デポ剤の方が再発予防に役立つ」は43.3％，「デポ剤の方が病気との間の距離をとれる」が40.3％，「経口薬よりも少量ですむ」が35.0％，「デポ剤の方が主治医との関係が改善する」が32.7％であった。これらの利点の自覚について，デポ剤の投与歴がない症例（ND），デポ剤の投与歴があるが現在は経口薬治療中の症例（PD），デポ剤が現在投与されている症例（CD）に分けて検討すると明らかな差異があり，CD群でデポ剤の利点をより多く自覚しており，PD群がこれに次ぎ，ND群がもっとも利

表2　患者が感じたデポ剤の効果

	N	％
入院を防げる	44	75
落ち着く	41	70
再発を防げる	38	64
よく眠れるようになる	30	51
いやな考えが浮かばなくなる	31	53
周りの人達とうまくやれるようになる	26	44
身の回りのことがうまくやれるようになる	26	44
疑い深さがよくなる	25	42
声と折り合いがつけやすくなる	24	41
考えがはっきりする	24	41
やる気やエネルギーが出てくる	9	15

文献27）より引用

点の自覚が少ないという結果が得られた。例えば，「経口薬よりもデポ剤の方が簡便」についてCD群では71.7％，PD群では58.9％，ND群では43.4％がこれに同意しており，同様に「デポ剤の方が再発予防に役立つ」についてCD群では60.0％，PD群では48.4％，ND群では33.1％となっていた。このように，デポ剤の経験は，その利点の自覚にプラスになることが示された。

4．デポ剤の自覚的副作用

Wistedtのデポ剤通院例への調査[56]では，「震え，体のこわばりや，その他の副作用を感じるか」との質問を患者にすると，51％で副作用があるという回答であり，こわばり以外にも様々な副作用の訴えがあった。

Eastwoodらの調査[9]では，副作用がないと述べたのは41％であり，34％では副作用が1つ，15％では2つ，6％では3つ，2％では4つ，1％では5つあるいは6つあると述べていた。

一方，Goldbeckら[27]の調査では副作用について自分から2つ以上あげたのは47％にすぎず，副作用1つが27％，副作用なしが25％であった。これらを元にデポ剤投与中によく訴えのある副作用様症状のリストを作成し，それぞれについて患者に聞いたところ，92％で少なくとも2つ以上のデポ剤のためかもしれない副作用があるという結果であった。半数以上の患者がデポ剤のためと考えた症状は，体の震え（71.2％），眠気（67.8％），体のこわばり（62.7％），口渇（59.3％），落ち着きのなさ（57.6％），体重増加（55.9％）などであった。

Patelら[46]は，第一世代薬デポ剤投与中の患者と，主として第二世代抗精神病薬経口薬投与中の患者に対してDAI（薬の構えに関する調査）を行ったが，両群で差異があったのは，「疲れたり，のろくなったりする」という項目が，経口薬群（61％）でデポ剤群（41％）よりも有意に多いということだけであった。

5．デポ剤維持患者の治療継続への意識

Larsenら[40]の調査では，デポ剤通院例で過去に精神病が生じていたという自覚があったのは49％だけであり，Goldbeckらの調査[27]でも，デポ剤治療中の患者がデポ剤中断で問題が生じると考えていたのは58％だけであった。Pereiraらの調査では[47]，デポ剤の治療期間について「短期間」でいいのか，「永遠に続ける」べきか，「医者の薦めるだけ続ける」のかを調査すると，経口薬投与群，デポ剤投与群，デポ剤と経口薬併用群いずれも，ほとんどの症例（88〜94％）で，「医者が薦めるだけ続ける」という回答であった。

6．デポ剤への強制性の自覚

Eastwoodらの調査[9]では，デポ剤投与中の患者に対して，「デポ剤による治療を受けるかどうかの選択肢があることを知っているか」を質問すると，「デポ剤を拒否する権利がある」と答えたのは52％だけであった。特に14例の入院患者中10例では拒否する権利について知らされておらず，デポ剤を拒否できないものと考えていた。

一方，Wistedtの調査[56]ではデポ剤治療中の患者に「デポ剤治療でより制限されていると感じているか，むしろ薬を服用しなくてよいので，より自由になったと感じているか」という質問をしている。これに対してデポ剤を継続している患者の72.6％が「経口薬よりもより自由になったと感じる」と回答していた。

Heresらは[30]，デポ剤の投与歴がある患者と投与中の患者（PD＋CD）155例で調査したところ，18.9％がデポ剤を「強制的」と感じていたと報告している。そして強制的と感じた患者の2/3以上では調査時点でデポ剤は継続されていなかった。

Patelらの調査[46]ではデポ剤投与歴がある142例中67例（47％）で現在あるいは過去の体験として，無理矢理デポ剤での治療を開始されたという感じを有していた。また24％では，デポ剤クリニックで驚いたり，恥ずかしいと思った体験があり，21％では「誰かが経口薬ではなくデポの注射を受けていたら驚いたり，恥ずかしいことだと思うだろう」と述べていた。

III. 精神科医を対象としたデポ剤調査

1. 金子らの調査

わが国に fluphenazine enanthate が導入されてまもなく，金子らは全国2498名の精神科医に対して大規模なアンケート調査を行った[33]。回答のあった519名中314名（60.5％）でデポ剤の使用経験があった。デポ剤を使用したことがない精神科医は205名いたが，その理由は多い順に，副作用がこわい（63名：30.7％），使用する必要性がない（57名：27.8％），適応となる症例がない（42名：20.5％），特に理由がない（40名：19.5％），持続性薬剤のあることを知らなかった（30名：14.6％）などであった。デポ剤を使用した経験はあるが，その後使用しなくなった医師93名は，その理由として，効果がなかった（48名：51.6％），適当な症例がなかった（30名：32.3％），副作用が強かった（29名：31.2％）などをあげており，その他に「注射では薬剤量のコントロールができない」「精神療法的な接触がおろそかになる」「拒薬は患者の自由である」「反医療，管理的な使用の危険がある」などの回答もあった。このデポ剤の使用を中止している医師が，今後機会があればデポ剤を用いたいと考えている対象は半数が拒薬患者であり，外来維持療法に用いるという意見は少数であった。デポ剤を使用している医師314名の中では62％が入院患者に，28％が外来患者に処方していた。デポ剤の使用目的の調査では，拒薬（200名：63.7％），棄薬を防ぐため（120名：38.2％），興奮・易刺激（119名：37.7％）などが多かった。そして「デポ剤は将来基本的な治療剤となりうるか」という質問に対して，デポ剤を使用したことのある医師のうち133名（56.6％）が「将来も基本的な薬剤とはなりえない」という見解を示した。

2. Patel らによる英国の精神科医に対する調査

Patel らは，英国の精神科医を対象としてデポ剤による維持治療についての質問紙法による調査（電話による追跡調査を含む）を行った[44]。すべての質問への回答が得られたのは143名であった。このうち67％が男性で，年齢は40〜49歳が中心，精神科臨床経験は平均17.1年であり，52％は成人精神科ユニットで勤務していた。この調査は，第二世代デポ剤の英国での導入直前に行われたことに注意が必要である。

質問紙は44項目で構成されていて，4つのパートに分かれていた。第1は患者中心のデポ剤治療への構え（attitude）の調査であり，例えば「デポ剤は患者中心の治療的アプローチだ」「デポ剤が投与されているということは，その患者の自律性はないということだ」「患者とデポ剤の投与量について話し合うことができる」「デポ剤が投与されている患者では，司法精神医学的な問題があった場合が多い」などの8つの質問であった。第2は患者に対する以外のデポ剤への構えについての質問であり，例えば「デポ剤は時代遅れの治療方法である」「非定型のデポ剤が導入されれば，それを処方する」などの9項目であった。第3はデポ剤の効果についての知識に関する質問であり，「デポ剤は陽性症状よりも陰性症状に有効である」「デポ剤に反応しない場合に，治療抵抗性とみなせる」などの17項目であった。そして第4はデポ剤の副作用についての知識に関する調査で「注射への恐れが患者がデポ剤を嫌がる共通の理由である」「デポ剤では抗パーキンソン薬の処方が常に適応になる」などの10項目であった。これらの44項目について，まったく不賛成（0），不賛成（1），やや不賛成（2），やや賛成（3），賛成（4），強く賛成（5）の6ポイントのスケールによって評価した。これらに加えて，経口抗精神病薬やデポ剤処方などについても調査が行われた。

まず最初に投与する抗精神病薬は，経口抗精神病薬が77％であり，そのほとんどが第二世代経口薬であった。そして，もっともよく処方するデポ剤として，56％が flupenthixol decanoate を選択しており，次いで zuclopenthixol decanoate が23％，fluphenazine decanoate が12％，haloperidol decanoate が4％などであった。Community treatment order（司法的問題などがある患者に対する強制通院制度）におけるデポ剤の使用ついては，半数がそれを許容するとしており，状況に応

じて使用する医師も含めると68%がこの方法を再発防止に用いるとしていた。

デポ剤についての知識とデポ剤についての前向きな構え（attitude）には有意な正の相関が認められた。デポ剤を継続している患者を持つ精神科医は96名であったが，これらをデポ剤患者が多い28名の医師（21症例以上）と少ない68名の医師（1〜20症例）に分けると，デポ剤患者が多い医師の方が患者中心のデポ剤治療への構えをとっていた。一方，デポ剤は時代遅れだという回答がかなり（40%）あり，デポ剤を使用している患者は偏見をもたれやすいという項目には48%の精神科医が「そうである」との回答であった。また，91%でデポ剤は経口薬と同じように有効であるとしていたが，患者の69%，家族の66%で，デポ剤の受け入れはよくない（注射がこわいということが主な理由）としていた。81%の精神科医はデポ剤でコンプライアンスが改善し，94%の精神科医は再発が減少すると考えているが，デポ剤の副作用は第二世代抗精神病薬よりも多いとしたのは87%で，副作用が少ないデポ剤，特に第二世代抗精神病薬のデポ剤が発売されれば，アドヒアランスが問題になる例にはもっとデポ剤を使うとしていた。

3．Heresらによるドイツの精神科医への調査
1）デポ剤をためらう要因についての調査

Heresらは2005年にウイーンで行われた生物学的精神医学会において，あるシンポジウムに出席した精神科医350名に調査を行い，すべてのアンケート項目に回答した246名についての結果を分析した[29]。アンケートでは医師がデポ剤をためらう要因となるだろう16項目について，第一世代デポ剤と第二世代デポ剤それぞれで，1（極めて稀に影響）から5（極めてしばしば影響）までの5段階の評価を行った。アンケートに答えた精神科医のほとんどはドイツ国籍で，精神科経験年数は平均18年であった。

16項目について第一世代あるいは第二世代デポ剤のいずれかの平均スコアが3（「時々は影響」）以上であったのは8項目であった。これら8項目中，第一世代，第二世代デポ剤いずれも平均スコアが3以上であった項目は，5項目であった。その中で参加者がデポ剤処方をしない要因としてもっとも多くあげたのは，「経口抗精神病薬で十分なコンプライアンスが得られる」であり，第一世代デポ剤で79.7%，第二世代デポ剤で86.0%で平均スコアが3以上であった。次いで，「デポ剤を薦めても患者が拒否する」が第一世代デポ剤で83.3%，第二世代デポ剤で79.5%が3以上であった。さらに「初回エピソード患者にはデポ剤は使用しない」が第一世代デポ剤で71.1%，第二世代デポ剤で64.5%，「抗精神病効果のコントロールが容易でない」が第一世代デポ剤で69.7%，第二世代デポ剤で58.3%，「再発後の適切な治療オプションではない」が第一世代デポ剤で68.4%，第二世代デポ剤で67.5%が，平均スコアが3以上であった。

8項目の残りの3項目については，第一世代デポ剤あるいは第二世代デポ剤のいずれかで平均スコアが3以上だった。「デポ剤は錐体外路症状が多い」が第一世代デポ剤では91.1%で平均スコアが3以上であったが，第二世代デポ剤では30.6%だけであった。逆に，「必要とされる抗精神病薬のデポ剤がない」が第二世代デポ剤で75.1%となり，第一世代デポ剤では56.9%であった。さらに「デポ剤のコスト」では第二世代デポ剤で71.3%となり，第一世代デポ剤では17.8%だけであった。

調査に協力した精神科医は，治療している統合失調症や統合失調感情障害患者の74.3%は第二世代経口薬で治療しており，第一世代あるいは第二世代デポ剤は治療中の患者の19.5%に用いられていた。そして，デポ剤をこれまで処方した患者の割合は35.5%であると回答した（逆に言えば，64.5%の患者にはデポ剤はそれまで用いられていないことになる）。これらの数値について，対象者の年齢の影響を分析すると，50歳以上の精神科医はデポ剤処方患者が22.7%となり，これよりも若い精神科医の17.1%と比べて有意に多かった。一方，50歳以上の精神科医はこれよりも若い精神科医と比べて，第二世代経口薬あるいは第二世代デポ剤の処方が有意に少なかった（67.5% vs. 78.6%）。

2）デポ剤の推奨についての調査

Heresらは，2006年11月にドイツで行われた国際学会の2つのシンポジウムに出席したドイツ語圏の精神科医に調査を行った[28]。調査Aでは201名の精神科医に対して，デポ剤の適応に関する調査を行った。予備的調査で精神科医の薬物選択に関連すると思われる14項目が選定された。

対象となった精神科医は，この14項目それぞれについて，0（デポ剤はまったく適当ではない）から10（デポ剤が強く推奨される）までの11段階の尺度で評価した。この結果を解析すると，2つのクラスターがあることが明らかになった。クラスターIは，「過去に他者への危険性がある」「過去に服薬中断がある」「過去に自殺の恐れがある」「過去に再発がある」の4つであり，これらは従来から言われてきたデポ剤の適応と重なっていた。クラスターIIは「病気についてよく知識を得ている」「高い教育レベル」「抗精神病薬治療について心を開いている」「高いレベルの病識」「良好な治療的同盟関係」「治療選択に高いレベルで関与」の6つであった。このクラスターIIは，これまでデポ剤の適応と考えられていた点とはやや異なっていた。

またこれら201名の精神科医を2群に分けて，調査A1では自分の患者にノンコンプライアンスがどの程度生じるのかを質問したところ43.6%となり，調査A2でドイツの患者一般ではどうかと聞いたところ，ノンコンプライアンス率は61.1%という回答で両者には有意な差が認められた。すなわちドイツの精神科医はノンコンプライアンスの問題が多いことは自覚しているが，自分の患者ではこれが少なくなると思っていることになる。調査Bでは248名の精神科医を2群に分けて，調査B1では自分の患者でのデポ剤の受け入れ率を調査したが，この受け入れ率は31.6%となり，また調査B2ではドイツの患者一般でのデポ剤受け入れ率を調査したところ32.6%で，両群に有意差は認められなかった。そして，デポ剤を最初の再発時に選択するかについて11段階評価をしたところ，6.02となった。4回目の再発でデポ剤を選択するという質問については8.39であったので，この両者には有意差が認められ，ドイツの精神科医は再発を繰り返した後でデポ剤を選択する方が多いという結果となった。

表3　新しいデポ剤の導入を前にして，心がけるべき点

1．受け入れられないという思い込みから抜け出す
2．過度に楽観的なアドヒアランス予測を排する
3．デポ剤恐怖症に陥らない
4．偏見を乗り越える
5．説得力ある説明
6．患者のデポ剤体験を大切にする
7．どの段階でデポ剤を導入すべきかをよく考える
8．単純な処方の大切さ
9．知識向上と臨床研修の充実

IV．新しいデポ剤の導入を前にして心がけるべき点

ここまでデポ剤についての患者の評価，精神科医の評価についてまとめたが，これらの結果を基礎にして，精神科医が新しいデポ剤の導入を前にして心がけるべき点を表3に列挙した。当然ではあるが，以下の議論は，デポ剤を外来維持治療に用いることを前提としている。

1．受け入れられないという思い込みから抜け出す

英国の精神科医はデポ剤の患者や家族の受け入れはよくないと思い込んでおり[44]，ドイツの精神科医でも多くが「デポ剤を薦めても患者が拒否する」という印象をある程度以上持っている[29]。大まかに考えて，欧州の精神科医は，患者の7割がデポ剤を拒否すると感じている。わが国の精神科医については，主にデポ剤を入院治療で拒薬などに対して用いてきたという金子らの調査[33]から現在までにどれほど変化しているのかよく分からないが，欧州の精神科医よりもさらにこのような思い込みが強いと思われる。

前述したようにデポ剤投与中の患者のデポ剤受け入れ率は中央値で60%（23〜93%）である。退院直前の統合失調症患者でも40%の受け入れ率があり，さらにデポ剤投与経験のない患者で23.4%，統合失調症と診断されて3年以内の症例でも34.5%がデポ剤を受け入れる可能性がある[30]。すなわち統合失調症患者は，精神科医が思

っているほどデポ剤を嫌がってはいない。

デポ剤の実際の使用率について調べてみると，米国のコネチカット州立精神病院では28%[5]，在郷軍人病院のデータでは18%[53]にデポ剤が使用されている。日本での調査は入院患者についてのもの[51]しかないが，6.2%となっており，おそらく外来維持にデポ剤を継続的に用いている患者は数%以下と考えられる。

このように，患者のデポ剤受け入れ率とデポ剤が臨床で使用されている割合には大きな乖離がある。これには多くの要因が関係しているであろうが，その重要な要因として精神科医側の患者のデポ剤受け入れについての誤った思い込みが指摘されている[29,45]。特に，日本ではこの状況が著しいと思われ，言い換えればデポ剤による外来維持について，わが国では多くの可能性が残されていることになる。

2．過度に楽観的なアドヒアランス予測を排する

精神科医の多くは，経口薬でアドヒアランスが保たれるので，デポ剤は必要ないと考えがちである[29]。第二世代薬が主流になってから特に，これでアドヒアランスが向上するのでデポ剤などは必要ないという思い込みが生じやすくなった。しかし第二世代薬で維持治療して1年後でアドヒアランスが保たれているのは50%を少し越える程度[4,8]であり，これは第一世代薬の場合と大きな差異がないことが分かっている。

また精神科医は通院患者にとってアドヒアランスの問題が大きいことは分かっていても，自分の患者は服薬を続けてくれるという意識を持ちやすい[28]。多くの医師は，通院して服薬してくれる患者だけを診療しているので，そこから抜け落ちた患者のことを意識していないからであろう。

第二世代薬の出始めの時期に，第一世代薬の年間治療継続率は50%，第二世代薬ではこれが65%，デポ剤では80%と想定されたことがある[26]。このような想定が事実かどうかは分からないし，もちろん，コンプライアンスやアドヒアランスは複雑な問題で[11]デポ剤にすれば解決するというようなものではない。しかし，第二世代経口薬の治療継続率についての過度な楽観主義は現実を見誤っていることになる。

3．デポ剤恐怖症に陥らない

デポ剤の副作用について，精神科医が抱く恐怖症的な恐れは，なにも日本の精神科医だけのものではない[25,45]。特に悪性症候群や強度の錐体外路症状の発現，遅発性ジスキネジアのリスク増大がそのテーマになることが多い。第一世代デポ剤処方をドイツの精神科医がためらう主要な要因の一つに「錐体外路症状の恐れ」がある[29]。

エビデンスに基づいた検討で，デポ剤の副作用は各種の錐体外路症状，遅発性ジスキネジア，悪性症候群なども含めて，少なくとも経口抗精神病薬と同等であることが明らかになっている[1,6,25]。悪性症候群についてみれば，lithiumの併用，抗精神病薬の急激な増量，抗精神病薬の速効性注射の回数，抗パーキンソン薬やベンゾジアゼピン系薬剤の中断などが問題であり，デポ剤で特にリスクが高いということはない[25]。

しかし日本では，デポ剤恐怖症は，もっと深刻な形で広まっているように思える。わが国では，金子らの調査[33]でも明らかなように，入院医療中心の中で，拒薬や興奮への一過性の対策として（言い換えれば奥の手として）デポ剤が用いられてきた暗い歴史がある。拒薬や興奮例では栄養状態が悪く脱水が生じていることも多いため，悪性症候群のリスクは高い。このようなデポ剤の使われ方の中で，かつて形作られた思い込みは，現在でもなお付きまとっている。これは，当時の状況を直接経験した医師だけに生じている現象ではない。先日，新たに指定医になる若手の先生達のための講習会において，統合失調症治療の話の中で第二世代デポ剤の話をしたが，そこでたちまち「デポ剤を使うと悪性症候群になるのではないか」という質問が出てきた。当時の体験は意識的にせよ，無意識にせよ継承されていて，若手医師にも「副作用がこわい危険な薬」「説明もしないで行う侵襲的治療の典型」「患者はこのような治療法は嫌がるにきまっている」という固定観念が植え付けられてるのかもしれない。考えられないほどの多剤大量処方や拘束下でのhaloperidolの大量点滴静注には平然としている医師が，外来維

持治療でのデポ剤投与に抱く恐怖感は理解し難いのだが，それが現実なのである。

4．偏見を乗り越える

精神科医はデポ剤を投与されている患者に，一種の差別感情を意識的あるいは無意識のうちに抱くことがある[25]。精神科医の調査でもデポ剤を使用している患者は偏見をもたれやすいという結果が得られている[44]。米国では，第一世代デポ剤は白人よりも非白人によく使われていて，逆に，第二世代経口薬は白人によく用いられているという報告がある[5,53]。患者自身も他のデポ剤の投与を受けている患者に関して，差別感情を抱くことがあることも知られている[46]。

デポ剤を受けている患者への差別的な思い込みは，例えば「デポ剤を受けている患者は自分で服薬できない患者だ」「他害行為などの問題を繰り返したよくない患者だからデポ剤をやっている」「デポ剤などやられている患者は重症に違いない」「デポ剤を受けているということは病識がない証拠だ」「デポ剤をしている患者と，デポ剤の投与量について話し合うことなど意味がない」などが代表的であろう。このような偏見は，デポ剤の適応を見誤ったり，矮小化してしまう。

ドイツの精神科医に対するHeresら[28]の調査では，「過去に他者への危険性がある」「過去に服薬中断がある」「過去に自殺の恐れがある」「過去に再発がある」などのこれまで考えられていたデポ剤への推奨適応だけでなく，「病気についてよく知識を得ている」「高い教育レベル」「抗精神病薬治療について心を開いている」「高いレベルの病識」「良好な治療的同盟関係」「治療選択に高いレベルで関与」など，これまでデポ剤の適応とは考えにくかった患者層に対して，デポ剤を推奨している。後者の推奨が，第二世代デポ剤の出現で変化した点なのかどうか分からないが，このような考え方は，デポ剤による維持治療について患者自身が十分納得した上で，治療者・患者の協同作業としてこれが成り立つ可能性を提示しており，今後我々が目指すべき方向性の一つかもしれない。

5．説得力ある説明

経口抗精神病薬では，薬物についての説明や治療教育が一般的になりつつあるが，デポ剤についてもこれを進めていかなければならない。統合失調症患者への抗精神病薬治療のinformed consentに際しては，「患者が真の同意を行うに十分な情報を与えること」と，「あまりに多くの情報が与えられることにより患者に生じる不必要な恐れ」のバランスをとることの困難さ[3]はあるにせよ，この領域での工夫や資材の開発が必要である。1992年の北病院外来における患者のデポ剤に対する低い認識度は明らかに問題であり，新たな時代を迎えるにあたって，北病院の通院患者での調査を再び行い，問題があればそれを改善させる努力をするつもりである。

デポ剤の本場の一つである英国では，患者へのデポ剤の説明がかなり行われ，多くの患者が一定の知識を得ていることが分かる[9,27]。しかし，それでも患者側はもっと副作用や作用機序や治療期間などについての情報がほしいと考えており，これはデポ剤の特性からも当然のことであろう。かつて，筆者はこれらについて検討したことがあったが[12,14]，新たなデポ剤の導入に際して，患者や家族へのさらに工夫した治療教育技法や資材開発に時間をかけるべきである。

そして，治療者は自らの知識や臨床経験に基づき，自信を持って患者にデポ剤について説明をして，受け入れてもらう努力をしていかなければならない。このためには，デポ剤についての精神科医の知識向上と臨床研修の充実が不可欠である。医者側のデポ剤に対する否定的態度や自信のなさはすぐ患者に伝わり，患者のデポ剤の受け入れを妨げる要因になることが指摘されている[25]。

6．患者のデポ剤体験を大切にする

患者は再入院や再発防止だけでなく，デポ剤による外来維持での簡便さを特に自覚している。また睡眠や精神症状の改善など，デポ剤に対して様々なポジティブな印象を持っていることも多い。そして，デポ剤の投与を受けると同時に，看護師や医師に接触でき，相談できる点をポジティブに受け取っている。欧州で一般的なデポ剤クリ

ニックは，地域治療の時代では取り残された遺物であると言われているが，なお多くの利点を持った治療システムであるかもしれない[46]。「患者はデポ剤を嫌っている，注射は嫌に決まっている」という固定観念を脱して，患者自身の意見を素直に聞くことがなによりも大切である。北病院における経験でも，外来患者でぜひデポ剤を続けたいという希望や意見をよく聞く。

Heresら[30]が述べているように，デポ剤の治療経験は，その受け入れを促進させ，その利点の自覚にプラスになる可能性がある。一方で，Patelら[46]が述べているように過去にデポ剤が投与されている場合に，デポ剤のネガティブな評価が継承されていることもある。19～47％程度の患者では，デポ剤の開始初期に強制性を感じており，このような体験はその継続にマイナスになるかもしれないので，特に注意が必要になる。また振戦や体のこわばり，眠気，落ち着きのなさなど，第一世代デポ剤に関連してしばしば認められる自覚的副作用についても，患者は自分から訴えないことも多いので注意すべきである。言い換えれば，患者自身にデポ剤について，できるだけよい体験をさせ，好ましくない体験を避け，ポジティブな印象を持ってもらうことが鍵であろう。

このため，デポ剤の最初の導入過程は，もっとも気を遣うべきポイントである。この過程で，強制されたという意識を患者に持たれないように注意することが大切である。第一世代デポ剤ではかならず少量の試験的投与を行い，副作用や注射部位反応について検討しながら，患者や家族にデポ剤の名前や効果・副作用について説明し，通院治療で継続して再発を防止するために用いることを理解してもらう。Risperidoneのデポ剤では最初の注射から効果発現までに時間がかなりかかることを理解してもらうことが欠かせないだろう。

7．どの段階でデポ剤を導入すべきかをよく考える

何回目の再発を経験をしたところでデポ剤導入を検討すべきかというテーマは，重要な臨床的課題である。Heresらのドイツの精神科医に対する調査[28]では，「デポ剤を最初の再発時に選択する」という意見と，「4回目の再発でデポ剤を選択する」という意見を比べると，後者への賛同が有意に多かった。経口抗精神病薬治療群とデポ剤治療群を比較検討した欧州のいくつかの調査[30,31,46]でも，デポ剤治療群の方が平均年齢が高く，抗精神病薬治療期間や罹病期間が長く，入院回数が多い。デポ剤の導入は何回かの再発後に行うべきだという意見は，これまで一般的であったが[13]，再発を繰り返すと統合失調症症状がその度に進行し，精神的にも社会的にも患者自身やその周囲に深刻な影響を及ぼしてしまうことも事実である。

初回エピソード後の維持治療では，6ヵ月以内にノンコンプライアンスが生じやすく[32]，治療中断によって再発するリスクが高い[24]ことが知られている。初回入院後の治療継続にデポ剤が有効であることはフィンランドでの大規模な研究で示されており[52]，risperidoneのデポ剤についても，最近出現した精神病圏の患者の72％で24ヵ月これが継続されたという結果[10]や，初回エピソード患者での検討結果[34]が報告されている。初回エピソード後の維持治療期間については今なお統一された見解がないが，そこでの第二世代デポ剤の役割は，今後さらに多様な第二世代デポ剤が臨床導入されるに従って大きくなるであろう。

一方で，急性期後の不安定な状態などで，病識欠如や治療継続の意識が乏しい患者に対して，単にデポ剤を用いるだけでは維持治療を成功させることは容易ではない[43,55]。しかし，病識が乏しい患者やデポ剤の中断によって再発が生じるということを理解できない症例でも，デポ剤による維持治療を継続できていることはまぎれもない事実である[27,40]。もっとも望ましい維持治療方法を見出すまでには，主治医や患者それぞれに長い試行錯誤が必要な場合もある。そのような過程の中で，お互いがある治療方法を信頼し，支持するようになることがもっとも大切であり，デポ剤もその1つといえるであろう。

8．単純な処方の大切さ

患者にとってのデポ剤による維持治療の最大の利点は，簡便さである[30,47,56]。毎日，場合によっては1日に何回もの服薬を長期間継続するという

こと自体，容易なことではない。統合失調症で陰性症状や認知機能障害が進行した患者が，規則的な服薬を守れないからといって，彼らを責めるのは酷なことである。むしろこのような困難を予測して，対策を練っていなかった自らを恥じなければならない。

「抗パーキンソン薬をのまなければならないのだからデポ剤は意味がない」とか「抗パーキンソン薬の持効性注射製剤がなければデポ剤など使えない」という意見がわが国の精神科医にある。しかし英国の精神科医の90％以上は，デポ剤に抗パーキンソン薬の経口的併用がルーチンで必要とは考えていない[44]。第一世代デポ剤でも，抗パーキンソン薬を併用せず，デポ剤だけで維持する方法はごく一般的であった。

しかし，第二世代デポ剤の出現は，抗パーキンソン薬の併用頻度が例外的に高いわが国の精神科医にとって，特にプラスに働くであろう。Risperidoneのデポ剤によって，経口薬の併用がいっさいなくデポ剤だけで維持治療する方法がわが国でも浸透することが期待される。

もちろん，経口薬が必要なことはある。身体合併症に対する薬や睡眠薬だけでなく，抗精神病薬を補助的に使用することもあるだろう。このような場合でも，経口薬処方をできるだけ単純化して，1日の服薬回数も減らすべきである。これまで，むしろデポ剤を経口抗精神病薬処方に補助的に用いていた場合がわが国では多かったが，経口抗精神病薬とデポ剤の併用をすると抗精神病薬総投与量が過剰になりやすい[48]，という指摘を忘れないようにしたい。

9．知識向上と臨床研修の充実

わが国の精神科の医学教育や臨床研修の中で，統合失調症維持治療について熱心に取り上げるという話はあまり聞かない。特にデポ剤による維持治療についての正しい知識を得る機会はほとんどなかったのではないだろうか。ドイツの調査でも，50歳以上の精神科医はデポ剤を比較的よく使うが，それより若手の精神科医では使用頻度が少なく，最近の15年の研修プログラムが変化したことが原因ではないかと言われている[29]。デポ剤についての知識の多さとデポ剤についての前向きな構えには有意な正の相関があり，さらにデポ剤使用患者が多い医師では患者中心のデポ剤治療への構えをとっている場合が多いという結果[44]からも，デポ剤についての正しい知識を習得し，患者中心の医療を行う中で，多くのデポ剤維持治療の経験を実地で積むことの大切さが分かる。今後，精神科医の臨床研修の中で身につけるべき必須項目として，デポ剤による維持治療を取り上げるべきである。デポ剤の知識を習得するための資料や単行本はいくつか発行されてきたが[13,16,17]，最新の知識を加えた新たな資材が，わが国でも早急に必要であろう。

文　献

1) Adams, C.E., Fenton, M.K.P., Quraishi, S. et al. : Systematic meta-review of depot antipsychotic drugs for people with schizophrenia. Br. J. Psychiatry, 179 : 290-299, 2001.
2) Anderson, D., Leadbetter, A., and Williams, B. : In defence of the depot clinic. The consumers' opinion. Psychiatr. Bull., 13 : 177-179, 1989.
3) Brabbins, C., Butler, J., and Bentall, R. : Consent to neuroleptic medication for schizophrenia : clinical, ethical and legal issues. Br. J. Psychiatry, 168 : 540-544, 1996.
4) Cooper, D., Moisan, J., and Grégoire, J.-P. : Adherence to atypical antipsychotic treatment among newly treated patients : A population-based study in schizophrenia. J. Clin. Psychiatry, 68 : 818-825, 2007.
5) Covell, N.H., Jackson, C.T., Evans, A.C. et al. : Antipsychotic prescribing practices in Connecticut's public mental health system : rates of changing medications and prescribing styles. Schizophr. Bull., 28 : 17-29, 2002.
6) David, A., Adams, C.E., Eisenbruch, M. et al. : Depot fluphenazine decanoate and enanthate for schizophrenia(Review). Cochrane Collaboration. 2006.
7) Desai, N. M., Hug, Z., Martin, S. D. et al. : Switching from depot antipsychotics to risperidone : results of a study of chronic schizophrenia. Adv. Ther., 16 : 78-88, 1999.
8) Dolder, C.F., Lacro, J.P., Dunn, L.B. et al. : Antipsychotic medication adherence : is there a dif-

ference between typical and atypical agents？ Am. J. Psychiatry, 159：103-108, 2002.
9) Eastwood, N. and Puch, R.：Long-term medication in depot clinics and patients' rights：an issue for assertive outreach. Psychiatr. Bull., 21：273-275, 1997.
10) Emsley, R., Medori, R., Koen, L. et al.：Long-acting injectable risperidone in the treatment of subjects with recent-onset psychosis：a preliminary study. J. Clin. Psychopharmacol., 28(2)：210-213, 2008.
11) Fleischhacker, W.W., Oehl, M.A., and Hummer, M.：Factors influencing compliance in schizophrenia patients. J. Clin. Psychiatry, 64(suppl. 16)：10-13, 2003.
12) 藤井康男：患者・家族へのデポ剤治療教育の実際. デポ剤による精神科治療技法のすべて(藤井康男, 功刀 弘 編), pp. 223-238, 星和書店, 東京, 1995.
13) 藤井康男：治療の基本と応用. デポ剤による精神科治療技法のすべて(藤井康男, 功刀 弘編), pp. 41-71, 星和書店, 東京, 1995.
14) 藤井康男：本人と家族のためのデポ剤治療入門ノート. 日本アクセル・シュプリンガー出版, 東京, 1994.
15) 藤井康男, 宮田量治, 宇田川雅彦 他：分裂病患者のデポ剤への認識度と自己治療意識―山梨県立北病院外来デポ剤維持例への調査から. 第89回日本精神神経学会総会, 1993.
16) 藤井康男：デポ剤による外来維持療法ABC. 大日本製薬, 1987.
17) 藤井康男：かけだし精神科医のためのデポ剤18のQ&A. 大日本製薬, 1994.
18) 藤井康男：ランベール博士のserviceにおけるデポ外来維持療法―フランス地域精神医療近況. 臨床精神医学, 15：1705-1707, 1986.
19) 藤井康男：デポ剤による分裂病外来治療―日仏地方精神病院での調査結果から. 精神医学, 31：145-151, 1989.
20) 藤井康男：分裂病治療におけるhaloperidol decanoateの位置づけ. 精神科治療学, 8：11-25, 1993.
21) 藤井康男：精神科病院のダウンサイジングと治療技法の進展. 臨床精神薬理, 7：1407-1423, 2004.
22) 藤井康男, 宮田量治：山梨県立北病院のダウンサイジングと機能強化. 病院・地域精神医学, 50：5-14, 2008.
23) 藤井康男：多剤併用から新しい抗精神病薬治療へ. 臨床精神薬理, 4：1371-1379, 2001.
24) Gitlin, M., Nuechterlein, K., Subotnik, K.L. et al.：Clinical outcome following neuroleptic discontinuation in patients with remitted recent-onset schizophrenia. Am. J. Psychiatry, 158(11)：1835-1842, 2001.
25) Glazer, W.M. and Kane, J.M.：Depot neuroleptic therapy：an underutilized treatment option. J. Clin. Psychiatry, 53：426-433, 1992.
26) Glazer, W.M. and Ereshefsky, L.：A pharmacoeconomic model of outpatient antipsychotic therapy in "revolving door" schizophrenic patients. J. Clin. Psychiary, 57：337-345, 1996.
27) Goldbeck, R., Tomlinson, S., and Bouch, J.：Patients' knowledge and views of their depot neuroleptic medication. Psychiatr. Bull., 23：467-470, 1999.
28) Heres, S., Hamann, J., Mendel, R. et al.：Identifying the profile of optimal candidates for antipsychotic depot therapy A cluster analysis. Prog. Neuropsychopharmacol. Biol. Psychiatry, 32：1987-1993, 2008.
29) Heres, S., Hamann, J., Kissling, W. et al.：Attitudes of psychiatrists toward antipsychotic depot medication. J. Clin. Psychiatry, 67：1948-1953, 2006.
30) Heres, S., Schmitz, F.S., Leucht, S. et al.：The attitude of patients towards antipsychotic depot treatment. Int. Clin. Psychopharmacol., 22(5)：275-282, 2007.
31) Hoencamp, E., Knegtering, H., Kooy, J.J. et al.：Patient requests and attitude towards neuroleptics. Nord. J. Psychiatry, 49(suppl. 35)：47-55, 1995.
32) Kamali, M., Kelly, B.D., Clarke, M. et al.：A prospective evaluation of adherence to medication in first episode schizophrenia. Eur. Psychiatry, 21：29-33, 2006.
33) 金子仁郎, 谷向 弘, 乾 正：持続性強力安定剤の臨床的有用性に関する研究. 臨床薬療基金年報, 4：173-179, 1972.
34) Kim, B., Lee, S.H., Choi, T.K. et al.：Effectiveness of risperidone long-acting injection in first-episode schizophrenia：in naturalistic setting. Prog. Neuropsychopharmacol. Biol. Psychiatry, 32(5)：1231-1235, 2008.
35) 功刀 弘, 井出さき子, 小泉隆徳 他：分裂病の外来治療におけるデポ(持効性抗精神病薬)の効果. 精神医学, 27：933-941, 1985.

36) 功刀 弘, 藤井康男：日本におけるデポ剤臨床25年の展開. デポ剤による精神科治療技法のすべて(藤井康男, 功刀 弘 編), pp. 3-38, 星和書店, 東京, 1995.
37) 功刀 弘：ある精神科医の奮闘記. 山梨ふるさと文庫, 1995.
38) 功刀 弘：一外来診療所におけるリスペリドンの使用経験. 山梨医学, 25：65-68, 1997.
39) 功刀 弘：デポ剤の主役, FD(fluphenazine decanoate)の本邦への導入. 臨床精神薬理, 3：413-416, 2000.
40) Larsen, E.B. and Gerlach, J.: Subjective experience of treatment, side-effects, mental state and quality of life in chronic schizophrenic out-patients treated with depot neuroleptics. Acta Psychiatr. Scand., 93：381-388, 1996.
41) Leucht, S., Corves, C., Arbter, D. et al.: Second-generation versus first-generation antipsychotic drugs for schizophrenia：a meta-analysis. Lancet, 373(9657)：31-41, 2009.
42) Leucht, S., Komossa, K., Rummel-Kluge, C. et al.: A meta-analysis of head-to-head comparisons of second-generation antipsychotics in the treatment of schizophrenia. Am. J. Psychiatry, 166：152-163, 2008.
43) Olfson, M., Marcus, S.C., and Ascher-Svanum, H.: Treatment of schizophrenia with long-acting fluphenazine, haloperidol, or risperidone. Schizophr. Bull., 33(6)：1379-1387, 2007.
44) Patel, M.X., Nikolaou, V., and David, A.S.: Psychiatrists' attitudes to maintenance medication for patients with schizophrenia. Psychol. Med., 33：83-89, 2003.
45) Patel, M.X. and David, A.S.: Why aren't depot antipsychotics prescribed more often and what can be done about it？Adv. Psychiatr. Treat., 11：203-213, 2005.
46) Patel, M.X., De Zoysa, N., Bernadt, M. et al.: Depot and oral antipsychotics：patient preferences and attitudes are not the same thing. J. Psychopharmacol., 2008.
47) Pereira, S. and Pinto, R.: A survey of the attitudes of chronic psychiatric patients living in the community toward their medication. Acta Psychiatr. Scand., 95：464-468, 1997.
48) Remington, G.J., Prendergast, P., and Bezchlibnyk-Butler, K.Z.: Dosaging patterns in schizophrenia with depot, oral and combined neuroleptic therapy. Can. J. Psychiatry, 38：159-161, 1993.
49) 澤 温, 門矢規久子, 坂元秀実：民間精神科病院の中でのデポ剤の役割. 精神科治療学, 11：25-31, 1996.
50) Singh, Y., Hughes, G., and Goh, S.E.: Depot clinic：consumers' viewpoint. Psychiatr. Bull., 19：728-730, 1995.
51) Sim, K., Su, A., Ungvari, G.S. et al.: Depot antipsychotic use in schizophrenia：an East Asian perspective. Hum. Psychopharmacol., 19：103-109, 2004.
52) Tiihonen, J., Walhbeck, K., Lonnqvist, J. et al.: Effectiveness of antipsychotic treatments in a nationwide cohorts of patients in community care after first hospitalization due to schizophrenia and schizoaffective disorder：observational follow-up study. BMJ, 333：224-227, 2006.
53) Valenstein, M., Copeland, L.A., Owen, R. et al.: Adherance assessments and the use of depot antipsychotics in patients with schizophrenia. J. Clin. Psychiatry, 62：545-551, 2001.
54) Valenstein, M., Blow, F.C., Copeland, L.A. et al.: Poor antipsychotic adherence among patients with schizophrenia：medication and patient factors. Schizophr. Bull., 30：255-264, 2004.
55) Weiden, P., Rapkin, B., Zygmunt, A. et al.: Post-discharge medication compliance of inpatients converted from an oral to a depot neuroleptic regimen. Psychiatr. Serv., 46：1049-1054, 1995.
56) Wistedt, B.: How does the psychiatric patient feel about depot treatment, compulsion or help？Nord. J. Psychiatry, 49(suppl. 35)：41-46, 1995.

特集 ─── 第二世代抗精神病薬の持効性注射製剤の意義

Risperidone 持効性注射製剤（RLAI）の基礎と臨床効果・薬物動態

吉村玲児*

抄録：これまで持効性注射製剤（デポ剤）というと，薬を飲みたがらない患者に対する最終手段というイメージが強かった。しかし，統合失調症の経過・予後が服薬アドヒアランスと強く関連することを考えると，長期的な統合失調症治療戦略としてデポ剤が有効な選択肢の1つになることは間違いない。まもなく risperidone 持効性注射製剤（RLAI）（CONSTA®）が日本で使用可能となる。RLAI は従来型のデポ剤とは異なり油性の基材ではなく水に懸濁させているために，注射の際の痛みや注射部位の反応が軽度である。2週間ごとの投与が必要であるが，臨床効果は経口薬と同等であり，経口薬から RLAI への変更により投与量を減量できる場合もある。さらに，薬物動態研究から定常状態での血中濃度の変動が少ないことが錐体外路症状発現の少なさに結びつく可能性も示唆されている。

Key words : *long-acting injectable risperidone, efficacy, pharmacokinetic profile*

I.はじめに

持効性注射製剤（デポ剤）は，現在ヨーロッパ圏を中心に統合失調症患者の維持治療で用いられている。デポ剤の使用は抗精神病薬のアドヒアランスが不良である患者に対して有効であると考えられる。日本では，デポ剤として現在 fluphenazine decanoate と haloperidol decanoate が市販されているが，なかなか服薬しない患者に対して用いる最終手段的なイメージがあり，経口薬とデポ剤の併用などの奇異な使用法がされている場合もある。

換言すれば，これまで日本でのデポ剤の使用は，病識がなく拒薬する患者や非常にアドヒアランスが悪い患者への使用がほとんどであったと考えられ，医師や看護師など医療スタッフもデポ剤使用に関し，決して良い印象も持っているとは言い難かった。しかし，Larsen ら[6]により行われたデンマークのセントハンス病院に通院中の慢性統合失調症の外来患者53例を対象としたデポ剤使用に関する意識調査によると，60％の患者でデポ剤の使用に関して肯定的に捉えており，否定的に捉えている患者は8％に過ぎなかったという。このことは，医療スタッフが考えているほど，患者はデポ剤使用に関して抵抗を感じてない可能性を示唆する。ヨーロッパと日本という医療文化の違いもあるので，この結果を一概に日本の患者に当てはめることはできないが，統合失調症維持療法でのデポ剤の位置づけに関して，我々は再考してみる時期に来ているのかも知れない。統合失調症は慢性進行性の疾患であるので，発病早期からの継続した治療が良好な経過・予後に結びつく。したがって，持効性注射製剤使用によるアドヒアラン

Pharmacokinetic profile of long-acting injectable risperidone.
*産業医科大学精神医学教室
〔〒807-8555　福岡県北九州市八幡西区医生ヶ丘1-1〕
Reiji Yoshimura : Department of Psychiatry, School of Medicine, University of Occupational and Environmental Health. 1-1, Iseigaoka, Yahatanishi-ku, Kitakyusyu, Fukuoka, 807-8555, Japan.

スの向上が再発・再燃の防止に大きく寄与し，患者の経過・予後を改善する可能性もある。実際，どのような疾患であっても，患者は多忙な日常生活中，つい服薬を忘れてしまうことは多い。我々のうつ病患者を対象とした抗うつ薬のアドヒアランス調査では，退院時と同等量の抗うつ薬のみを単剤投与（併用薬なし）しているにもかかわらず，退院12週間後にはすでに抗うつ薬の血中濃度が半数以上の患者で70%以下となっていた。このことは，うつ病患者でさえも症状が改善した後には服薬アドヒアランスが急速に低下してしまうことを示唆している[15]。繰り返しになるが，服薬行動はよほど意識していないと忘れてしまうものなのである。ましてや，統合失調症患者では完全な病識を保つことが非常に困難であるために，服薬アドヒアランスが容易に低下しがちになることは想像に難くない。もちろん，疾患教育や服薬指導の努力が重要であることは言うまでもないが，それらに加えて持効性注射製剤の使用は統合失調症患者の日常生活の質を改善させる選択肢の1つと成り得るのではなかろうか。

II．Risperidone 持効性注射製剤（RLAI）の基礎

1．薬物の遊離・拡散の仕組みと薬物濃度の推移

旧世代の抗精神病薬のデポ剤では薬剤をエステル化させることで脂溶性を高め，これを油性の基剤に溶け込ませているのに対して，risperidoneはエステル化が困難であるために，risperidone持効性注射製剤（RLAI，商品名 CONSTA®）ではrisperidoneをポリマーのマトリックスでコーティングしており，これを水で懸濁している。この水溶性の液を注射すると，注射直後からポリマーマトリックスの崩壊が徐々に起こり，薬物が遊離・拡散して血中に移行して行く。この崩壊したポリマー部は二酸化炭素と水とに分解される。しかし，このポリマーマトリックスの崩壊は注射後すぐには生じず，注射2～3週間後にポリマーマトリックスの分解が始まると同時にrisperidone成分の放出が始まる。4～6週間後にはこのポリマーマトリックスが完全に崩壊し，risperidoneが

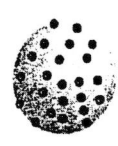
注射後1～21日（初期遊離）：1日目には少量のrisperidoneがマイクロスフェア表面から遊離する。次いでマイクロスフェアの水酸化が生じるが，最初の3週間はほとんど薬物は遊離しない。

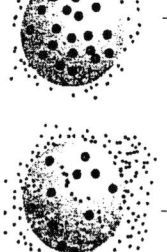
注射後22～48日（薬物遊離と拡散）：マイクロスフェアの崩壊に伴うrisperidoneの主要な遊離。

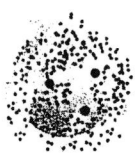
注射後49日以降（ポリマー崩壊）：残ったポリマー断片が崩壊し，risperidoneはほとんど残存しない。

図1　RLAIの拡散状況[7]

血中に見られるようになる（図1）。したがって，注射3週間後からrisperidoneおよびその活性代謝産物である9-hydroxyrisperidoneの血中濃度が立ち上がり，これが4～6週間維持され，7週間後に消失するという濃度推移を示す（図2）。もう1つのRLAIの大きな特徴として，経口剤と比較してピーク時（最高血中濃度）とトラフ時（最低血中濃度）との変動幅が小さい点がある（図3）。この変動幅が小さいと，体や脳がその変動に適応する必要がなくなるために，錐体外路症状などの副作用発現のリスクが下がるとも考えられている。

2．注射方法

RLAIはまず，アンプルからポリマーを吸い上げてrisperidoneが入ったバイアルに加えて十分に懸濁させる。そしてシリンジに吸い上げた懸濁液を臀部に注射する。前述したように，従来のデポ剤は脂溶性であるために，注射時の疼痛や注射部位の反応（出血・血腫など）がしばしば認められるのに対して，RLAIは水溶性の懸濁液であるために，これらの事象が生じにくいとも言われて

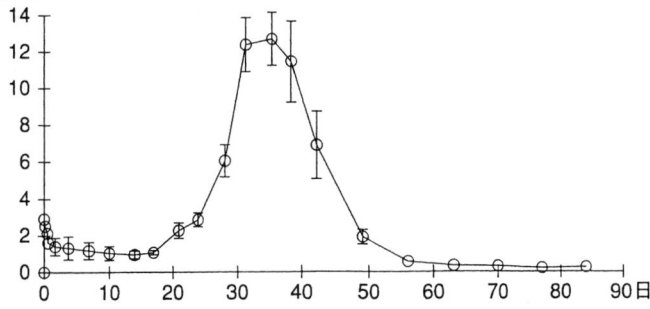

図2　RLAI 25mg 単回投与時の血中濃度の推移[5]

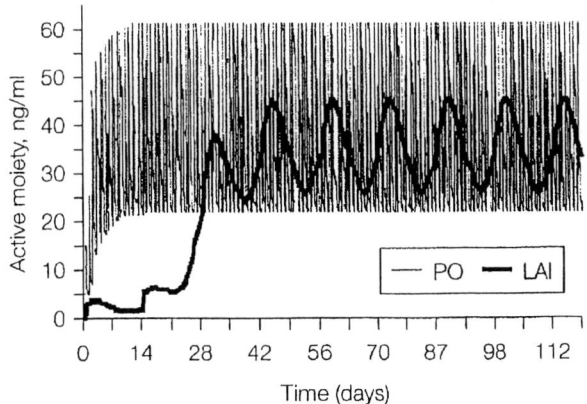

図3　RLAI 50mg 投与時と経口薬 4 mg 投与時の血中濃度の変動[8]
PO：経口薬，LAI：CONSTA®

いる。

3．用量・投与間隔・血中薬物動態

RLAI の用量には25mg，37.5mg，50mg の3つがあり，薬物動態的に2週間おきの投与が必要となる。RLAI の2週間おきの注射を開始した場合，risperidone や 9-hydroxyrisperidone の血中濃度は3回目の注射後に一定濃度となり，4回目の注射後に定常濃度となる。Risperidone の経口投与量に換算すると25mg/ 2週間，37.5mg/ 2週間，50mg/ 2週間がそれぞれ2 mg/日，3 mg/日，4 mg/日に相当する。血中活性薬物濃度（risperidone + 9-hydroxyrisperidone）を RLAI と経口薬とで比較すると，経口薬と比べて RLAI で最高血中濃度（C_{max}）が25～32％低値を示す

が，両群に定常状態の血中濃度の差は認められない。一方，日内の血中濃度変動は RLAI が32～42％少ないと報告[3]されている。Concentration-dose ratio（C/D）に関しては，RLAI 群では22.2 nM，経口薬群では18.6nM と RLAI 群の方が高く，さらに，RLAI では経口薬と比較して C/D の個体間の差が少ないとも報告[2]されている。これらの C_{max} や C/D の相違は，RLAI が肝臓での初回通過効果を受けないこと，RLAI は緩徐であるが確実にマトリックスから体内に放出されること，さらには患者の服薬アドヒアランスなどが起因していると考えられる。また，経口投与による risperidone による血中プロラクチン上昇が 9-hydroxyrisperidone の血中濃度と関連するとの報告があるが，RLAI では血中プロラクチン濃度が，

risperidone, 9-hydroxyrisperidone, 血中活性濃度（risperidone＋9-hydroxyrisperidone）の血中濃度のいずれとも関連がなかった[1]。PET研究によるRLAIのD$_2$受容体占拠率に関する研究では，25mg，50mg，75mg投与で，それぞれ25～48％，59～83％，62～73％であり，血中活性濃度は各投与群でそれぞれ，4.4～8.8ng/ml，15.0～31.1ng/ml，22.5～26.3ng/mlであった[5]。KapurらのグループもPET研究でRLAIの脳内および血中薬物動態を検討している。注射3日後の脳内D$_2$受容体の占拠率は25mg，50mg，75mg投与でそれぞれ71.0％，54.0％，74.4％であり，次の注射時期の5日前での占拠率はそれぞれ65.4％，81.5％，75.0％であった。また，脳内D$_2$受容体を50％占拠するのに必要な血中活性濃度は11.06ng/mlであり，さらに血中プロラクチン濃度も脳内のD$_2$受容体占拠率とは関係がなかった[11]。以上の血中薬物濃度およびPET研究の結果から，血中活性濃度は25mg，50mg，75mg投与で線形に増加するが，脳内D$_2$受容体占拠率からすると25～50mg投与で十分ということになる。また，血中プロラクチン濃度は単に脳内D$_2$受容体阻害により規定されるものではなく，それ以外の複雑な機序が関与している可能性が示唆される。

III．臨床効果

Taylorらの報告[13]では，慢性統合失調症患者250例を対象にRLAIが開始されたが，6ヵ月後に継続投与されていた割合は47.2％（118例）であった。この報告では，継続ができた症例は55歳以上の患者と25mgを越す投与群であった。予想されたとおりに，アドヒアランス不良によりRLAIが使用された症例では有効性が高かったが，clozapine使用歴のあるような難治症例では反応不良であった。Patonらの報告[10]では，慢性統合失調症患者50例に対してRLAIが投与され，その平均投与量は3ヵ月目には32mg，6ヵ月目には35mgであった。そして6ヵ月の投与継続群では，全体の40％が反応性良好であった。しかし，この反応性良好群のうち半数が3ヵ月後の評価ではまだ良好な反応が認められていなかったた

めに，筆者らはRLAIの評価には少なくとも6ヵ月以上の観察が必要であると述べている。Lindenmayerら[7]は，haloperidol，quetiapine，olanzapineの経口投与からRLAI 25mgに変更した（医師の判断により，必要に応じて50mgまで増量可能）141例の統合失調症患者を12週間評価した。114例が研究を完遂することができ，Positive and Negative Syndrome Scale（PANSS）総合得点は薬剤変更前と比較して8週間後に有意に改善した。PANSS陽性症状得点は，quetiapineからRLAIへの変更群でのみ有意に改善していた。Schmaussら[12]は，以前risperidone経口薬で投与されていた568例に対してRLAI（25mg，37.5mg，50mg）への切り替えを行ったところ，1日投与量に関しては経口薬とRLAI投与量とはほぼ等換算であったが，一部の患者ではRLAIへの変更により経口薬と比較して投与量を減量できたと報告しており興味深い。これらの症例では，経口投与時のアドヒアランスの悪さがRLAIへの変更により改善されることが投与量の減量へと繋がった可能性も考えられる。

一方，Möllerら[9]統合失調症とその他の精神病性障害患者1876例に対してRLAI 25mg（必要に応じて37.5mg，50mgまで増量可能）を2週間おきに投与し，6ヵ月間の経過観察を行った。その結果，PANSS総合得点の平均が73.4点から63.1点まで有意に減少した。驚くべきことに，Extrapyramidal Symptoms Rating Scale（ESRS）で評価した錐体外路症状得点も6から3.1へと有意に低下していた。この結果は，RLAIによる定常血中濃度の定常性が錐体外路症状の発現を抑制していることを示唆している可能性がある。実際，我々は4mg/日のrisperidoneで治療されている54例の日本人の統合失調症患者について，4週間後と8週間後にrisperidoneと9-hydroxyrisperidone濃度を測定し，錐体外路症状の発現との関連を検討した。その結果，錐体外路症状の発現は4週間後および8週間後の血中活性濃度との関連はなく，4週間後と8週間後の定常血中濃度差の大きさと関連があった[14]（図4）。以上のことをまとめると，RLAIは有効性に関してrisperidone経口薬同様の効果があると言える。

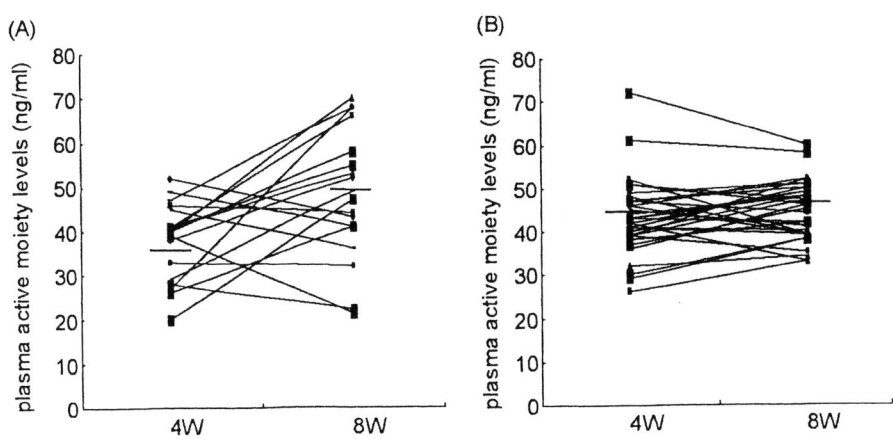

図4 錐体外路症状発現症例（A）と非発現症例（B）での血中濃度の比較[14]

さらには，RLAI投与によるコンプライアンスの改善は一部症例では投与量の減量にも繋がり，血中定常濃度の安定性から錐体外路症状発現も抑制する可能性も考えられる。

IV. おわりに

RLAIの血中薬物動態および臨床効果について概観した。RLAIの血中薬物濃度の安定性は錐体外路症状などの副作用発現を抑制させる可能性がある。また，生体利用率の高さやアドヒアランスの向上が一部の患者ではみられ，投与量を経口薬からRLAIに変更することにより減量できる可能性もある。しかし一方で，注射時の痛みや有害事象が発現した場合，体内に投与されると2週間血中濃度が維持されるために，経口薬のように内服中断による有害事象軽減が図りにくいという欠点はある。いずれにせよ，医師がRLAIを使用することの長所と短所を患者に十分に説明した上で，患者がRLAIあるいは経口薬いずれかを能動的に選択するような使い方が好ましい。

謝　辞

本稿をご校閲頂きました，産業医科大学精神医学教室教授中村純先生に深謝いたします。

文　献

1) Bai, Y. M., Chen, T. T., Lin, W. K. et al.: Pharmacokinetics study for hyperprolactinemia among schizophrenics switched from risperidone to risperidone long-acting injection. J. Clin. Psychopharmacol., 26: 306-308, 2007.
2) Castberg, I., Spigset, O.: Serum concentrations of risperidone and 9-hydroxyrisperidone after administration of the long-acting injectable form of risperidone: evidence from a routine therapeutic drug monitoring service. Ther. Drug Monit., 27: 103-106, 2005.
3) Eerdekens, M., Van Hove, I., Remmerie, B. et al.: Pharmacokinetics and tolerability of long-acting risperidone in schizophrenia. Schizophr. Res., 70: 91-100, 2004.
4) 藤井康男 編：統合失調症の薬物療法100のQ&A. pp. 156-159, 星和書店, 東京, 2008.
5) Gefvert, O., Eriksson, B., Persson, P. et al.: Pharmacokinetics and D2 receptor occupancy of long-acting injectable risperidone (Risperdal Consta) in patients with schizophrenia. Int. J. Neuropsychopharmacol., 8: 27-36, 2005.
6) Larsen, E. B., Gerlach, J.: Subjective experience of treatment, side effects, mental state and quality of life in chronic schizophrenic out-patients treated with depot neuroleptics. Acta Psychiatr. Scand., 93: 381-388, 1996.
7) Lindenmayer, J. P., Eerdekens, E., Berry S. A. et al.: Safety and efficacy of long-acting risperidone in schizophrenia: a 12-week, multicenter, open-label study in stable patients switched from typical and atypical oral antipsychotics. J. Clin. Psychiatry, 65: 1084-1089, 2004.

8) Mannaert, E., Vermeulen, A., Remmerie, B. et al. : Pharmacokinetic profile of long-acting injectable risperidone at steady state : comparison with oral administration. Encephale, 31 : 609-615, 2005.
9) Möller, H. J., Llorca P. M., Sacchetti, E. et al. : Efficacy and safety of direct transition to risperidone long-acting injectable in patients treated with various antipsychotic therapies. Int. Clin. Psychopharmacol., 20 : 121-130, 2005.
10) Paton, C., Okocha, C. : Risperidone long-acting injection : the first 50 patients. Psychiatr. Bull., 28 : 12-14, 2004.
11) Remington, G., Mamo, D., Labelle, A. et al. : A PET study evaluating dopamine D2 receptor occupancy for long-acting injectable risperidone. Am. J. Psychiatry, 163 : 396-401, 2006.
12) Schmauss, M., Sacchetti, E., Kahn, J. -P. et al. : Efficacy and safety of risperidone long-acting injectable in stable psychotic patients previously treated with oral risperidone. Int. Clin. Psychopharmacol., 22 : 85-92, 2007.
13) Taylor, D. M., Young, C., Patel, M. X. et al. : Prospective 6-month follow-up patients prescribed risperidone long-acting injection : factors predicting favourable outcome. Int. J. Neuropsychopharmacol., 9 : 685-694, 2006.
14) Yoshimura, R., Ueda, N., Ikenouchi-Sugita, A. et al. : Fluctuating plasma levels of the active moiety of risperidone is related to occurrence of extrapyramidal symptoms. Int. J. Psychiatry Clin. Pract., 13 : 21-24, 2009.
15) Yoshimura, R., Ikenouchi-Sugita, A., Umene-Nakano, W. et al. : Non-adherence of paroxetine : a study based on monitoring plasma paroxetine levels. J. Clin. Psychopharmacol., in submission.

Risperidone持効性注射剤の系統的レビュー

W. Wolfgang Fleischhacker*

監 訳
宮本聖也**

抄録：第二世代抗精神病薬（SGA）は，統合失調症の長期治療に大きな進歩をもたらした。本稿では，長期作用型risperidone注射製剤（RLAI）について，PubMedから入手可能なエビデンスの系統的レビューを実施した。RLAIは，デポ剤として認可を受けた唯一のSGAである。これまで，プラセボ対照比較試験および経口risperidoneとの実薬対照比較試験が行われている。さらに，経口risperidoneまたは従来のデポ剤からの切り替え試験，用量比較試験，観察試験が実施されている。これらすべての臨床試験が示すエビデンスに加えて，事後解析と処方調査のデータも報告されている。これらの報告を総合的に検討した結果，RLAIが統合失調症の長期治療に有効であり，経口risperidoneと類似の安全性プロフィールを有することが示された。長期作用型SGA注射製剤（SGA-LAI）と経口risperidone，ならびに第一世代抗精神病薬（FGA）の長期作用型注射製剤（FGA-LAI）との比較を，さらに長期にわたり実施することが必要である。これらの試験の際は，同時に費用対効果データの収集・分析も実施すべきである。臨床精神薬理 12：1081-1093, 2009

Key words : atypical antipsychotics, clinical trials, schizophrenia, depots, risperidone

I. 緒 言

第二世代抗精神病薬（SGA）は，統合失調症の長期治療に大きな進歩をもたらした[44]。特に，錐体外路系副作用に関する安全性と主観的な忍容性において優れた成果を上げている。過去15年間にSGAに対する評価が上昇したことにより，多くの臨床医と患者が経口SGAによる維持療法を選択するようになり，第一世代抗精神病薬（FGA）の持効性注射製剤（FGA-LAI）の使用は減少した。その結果，多くの患者がFGA-LAIから経口SGAに切り替えたが，興味深いことに，この切り替えに関する科学的検証がこれまでまったく行われていない。

このような展開の中で，SGA-LAI製剤が開発され，現在も研究開発が進められている。本論文は，長期作用型risperidone注射製剤（RLAI）に関する入手可能なエビデンスのレビューを行うものである。

Systematic review of risperidone long-acting injection.
*Department of Psychiatry and Psychotherapy, Medical University Innsbruck. Anichstrasse 35A-6020 Innsbruck, Austria.
**聖マリアンナ医科大学神経精神科学教室
〔〒216-8511　神奈川県川崎市宮前区菅生2-16-1〕
Seiya Miyamoto : Department of Neuropsychiatry, St.Marianna University School of Medicine. 2-16-1, Sugao, Miyamae-ku, Kawasaki, Kanagawa, 216-8511, Japan.

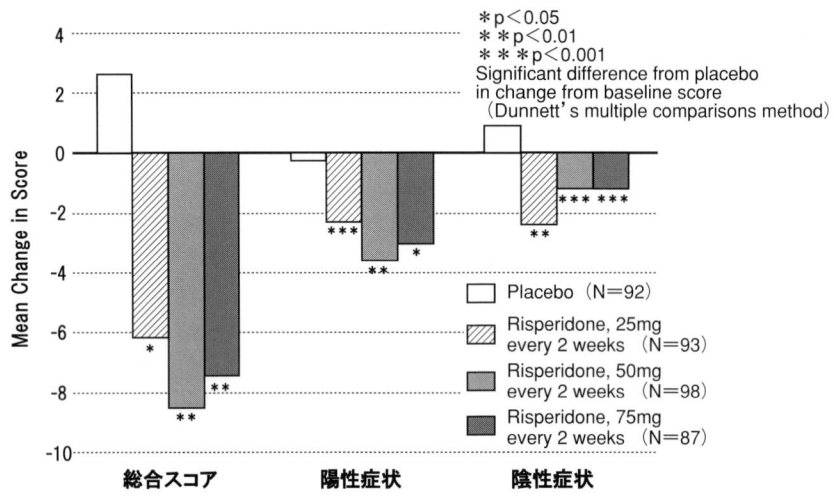

図1 統合失調症患者を対象にrisperidone持効性注射剤（25, 50, または75mg）とプラセボの効果を比較した12週間の二重盲検試験におけるエンドポイントのPANSS変化
文献19）より引用

Ⅱ．文献検索による文献レビュー

PubMedから文献を検索した結果，医薬品承認前の無作為化対照比較臨床試験およびこれらの試験の二次解析または事後解析，統合失調症患者の治療に関する承認後のエビデンス，さらに脳画像，薬物動態など特定の研究テーマを扱った報告が見出された。以下，順に述べることにする。

本論文執筆時には，RLAIが認可を受けた唯一のSGA-LAIであった。親化合物であるrisperidoneには水酸基（従来，徐放機構を形成するエステルと結合させるために使用される）がないため，risperidoneを含有するグリコール酸-ラクチド共重合体マイクロスフェアを用いた薬物送達システムが使用された。このマイクロスフェアが筋肉内で徐々に加水分解されることにより，risperidoneの徐放が可能となる。

1．海外臨床試験成績

RLAIの開発段階において実施された試験には，RLAIを経口risperidoneと比較したプラセボ対照比較試験と，患者をFGA-LAIまたは経口抗精神病薬からRLAIに切り替える試験があり，観察期間は大部分が12週間であった。これらに加え，1年間のオープン試験1本と事後解析および処方調査が実施されている。

第Ⅲ相臨床試験において，隔週のRLAI（25, 50, 75mg）の効果が検討されている。75mg群は，50mg群と有効性に差はないが，錐体外路症状（EPS）の副作用がより高頻度に認められた。このため，RLAIは75mg注射製剤の発売を見送った。ほとんどの解析結果が25mgと50mgの結果であるのは，このためである。

統合失調症患者（n＝440）を対象とした，4群による二重盲検無作為化プラセボ対照比較試験では，3用量のRLAIとプラセボを比較している[19]。3用量すべてにおいて，陽性・陰性症状評価尺度（PANSS）[20]のエンドポイントスコアは，プラセボ群と比較して有意に改善していた（図1）。RLAIの投与量が多いほどEPSの発現率が高かったが，すべての用量群においてその症状は軽度であった。また患者と担当医は，注射部位の疼痛は軽度と判定した。

2つ目の二重盲検非劣性比較試験では，640例の統合失調症患者を対象として1～6mgの経口risperidoneを8週間処方し[6]，症状の安定した患者を，RLAIによる治療を受ける群か，経口ris-

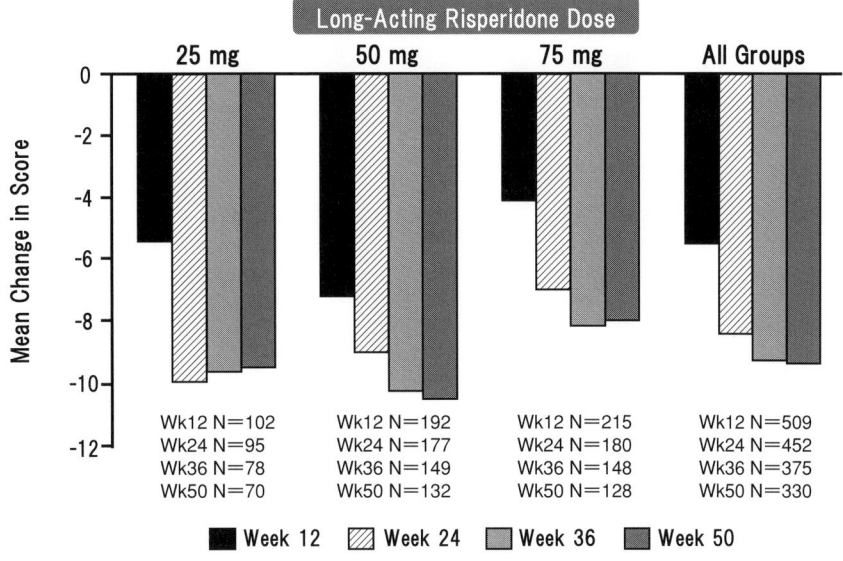

図2 Risperidone 持効性注射剤治療開始12週から50週までの PANSS 総合スコアのベースラインからの変化
文献9）より引用

peridone による治療を継続する群のどちらかに無作為に割り付けた。その結果，両群とも PANSS スコアにおいてベースライン時と比較し有意な改善を示し，有効性は統計学的に同等であった。Kane ら[19]の試験同様，予期されない有害事象は観察されなかった。

別の12週間の試験においては[48]，4種類の FGA-LAI から RLAI（最大75mgまで）に切り替えた場合の安全性と有効性を主要なアウトカムとして検討している。切り替え前に，患者は2サイクルの FGA-LAI 治療を受けた。切り替え後，前治療と比較して PANSS スコアと EPS がともに減少した。

筆者らは，600例以上の患者を対象とした1年間にわたるオープン試験において，経口 risperidone から RLAI に切り替えた患者の評価を行った[9]。前治療として経口 risperidone 1～2mg を投与されていた患者は RLAI 25mg に，2～4mg は RLAI 50mg に，4～6mg は RLAI 75mg の隔週投与にそれぞれ切り替えられた。患者の65％が全試験期間を完了し，3群すべてで PANSS スコアの有意な改善が認められた（図2）。この試験は長期的な忍容性の評価に重点をおいており，治療群への無作為割り付けが行われておらず，対照群が設けられていないため，RLAI の有効性に関する示唆は限定的にしか解釈できない。

2．海外臨床試験結果に関する二次解析または事後解析

上記の試験について多くの二次解析が行われている。事後解析は，仮説を検証する試験とは質がまったく異なるため，そのような研究の結果の解釈には十分な注意が必要であることを強調しておきたい。上記の1年間にわたる大規模なオープン試験[9]は，下記のように多くの事後解析の対象となっている。

1）患者を前治療の抗精神病薬（FGA-LAI[25]，経口 FGA[50]または経口 risperidone[24]）によりグループ分けした。全群において PANSS スコアと EPS が明らかな改善を示したが，その傾向は症状が安定している経口 risperidone を投与されている患者を RLAI に切り替えた

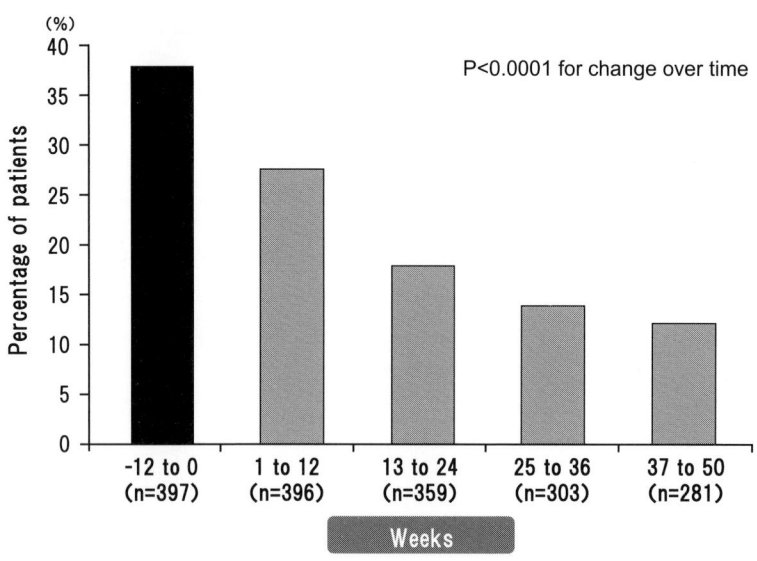

図3　Risperidone 持効性注射剤治療開始12週間前（black bar）から50週までの12週ごとの入院率（gray bars）
文献29）より引用

群において最も顕著であった。これらの結果は前向き臨床試験により確認する必要がある。
2）65歳以上の患者のリスク/ベネフィット比において，65歳未満の母集団と同様の忍容性と有効性が確認された[27]。
3）統合失調感情障害を有する患者（n＝110）について詳細な分析を行ったところ，PANSSスコアの有意な改善が示された[23]。
4）切り替え前にジスキネジアが認められなかった530例の統合失調症患者中5例（0.9％）が，その後事前に定めた遅発性ジスキネジアの診断基準を満たした[14]。
5）医療施設の利用に関して解析した結果，入院日数と外来受診回数が有意に減少したという知見が得られた（図3）ことから，RLAIが長期的に統合失調症患者の医療コストを減少させるという仮説が立てられた[29]。
6）66例の若年患者（25歳以下）には，有効性について年長の患者と臨床的に意味のある差は認められなかったが，副作用の発現率が高い傾向が示された[28]。
7）切り替え前に症状寛解の基準（PANSSの事前に定めた8項目においてスコアが3以下）を満たしていた患者の85％が，少なくとも6ヵ月間寛解の状態を維持した。さらに，当初寛解基準を満たしていなかった患者の21％が，試験のエンドポイントまでに完全寛解の状態に達した。この解析は，寛解の概念が臨床的に検証可能であることを実証し，継続的な抗精神病薬による維持療法が統合失調症の長期的アウトカムに有意な影響を与えることを再確認するものである。

上記のプラセボ対照比較試験[19]についても，下記の事後解析が実施されている。
1）健康面に関連したQOL（Quality of Life）に関する解析では，実薬治療を受けた患者においていくつかのQOLの側面がプラセボ群と比較して有意に改善したことが示された。興味深いことに，RLAI 25mg群の患者では，治療開始後3ヵ月でSF36（Medical Outcomes Study Short Form 36-item questionnaire）のスコアがいくつかの領域において正常値に達し，同様の結果が1年間のオープン試験においても認められている[9,10]。また，これらの改善はPANSSスコアの変化と

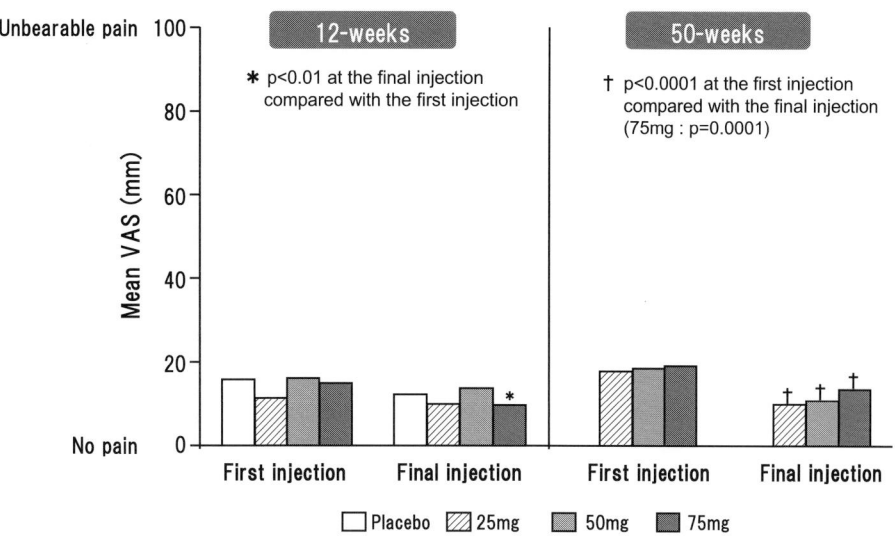

図4 視覚的アナログスケール（VAS）によるrisperidone持効性注射剤注射直後の注射部位疼痛
文献31）より引用

はほぼ独立していた。
2）上記のプラセボ対照比較試験[19]と1年間のオープン試験[9]のデータを組み合わせ，注射部位疼痛（10cmの視覚的アナログスケール［VAS］により測定）と患者の満足度（服薬態度調査票［Drug Attitude Inventory］により測定[2]）について解析が行われた[31]。ベースライン時のスコアは，RLAI群（全用量）も，プラセボ注射群も同様の低レベルであり，VASスコアは両試験とも期間中に減少を示した（図4）。この結果は，以前の試験[4]において，4種のFGA-LAIのVASスコアが著しく高かったことと対照的である。
3）プラセボ対照比較試験[19]と12週間の短期オープン試験[30]に参加した患者の中から継続試験への参加を募り，長期的な忍容性[32]について検討が行われた。実施期間は347±239日および504±505日であり，RLAI最頻投与量の平均は50mgの隔週投与であった。両試験の参加者の約半数が12ヵ月の試験を完了した。精神病症状，頭痛，不眠症，興奮が発現頻度の高い有害事象であった。EPSは患者の22～33％で報告された（75mg群においてはそれ以上の割合であった）[19]。

3．承認後の臨床試験（ほとんどが第Ⅳ相臨床試験）
1）無作為化対照比較臨床試験
台湾の報告[3]では，経口risperidoneの前治療を受けた患者を対象に，経口risperidoneの連日投与とRLAIの隔週投与（25，37.5または50mg）の単盲検無作為化比較試験（試験期間：48週間）が実施された。症状の安定した統合失調症入院患者50例が参加し，その90％が試験を完了した。PANSSスコアの変化には，経口risperidone群とRLAI群とで差は認められなかったが，著者らは，50mg以下の用量のRLAI隔週投与群については効果が劣ったことを見出している。安全性に関しては，RLAI群の方がEPSの報告が少なく，UKU副作用評価尺度のスコアが低く，またプロラクチン濃度が低かった。

52週間の無作為化二重盲検試験により，RLAIの25mgと50mgの隔週投与の比較が行われている[41]。324例の無作為化患者のうち，試験を完了したのは51％に過ぎなかった。再発までの期間（主要アウトカム）は両投与群において同様であ

ったが，高用量群の方がわずかながら再発リスクの低いことが示された。同様の傾向が，心理社会的機能の改善についても見られたが，両投与群間で有意差は認められなかった。これらのデータの事後解析から，病識がエンドポイントの心理社会的アウトカムと相関することが見出された[13]。陰性症状の変化とRLAI投与期間の長さもまた心理社会的アウトカムの向上に寄与した。エンドポイントのプロラクチン濃度は，50mg群の方が有意に高かった（50mg/L）。

RLAIに関する最新の無作為化対照比較臨床試験は，RLAIとolanzapine錠剤を比較した試験である[21]。試験計画書の修正と違反のために多くの患者が除外を余儀なくされたが，約200例の患者が平均14.6mgのolanzapine錠剤の連日投与を受け，155例の患者が最頻投与量の平均で40.7mgのRLAIの隔週投与を受け，両群の比較が行われた。その結果，PANSSスコア，CGI（Clinical Global Impression）尺度スコア，効果の持続など，主要および副次的有効性アウトカムについては，両群間で大きな差は認められなかった。RLAI群ではEPSのリスクがより高く，抗コリン薬をより頻繁に処方された。Olanzapine群では，体重増加とBMI（body mass index）増大のリスクがより高かった。RLAI群で2例が死亡し，olanzapine群では6例が死亡したが，これに関して著者らはコメントをしていない。

RLAIと経口quetiapineを比較する無作為化オープン試験も行われており，主要アウトカムは再発までの期間であった[11]。再発はquetiapine群の方がより早く，高頻度であった。錐体外路系副作用は，quetiapine群（6%）よりRLAI群（10%）においてより多く認められた。プロラクチン濃度の上昇と潜在的に関連のある有害事象は，RLAI群においてより頻繁に認められたが，傾眠はquetiapine群においてより高頻度に認められた。この結果は現在のところポスター発表の形でしか入手できないため，この試験の全データによる検討は，査読付き雑誌に全論文が掲載されるまで待つしかない。

2）オープン試験，観察試験，大規模サンプルによる試験

Lindenmayerら[30]は，症状が安定した統合失調症患者を対象として，haloperidol, quetiapineまたはolanzapineの経口投与からRLAI（25～50mg）に切り替えたことによる影響を検討した。切り替え後12週までに，わずかではあるが有意なPANSSスコアの減少が認められ，EPSを含む忍容性は良好であった（図5）。

統合失調症などの精神病性障害患者1,876例が参加した大規模前向きオープン試験（StoRMiの名称で知られる）では，前治療の抗精神病薬からRLAI（25～50mg）に直接切り替えられた[34]。患者の74%が6ヵ月間の試験を完了し，PANSS, CGI, GAF（Global Assessment of Functioning），患者の満足度，QOL（SF36）において有意な改善が認められた。EPSの重症度も6ヵ月の試験期間中に減少した。StoRMiのサブ解析も行われ，その結果は過去に行われた臨床試験において示されたエビデンスとほぼ一致していた[17]。Llorcaら[33]は，529例のStoRMi参加者を追跡調査したところ，18ヵ月の時点で，患者の45%が寛解基準に達していたものの，56%の中止率を認めたと報告している。Kisslingら[22]は，65歳以上のStoRMi参加者52例のうち，80.8%が活動性の身体疾患を有することを見出した。脳血管性有害事象を有する患者は認められず，発現した副作用のほとんどについて，医師による重症度の判定は軽度または中等度であった。FGA-LAIからRLAIに切り替えた患者においては，EPSの有意な減少が観察された。

臨床的に安定した統合失調症または統合失調感情障害患者を対象とする1年間のオープン試験[15]において，患者は，最初の1ヵ月は2回のRLAI 50mg投与と補助的な経口剤の投与を受け，それ以降は最長48週間にわたり毎月1回の注射を受けた。ITT（intention-to-treat）解析対象集団は67例からなり，うち18%が再発した。平均血中濃度（risperidoneと9-hydroxyrisperidone）は，隔週投与と比較すると変動的な傾向があるものの，試験期間を通じて安定していた。50mg投与で再発した6～8例の患者について，75mgの毎月1回

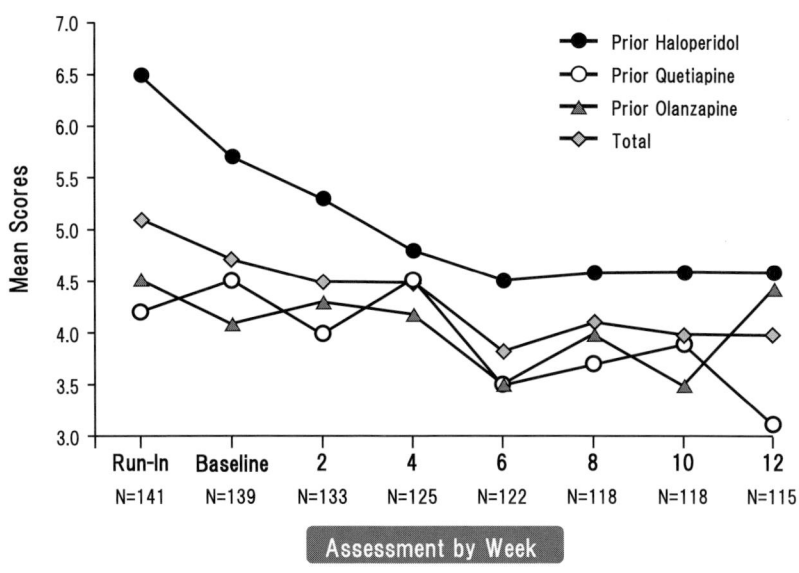

図5 Haloperidol，quetiapine または olanzapine の経口投与から risperidone 持効性注射剤に切り替え後の ESRS 総合スコアの経時的変化
文献30）より引用

投与に増量したところ，PANSS の総スコアが有意に改善した。著者らは，このパイロット試験の知見について，「RLAI の毎月1回投与が一部の安定した患者に対し何らかの効果を有する可能性」を強く支持する結果であると，慎重にではあるが解釈している。著者らが示唆しているように，この試験が出版された時点の4年前に実施されていながら，いまだにフォローアップの比較対照試験がまったく実施されていないことは注意すべきである。

最も新しい試験としては，2008年に Emsley ら[8]が，最近発症した統合失調症，統合失調症様障害または統合失調感情障害患者を対象として実施したオープン試験の結果を報告している。患者は DSM-IV の診断基準に合致した期間が1年以内であることとした。50例の患者のうち，72％が2年間の試験を完了し，64％がエンドポイントにおいて寛解基準を満たしていた。また，PANSS スコア，CGI スコアおよび心理社会的アウトカムの評価尺度において改善が認められた。患者のほとんどが25または37.5mg の RLAI を投与されており，エンドポイントにおいて50mg の隔週投与による治療を受けていた患者は16％に過ぎなかった。患者の約3分の1が EPS を発現し，そのうち1例は遅発性ジスキネジアであった。他の初回エピソード患者を対象とした試験[18,42]において観察されているように，有意な体重増加と BMI 増加がこの試験の対象患者においても認められた。この結果は，若年患者では代謝性副作用発現のリスクがより高いという可能性を強く示すものである。

　3）管理データ，処方調査およびカルテ調査の解析

英国の処方調査に関する3件の報告が，試験により得られたエビデンスを補完する役割を果たしている。Taylor ら[46]は，RLAI を導入した処方箋の評価により，前治療期と比較して CGI スコアが有意に改善したことを報告している。彼らはまた，抗精神病薬の併用処方が大幅に減少したことも見出している。Patel ら[39]は，RLAI の早期投与中止に関する予測因子を探索した。その結果，抗精神病薬の経口剤から RLAI に切り替えた患者は，抗精神病薬の LAI による前治療を受けていた患者よりも RLAI の投与中止率が高いことを見

出した。この報告がTaylorらの報告[46]と同じサンプルを対象としているかどうかについては明確な説明がなされていない。これらの研究[39,46]の延長として，同じ研究グループが，非介入的方法，観察，カルテ調査の手法を併用して，RLAIを処方された250例の患者の治療歴を評価した[45]。治療開始6ヵ月後に，患者の47.2％がRLAIによる治療を継続していた。55歳以上で投与量が25mgを超える患者は，RLAIの治療継続率がより高かった。それに対し，clozapineによる前治療を受けた患者は，RLAIの処方継続率が低かった。

別の英国の研究として，Niazら[37]は，治療期間の中央値が9.5ヵ月である90例の患者の診療録を調査することにより，RLAI処方前後の入院日数を比較した。このうち74例の患者をこの鏡像（mirror image）解析の対象とし，同時期に経口抗精神病薬を投与された46例の患者を対照群とした。後者は，ベースライン時における薬物およびアルコール乱用の割合が有意に低く，司法上の問題も少なかった。ほとんどの測定値（入院回数，強制入院回数，入院日数，治療費用）について，RLAIは前治療と比較して優っていた。著者らは，後方視的な診療録調査であるという限界も踏まえて結果を批判的に論じ，「RLAIが利便性をもたらすことは鏡像解析では証明できず，ただその関連性は認められる」と述べている。しかしながら，彼らはRLAIの長所に関して，アドヒアランスの改善こそが最も重要であるとも述べている。解析方法にいくらか問題があるものの，サンプルサイズとデザインが類似する研究がさらに英国で実施されており，上記の知見を裏付ける結果を見出している[47]。

米国においては，カリフォルニアメディケイド加入者を対象として，管理データの解析によるfluphenazine decanoate, haloperidol decanoateおよびRLAIの評価が行われている[38]。鏡像解析のデザインにより上記3薬剤の利用状況を比較しているが，FGA-LAI 2種には多数の治療患者がいるのに対し（fluphenazine；n＝948，haloperidol；n＝1,631），RLAIによる治療を受けた患者は116例であった。この試験では，LAI抗精神病薬による治療を開始する以前の180日間と，開始後の180日間を比較対象としている。著者らは3種類のLAI間で差のあることを報告しているが，180日の観察期間全体を通して投与された患者は10％に満たず，投与継続期間も平均で39〜48日間であったため，その差は臨床的観点からはあまり意味がないと考えられる。著者らは，カリフォルニアとヨーロッパの治療慣行の違いに注目し，対象母集団内において精神障害の併存率が比較的高いことが，多剤併用の割合が高いことの一因であるとしている。前述の2研究[37,47]の著者らと同様，この研究[38]の著者らもまた，管理データと診療録を解析したことによる研究方法論的限界の存在を認めている。

4）特定の研究テーマを扱った研究

①薬物動態試験：多くの研究グループがRLAIの薬物動態をテーマとする研究を行っている。Castbergら[5]は，RLAIを投与された30例の患者における注射後2週間の薬物血中濃度を，経口risperidone投与患者278例のそれと比較した。RLAI群では，risperidoneの血中濃度は投与量に比例して38nmol/L（25mg隔週投与後2週間）から148nmol/L（75mg隔週投与）まで増加した。経口risperidone群の濃度/投与量比の変化はより不規則であった。

ノルウェーで行われた治療薬モニタリングプログラムの後方視的解析[36]においては，RLAIを投与された患者のうち有意な割合の患者において，著者らが確立した基準範囲（30〜120nmol/L）と考える濃度を下回る血中濃度を示すことが見出され，また血中濃度に相当な個人差があることも認められた。この理由の1つとして著者らは，注射方法の誤り（筋肉組織ではなく脂肪組織に注射している）という可能性を指摘している。多剤併用療法はこれら2件の北欧で行われた研究に共通しており，結果の解釈の際に限界として考慮しなくてはならない。また，喫煙が考慮されていないが，喫煙はある種の抗精神病薬の血中濃度に影響することが知られている[16]。

さらに正確なRLAIの生物学的同等性試験が，製造元の製薬会社により行われている[7]。この15週間のオープン試験には症状の安定した統合失調症患者86例が参加した。最初，少なくとも4週間

は2mg，4mgまたは6mgの経口risperidone投与により患者の症状の安定化が図られ，その後25mg，50mgまたは75mgのrisperidoneの筋肉内投与が隔週行われた。活性成分（risperidoneと主要活性代謝産物である9-hydroxyrisperidone）とrisperidoneの血中濃度データが前向きに収集された結果，活性成分の定常状態における血中濃度が投与量に比例して増大した。活性成分の定常状態における最高血中濃度の平均が，RLAI投与後において経口risperidone投与後よりも25～32％低かったが，これは最低血中濃度については当てはまらなかった。これらのデータに基づき，著者らは経口投与と筋肉内投与の生物学的同等性を主張したが，これには，Baiら[3]も論じているように，さらなる研究が明らかに必要である。RLAIの方が血中濃度の変化が小さいと推測されたが，これは，risperidoneの安全性・忍容性プロフィールを強化するものと考えられる。これに関する予備的なエビデンスがBaiら[3]により提供されており，彼らは副作用と血中プロラクチン値の減少は，「代謝産物の血中濃度の相対的安定性」と関連があると述べている。

②脳画像研究：RLAIの薬力学についてPET（positron emission tomography）による2つの研究が実施されている[12,49]。Gefvertら[12]は，risperidoneの血中活性成分の定常状態が4回目の注射以降認められ，その状態が最後の注射から4～5週間持続することを見出した。8例の参加者について，5回目の注射から2週間後にドパミンD_2受容体の占有率を評価したところ，占有率が投与量（25mg，50mg，75mg）にほぼ比例して25～83％の範囲で変化することが見出された。

Uchidaら[49]は，[^{11}C]ラクロプライドを用いて，PETでD_2受容体占有率を調査することにより，RLAIの毎月1回投与の評価を行った。少なくとも3回連続してRLAI 50mgの月1回投与を行った後，7例の患者に対し，次の注射予定日前の4日以内にPETスキャンを実施した。その結果，活性成分の総血中濃度の平均は16.6ng/mLであり，D_2受容体占有率は29％から82％まで変化し，平均は56％であった。なお試験中に再発した患者はいなかった。このように，60％以上の線条体D_2遮断を継続しなくとも，有効性の維持は可能と考えられる。

Surguladzeら[43]は，fMRI（機能的MRI）を使用し，RLAIを投与された16例の患者と，様々なFGA-LAIを投与された16例の患者を比較した。彼らは，FGA-LAI投与患者が，RLAI投与患者および対照群の患者と比較して様々な記憶課題の成績が劣り，大脳皮質活性化のパターンが特に内側および腹外側前頭前野において他の2群と異なることを見出した。

③その他の研究：一般的に，統合失調症患者は薬物乱用の併存率が高いが，このグループを対象とした6ヵ月間の無作為化オープン試験が行われ，RLAIとzuclopenthixolのLAIの有効性が評価された[40]。115例の患者が，入院治療中に2剤のいずれかに無作為割り付けされた。主要アウトカム変数は，尿検査が陽性であった回数としたが，精神病理学と心理治療プログラム参加のコンプライアンスについても評価が行われた。エンドポイントにおいてRLAIの平均投与量は47.2mg/15日であり，それに経口剤3.4mgが連日追加投与された。Zuclopenthixol-LAI群においては，患者は200mgのLAIを3週間に1回投与され，さらにzuclopenthixolの経口剤15mgを連日服用した。結果は，zuclopenthixol-LAI群の方が，尿検査が陽性であった回数が有意に多かった。RLAI群はPANSSスコアにおいてもzuclopenthixol-LAI群より優っており，心理治療セッションに出席する回数も多かった。著者らは，統合失調症患者ではEPSと不快気分が薬物乱用の動機となっており，SGAはそれらを誘発する傾向が低いためであると説明している。

III. 考　察

RLAIなどのSGA-LAIは，統合失調症患者にとって重要であり，発展が期待される治療選択肢である。しかし，一般にはLAIは経口剤に比べ潜在的に利点が多いとされているが，多くの未解決の問題がある。例えば，統合失調症患者に対するRLAI投与に関して，最適投与量と正しい注射間隔が依然として不明確，などである。興味深いこ

とに，市販の用量である37.5mgは，用量設定試験において評価の対象となったことがない。無作為化試験をもとに，初発患者および高齢患者に対して投与可能なRLAIの用量を知ることができれば有用であろう。注射間隔を2週間以上に延長することに関しても，さらに多くのデータを検討する必要がある。

現在，規制当局の審査を受けているかまたは開発中であるSGA-LAIが他にも数多くある。医師にとっても患者にとっても，利用可能な治療選択肢が増えるという意味で，新たなSGA-LAI製剤の開発は望ましいことである。研究者は通常の治験業務以上に，これら新しいLAI製剤の研究開発を進める必要があることは明らかである。

臨床試験の方法，特に第Ⅳ相試験に関しては，事前仮説，十分な統計学的検出力，明確に定義された代表母集団の選択の考察が欠かせない。さらに，そのような試験においては，アウトカム尺度の標準化とそれに対するコンセンサスの確立が役に立つ。またきわめて重要なことだが，LAIを検討する試験は，根本的な仮説を検証するのに十分な期間をかけて実施すべきである（たとえば，LAIと経口剤のeffectivenessの比較には1年以上が必要である）。経口SGA製剤とSGA-LAI製剤の比較にはより長い期間が必要であり，そのような試験には，処方選択の経済的影響を慎重に評価することも作業として加えるべきである。理想的には，SGA-LAIをFGA-LAIと比較することが有用であろう。ただし，現在では，多くの患者，家族，医師までもがFGAの使用を嫌うため，この試験が実現可能か否かについては議論の余地がある。

Ⅳ．結　論

RLAIは過去6年間に承認を受けた唯一のSGA-LAIである。しかし，統合失調症患者に対するRLAI投与に関して，最適投与量と適切な投与間隔が依然として不明確である。興味深いことに，市販の用量である37.5mgは，用量設定試験において評価の対象となったことがない。無作為化試験により，初回エピソード患者と高齢患者のそれぞれの治療に利用可能なRLAIの用量を決定することも有用であると考える。注射間隔を2週間以上に延長することに関しても，さらに多くのデータを検討する必要がある。また，この薬剤が高価なことも問題である。結論として以上のような問題があるものの，RLAIは精神病性障害の維持期治療において有用な治療選択肢であるといえる。

文　献

1) Andreasen, N. C., Carpenter, W. T. Jr., Kane, J. M. et al. : Remission in schizophrenia : proposed criteria and rationale for consensus. Am. J. Psychiatry, 162 : 441-449, 2005.

2) Awad, A. G., Hogan, T. P. : Subjective response to neuroleptics and the quality of life : implications for treatment outcome. Acta Psychiatr. Scand. Suppl., 380 : 27-32, 1994.

3) Bai, Y. M., Chen, T. T., Chen, J. Y. et al. : Equivalent switching dose from oral risperidone to risperidone long-acting injection : a 48-week randomized, prospective, single-blind pharmacokinetic study. J. Clin. Psychiatry, 68 : 1218-1225, 2007.

4) Bloch, Y., Mendlovic, S., Strupinsky, S. et al. : Injections of depot antipsychotic medications in patients suffering from schizophrenia : do they hurt? J. Clin. Psychiatry, 62 : 855-859, 2001.

5) Castberg, I., Spigset, O. : Serum concentrations of risperidone and 9-hydroxyrisperidone after administration of the long-acting injectable form of risperidone : evidence from a routine therapeutic drug monitoring service. Ther. Drug Monit., 27 : 103-106, 2005.

6) Chue, P., Eerdekens, M., Augustyns, I. et al. : Comparative efficacy and safety of long-acting risperidone and risperidone oral tablets. Eur. Neuropsychopharmacol., 15 : 111-117, 2005.

7) Eerdekens, M., Van Hove, I., Remmerie, B. et al. : Pharmacokinetics and tolerability of long-acting risperidone in schizophrenia. Schizophr. Res., 70 : 91-100, 2004.

8) Emsley, R., Medori, R., Koen, L. et al. : Long-acting injectable risperidone in the treatment of subjects with recent-onset psychosis : a preliminary study. J. Clin. Psychopharmacol., 25 : 210-213, 2008.

9) Fleischhacker, W. W., Eerdekens, M., Karcher,

pharmacol., 19 : 241-249, 2004.
49) Uchida, H., Mamo, D. C., Kapur, S. et al. : Monthly administration of long-acting injectable risperidone and striatal dopamine D2 receptor occupancy for the management of schizophrenia. J. Clin. Psychiatry, 69 : 1281-1286, 2008.
50) van Os, J., Bossie, C. A., Lasser, R. A. : Improvements in stable patients with psychotic disorders switched from oral conventional antipsychotics therapy to long-acting risperidone. Int. Clin. Psychopharmacol., 19 : 229-232, 2004.
51) van Os, J., Burns, T., Cavallaro, R. et al. : Standardized remission criteria in schizophrenia. Acta Psychiatr. Scand., 113 : 91-95, 2006.

Risperidone 持効性注射剤の有効性と安全性
——国内における臨床試験の結果から——

稲田　健[*]　石郷岡　純[*]

抄録：Risperidone 持効性注射剤（Risperidone Long Acting Injection：RIS–LAI）のわが国における臨床試験成績について概観した。臨床試験は，24週間の短期投与試験と，その後48週間の継続試験が行われた。対象は統合失調症と診断された205例で，83例が長期試験にも参加した。病状の程度としては，中等度以上の病状であるが，比較的安定した被験者が対象となった。両試験の結果から，RIS–LAI は risperidone 経口薬と比較して，有効性・安全性ともに劣るものはなく，RIS–LAI 群の中止率は低く，従来の持効性抗精神病薬で問題となった注射部位反応は大幅に改善されていた。RIS–LAI はわが国で初めての第二世代抗精神病薬の持効性注射剤として，統合失調症の維持治療における薬物療法の新たな選択肢になりうると考えられた。

Key words: *schizophrenia, risperidone, risperidone long acting injection*

I. はじめに

Risperidone 持効性注射剤（Risperidone Long Acting Injection：RIS–LAI）のわが国における臨床試験成績については，本特集号にも報告論文が掲載されている[4,5]。筆者の1人は本臨床試験に医学専門家として関わった。本稿では，臨床試験の結果のうち有効性と安全性について概説する。

II. 試験デザインと対象患者

Risperidone の承認申請に当たって，わが国の臨床試験は次のような前提に立ってデザインされた。

1）統合失調症は，人種や国・文化的背景が異なっていても，病態は共通している。2）Risperidone 経口薬（RIS–Tab）は，統合失調症の治療薬として，有効性と安全性が確認されたものである。3）RIS–LAI と RIS–Tab の薬物動態と薬力学について，海外でのデータは豊富である。4）RIS–LAI と RIS–Tab の薬物動態は，日本人を対象とした臨床試験第I/II相反復投与薬物動態試験の結果から，日本人においても海外データとの類似性を有していることが確認されている。

このような前提から，日本人を対象として，RIS–LAI と RIS–Tab の比較試験により，(1) RIS–LAI が RIS–Tab に劣らない有効性を有していることを確認する，(2) RIS–LAI が RIS–Tab と安全性が大きく異ならないことを確認する，ということを目的に RIS–LAI の臨床試験は設定され，施行された。

これらの臨床試験は，24週間投与の短期試験[4]と，その後さらに24週間，合計48週間投与の長期

Efficacy and safety of risperidone long acting injection: report from clinical trials in Japan.
[*]東京女子医科大学医学部精神医学講座
〔〒162-8666　東京都新宿区河田町8-1〕
Ken Inada, Jun Ishigooka: Department of Psychiatry, Tokyo Women's Medical University, School of Medicine. 8-1, Kawada-cho, Shinjuku-ku, Tokyo, 162-8666, Japan.

表1 PANSS総スコアおよびベースラインからの変化量 ［FAS-LOCF］[4]

項目	RIS-LAI群		RIS-Tab群		群間差
	被験者数	平均値（SE）	被験者数	平均値（SE）	平均値（SE）（95％信頼区間）
ベースラインスコア	147	76.7（1.18）	51	78.3（2.29）	
最終評価時のスコア		70.1（1.69）		71.8（3.08）	
ベースラインから最終評価時への変化量					
平均値		−6.6（1.36）		−6.5（1.96）	−0.3（2.58）
最小二乗平均値		−6.7（1.31）		−6.4（2.22）	（−5.35, 4.82）

試験[5]が行われた。試験の対象はDSM-Ⅳの診断基準に基づき，統合失調症と診断された205例で，そのうちRIS-LAIの投与を受けた83例が長期試験にも参加した。病状の程度としては，試験前4週間にrisperidone換算6mg/日以下の抗精神病薬で治療されており，用法用量の変更がなく，陽性・陰性症状評価尺度（PANSS：Positive and Negative Syndrome Scale）の総スコアは60以上120未満の患者が対象となった。すなわち中等度以上の病状であるが，状態としては，比較的安定した患者が対象となった。

薬剤用量は，RIS-LAI 25～50mg/2週間と，RIS-Tab 2～6mg/日と設定された。注射剤と経口剤の比較であるため，盲検化は行われていない。

Ⅲ．結　果

1．中止率

1）短期試験の結果

治験薬投与開始後に中止した被験者はRIS-LAI群147例中37例（25.2％），RIS-Tab群51例中12例（23.5％）で，ほぼ同程度の中止率であった。

2）長期試験の結果

長期試験には，短期試験を完了した試験参加者のうち，本人の文書同意を得られた83名が参加した。83名のうち48週間の試験を完了したのは76名（91.6％）で，中止例は7例であった。中止の理由は，有害事象3例，被験者の中止希望2例，医師の判断2例であった。短期試験の結果とあわせると投与開始患者147例中76例（51.7％）が約1年を経過した時点でも継続投与されていたことになる。

試験の治療継続率は有効性と安全性の両者をあわせた有用性を反映していると考えられ，特に長期試験での治療継続率は重要な指標となる。海外における615名の統合失調症患者を対象とした，RIS-LAIへの切り替え試験[2]では，1年後の治療継続率は402/615例（65.4％）であった。本試験成績での継続率51.7％は，海外成績よりも低いが，CATIE（Clinical Antipsychotic Trials of Intervention Effectivenes）などの大規模研究では経口抗精神病薬の継続率は3割程度[3,8]とされていることを考慮すると，かなりの高率であると考えられる。

2．有効性

1）短期試験の結果

PANSS総スコアの変化量と経時的推移を表1，図1に示した。解析対象は最大解析対象FAS-LOCF（Full Analysis Set, Last Observation Carried Forward）である。PANSS総スコアは，RIS-LAI群もRIS-Tab群も24週間経時的に減少し，両群間に有意な差は認められなかった。また，PANSS総スコアがベースライン値から20％以上減少した被験者の割合は，24週時においてRIS-LAI群38.8％，RIS-Tab群43.1％と同程度であったことから，RIS-LAIとRIS-Tabはほぼ同等の有効性を有すると考えられた。一方，解析対象を試験完了者のみとした場合（FAS-OC；Observed Case）には，24週での変化量はRIS-LAI群の有効性が示され，この差はRIS-LAIの有用性によるものと考えられた。

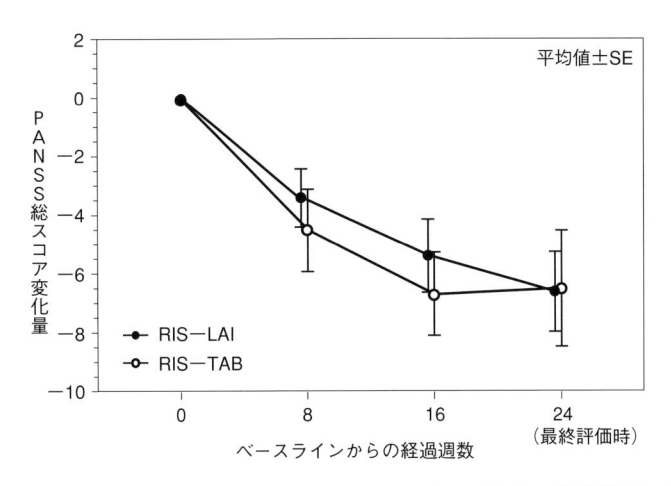

図1 短期試験におけるPANSS総スコアのベースラインからの変化量の経時的推移[FAS-LOCF][4]

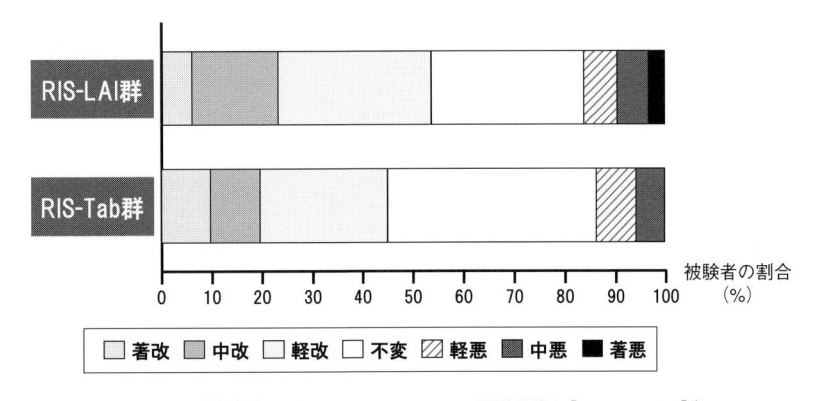

図2 短期試験24週におけるCGI-Cの最終評価[FAS-LOCF][4]

CGI-C(Clinical Global Impression-Change)の最終評価を図2に示した。最終評価時のCGI-Cでは,「不変」以上と評価された被験者はRIS-LAI群83.7%,RIS-Tab群86.3%であり,両群で同程度であった。この結果は,RIS-LAIでの治療がRIS-Tabでの治療に劣らないというPANSSスコアによる評価の結果を支持するものであった。

軽度以上での改善群の割合と悪化群の割合はRIS-LAI群がRIS-Tab群よりも多い結果となった。これは,試験参加者が経口の前治療薬によって安定していた患者を対象としていたことが影響していると考えられる。

2)長期試験の結果

PANSS総スコアの平均値の経時推移を図3に示した。PANSS総スコアのベースラインからの変化量は,48週の最終評価時点まで有意な減少が認められた。ベースラインと比較してPANSS総スコアが20%以上減少した被験者の割合は,48週時では61.0%であった。

CGI-Cの評価では,「不変」以上と評価された被験者の割合は24週時97.6%および48週時96.3%であり,軽度までを含めた改善例も70%までに達した。これらの結果から,RIS-LAIの長期治療維持効果と長期改善作用が示されたものと考えられる。

3.用量

短期試験における前治療抗精神病薬の投与量別にRIS-LAIの最頻投与量を集計した結果と,投与量の推移を図4,図5に示した。いずれの分類

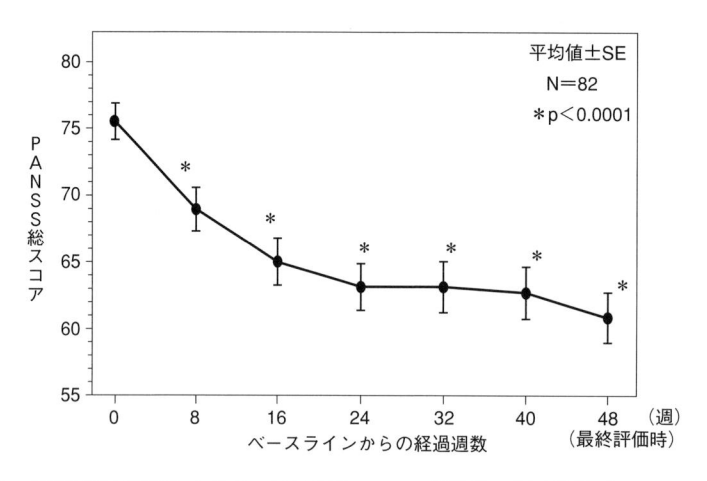

図3 継続試験48週間におけるPANSS総スコアの平均値の経時推移［FAS-LOCF］[5]

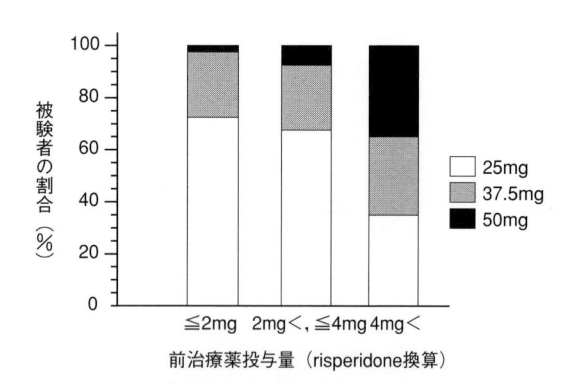

図4 短期試験における前治療薬投与量別の最頻投与量［FAS/RIS-LAI群］[4]

においても最頻投与量が25mgであった被験者の割合が最も多かった。

　前治療薬の投与量からRIS-LAIの投与量を決定する場合，今回の臨床試験の結果から考えると，前治療薬がrisperidone換算で4mg/日以上の症例では，37.5～50mgを投与する必要のある患者の割合が増加すると考えられる。一方で，海外におけるRIS-LAIの平均投与量が40mg程度[2]であることと比較すると，比較的低用量であり，用量設定については今後更なる検討が必要と考えられる。

4．安全性

　短期試験において有害事象は，RIS-LAI群の93.2%，RIS-Tab群の96.1%に認められ，RIS-LAI群が若干少ないもののほぼ同程度であった。死亡例はなく，治療のために入院または入院の延長を要した重篤な有害事象は，RIS-LAI群11.6%，RIS-Tab群5.9%で発現し，その多くは，被害妄想，昏迷，幻覚などを含めた精神症状であった。

　長期試験83例において，有害事象は81例に発現し，重篤な有害事象は6例（7.2%）の被験者で発現し，3例は投与中止に至った。いずれも既知の事象で，妄想，異常行動，不安などの精神症状と多飲症であった。有害事象の発現の時期は，12週ごとに80.7%，74.7%，66.3%，64.1%と徐々に低下した。

　短期試験において，両群に高頻度に認められ，重要と思われる有害事象について表2にまとめた。注目される点としては，錐体外路症状関連，プロラクチン関連の有害事象はRIS-LAI群で少なく，血糖関連有害事象という代謝関連と考えられる事象がRIS-LAI群で多かった。以下に各項目について述べる。

１）錐体外路症状関連の有害事象

　短期試験において，錐体外路症状関連の有害事象は，RIS-LAI群18.4%，RIS-Tab群25.5%に発現した。頻度が高かった事象は，ジスキネジア，アカシジア，流涎過多で，程度は軽度または中等度であった。

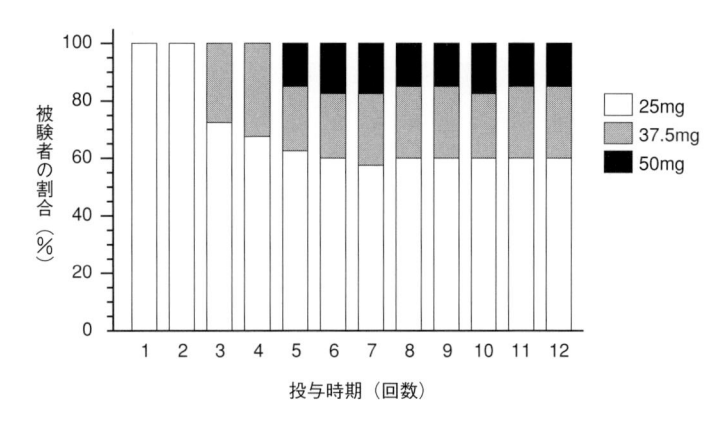

図5　短期試験におけるRIS-LAI投与量分布の推移［FAS］[4]

表2　短期試験において両群に高頻度に認められ重要と考えられる有害事象の概要

	RIS-LAI群		RIS-Tab群	
	例数（％）	件数	例数（％）	件数
解析対象例数	147		51	
錐体外路症状関連事象	27（18.4％）	38	13（25.5％）	13
プロラクチン関連有害事象	50（34.0％）	53	26（51.0％）	27
血糖関連有害事象	7（4.8％）	8	2（3.9％）	2
注射部位反応関連有害事象	20（13.6％）	46	0	0

　試験を中止した被験者は2例にみられ，ジストニアと嚥下障害の発現が理由であった。これら2例においては，試験開始以前に抗パーキンソン病薬を服用しており，試験に際して抗パーキンソン病薬を中止したところ，症状が発現した。両者とも抗パーキンソン病薬の再開により症状の回復が確認されている。

　長期試験において，錐体外路症状関連の有害事象は，18例（21.7％）の被験者に発現した。発現割合が高い事象は，アカシジア7.2％，ジスキネジア7.2％および流涎過多6.0％であった。各事象の程度は軽度もしくは中等度であり，アカシジアの1例を除き，観察期終了までに回復もしくは軽快した。

　発現時期としては，「0-12週」での発現割合が13.3％と高く，「13-24週」3.6％，「25-36週」4.8％，「37-48週」2.6％で，時間経過とともに新たな事象を生じる割合は少なくなることが示された。

　本試験において，抗パーキンソン病薬は併用制限薬とされ，試験開始前に投与されていた被験者は試験開始4週までに中止された。試験開始前に抗パーキンソン病薬を使用していたものは42/83例（50.6％）であったが，試験開始後に抗パーキンソン病薬を再開せざるを得なかったものは12/83例（14.5％）で，新たに抗パーキンソン病薬の併用を開始した者はなかった。併用制限薬であるために，抗パーキンソン病薬の併用が抑制された可能性は否定できないが，全般的にみてRIS-LAIへの切り替えにより，抗パーキンソン病薬の併用が少なくなった可能性が指摘できる。

　錐体外路症状の発現割合と重症度は，RIS-Tab群に比べRIS-LAI群で低く，抗パーキンソン病薬の併用率もRIS-LAI群で低かった。RIS-LAIはRIS-Tabに比べ錐体外路症状関連の有害事象発現のリスクを軽減し，さらに，抗パーキンソン病薬併用時にみられる有害事象のリスク[1]についても軽減する可能性が期待される。

2）プロラクチン関連の有害事象

　短期試験において，プロラクチン関連の有害事

象の発現割合は，RIS-LAI群に比べRIS-Tab群でより高頻度に認められた。長期試験では27/83例（32.5％）にみられた。多くは，血中プロラクチン増加という臨床検査値の異常で，臨床所見を伴ったものは，乳汁漏出，月経障害や射精障害であった。発現時期については，「0-12週」25.3％，「13-24週」8.4％，「25-36週」1.2％および「37-48週」2.6％であり，治験薬投与開始早期の発現割合が高く，長期投与による発現割合の増加は認められなかった。

錐体外路症状の発現や血中プロラクチン値の増加はドパミンD_2受容体遮断と相関していると考えられ，第一世代抗精神病薬やRIS-Tabでは異常値がみられることは，よく知られた事実である。RIS-LAI群でプロラクチン上昇が少なかった根拠としては，RIS-LAIの投与量が低用量であったこと，LAIでは血中動態の変動がRIS-Tabよりも少ないこと，LAIによる治療ではドパミン受容体遮断率が比較的低くとも維持治療できることなどが想定される。

PET（positron emission tomography）を用いた，ドパミン受容体遮断率と抗精神病効果の研究[6,7,12]によると，急性期統合失調症患者の治療においては，D_2受容体の65％前後の受容体遮断が必要であり，80％以上の受容体遮断では錐体外路症状を発現すると考えられている。一方，RIS-LAIで治療され，安定している患者のドパミンD_2遮断率は60％前後とされ[10,14,15]，遮断率からみても，経口薬と比較して，低い遮断率でも充分な抗精神病効果が発揮されている。この経口薬と比較して低い遮断率でも充分な抗精神病効果を発現するという傾向は，他の持効性注射剤でも報告されている[11]。急性期であるのか，維持期であるのかなど病像の違いや検査時期を考慮すると，一概には言えないが，持効性注射剤はD_2受容体遮断性の副作用が問題となりやすい症例において，治療の選択肢を広げる可能性を示している。

3）体重増加

体重の24週時におけるベースラインからの変化量の平均値は，RIS-LAI群で+0.97kg，RIS-Tab群で+1.59kgであった。ベースラインより7％を超える体重増加が認められた被験者の割合は，24週時においてRIS-LAI群21.6％，RIS-Tab群14.6％とRIS-LAI群で多かった。体重増加がRIS-LAIで多いことは海外データ[2]と一致している。体重増加の機序は不明であるが，薬物の血中濃度が一定に保たれていることなどが関与しているものと推察される。

4）血糖関連の有害事象

短期試験，長期試験を通じて，RIS-LAI群，RIS-Tab群の両群で，血糖値の上昇やグリコヘモグロビン値の増加が発現した。臨床症状の発現はみられなかった。長期試験における心血管系関連の有害事象は，心室性期外収縮3例，および動悸，高血圧，起立性低血圧が各1例であった。

5）注射部位反応関連の有害事象

短期試験における発現頻度は13.6％で，多くみられたのは注射部位疼痛，注射部位そう痒感で，多くは1ヵ月以内に回復が確認された。従来の持効性注射剤において問題となった硬結の報告は，本試験前の反復投与試験，短期試験，継続試験のすべてをあわせても，5例/175例（2.9％）に認められたのみであった。用量依存性に注射部位反応発現が増加する傾向は認められず，投与量との関連は認められなかった。注射時の疼痛が少ないことは海外データでも示されており[9]，疼痛を含めた注射部位反応に関しては，従来薬よりも改善されたものであると言える。

6）精神症状

短期試験の24週間に，精神症状の悪化により治験薬の投与中止に至ったのはRIS-LAI群で12.2％（18例），RIS-Tab群で9.8％（5例）であった。症例の中止時期をみると，前治療の経口薬を中止後の一時期に多く認められた。

RIS-LAIは，脂溶性のデポ剤とは異なり，マイクロスフィアに包含され，後に放出されるというユニークな放出機序を持つ。このため，有効な血中濃度に達するまでに2～4週を要し，その期間には精神症状の動揺がみられる可能性に留意する必要がある。今回の結果において，投与初期に中止例が多くみられたことも，有効血中濃度に達するまでに，投与量不足により精神症状が一時的に悪化した可能性が考えられた。RIS-LAIの投与初期にはRIS-Tab等の抗精神病薬または他の向精

神薬，補助薬の使用も考慮する必要がある。

IV．まとめ

わが国におけるRIS-LAIの短期試験および長期試験の成績を概観した。両試験の結果から，RIS-LAIはRIS-Tabと比較して，有効性および安全性に大きな違いはないことが確認された。特筆すべき点としては，RIS-LAI群の中止率の低さ，治療継続できた場合の改善持続傾向であろう。従来の持効性抗精神病薬で問題となった注射部位反応は大幅に改善され，LAIの治療継続率を押し上げていると考えられる。RIS-LAIはRISの注射剤であるため，RIS-Tab以上の治療効果を獲得しているわけではないが，患者の治療選択肢を拡大し治療アドヒアランスを向上させることや，再発を防止することに貢献できると考えられる。事実，スペインで行われた大規模試験[13]においては，経口抗精神病薬治療では52.6％の患者が再発を経験していたが，LAIへ切り替え後2年間の再発は11.5％まで減少していた。

RIS-LAIはわが国で初めての第二世代抗精神病薬の持効性注射剤として，統合失調症の維持治療における薬物療法の新たな選択肢になりうると考えられた。

文献

1) Burgyone, K., Aduri, K., Ananth, J. et al.: The use of antiparkinsonian agents in the management of drug-induced extrapyramidal symptoms. Curr. Pharm. Des., 10 : 2239-2248, 2004.
2) Fleischhacker, W.W., Eerdekens, M., Karcher, K. et al.: Treatment of schizophrenia with long-acting injectable risperidone : a 12-month open-label trial of the first long-acting second-generation antipsychotic. J. Clin. Psychiatry, 64 : 1250-1257, 2003.
3) Jones, P.B., Barnes, T.R., Davies, L. et al.: Randomized controlled trial of the effect on Quality of Life of second- vs first-generation antipsychotic drugs in schizophrenia : Cost Utility of the Latest Antipsychotic Drugs in Schizophrenia Study (CUtLASS 1). Arch. Gen. Psychiatry, 63 : 1079-1087, 2006.
4) 上島国利，石郷岡 純，駒田裕二：統合失調症患者を対象としたrisperidone持効性注射剤とrisperidone錠の比較試験．臨床精神薬理，12 : 1199-1222, 2009.
5) 上島国利，石郷岡 純，駒田裕二：統合失調症患者を対象としたrisperidone持効性注射剤の長期投与試験．臨床精神薬理，12 : 1223-1244, 2009.
6) Kapur, S., Zipursky, R., Jones, C. et al.: Relationship between dopamine D(2) occupancy, clinical response, and side effects : a double-blind PET study of first-episode schizophrenia. Am. J. Psychiatry, 157 : 514-520, 2000.
7) Kapur, S., Zipursky, R., Jones, C. et al.: A positron emission tomography study of quetiapine in schizophrenia : a preliminary finding of an antipsychotic effect with only transiently high dopamine D2 receptor occupancy. Arch. Gen. Psychiatry, 57 : 553-559, 2000.
8) Lieberman, J.A., Stroup, T.S., McEvoy, J.P. et al.: Effectiveness of antipsychotic drugs in patients with chronic schizophrenia. N. Engl. J. Med., 353 : 1209-1223, 2005.
9) Lindenmayer, J.P., Jarboe, K., Bossie, C.A. et al.: Minimal injection site pain and high patient satisfaction during treatment with long-acting risperidone. Int. Clin. Psychopharmacol., 20 : 213-221, 2005.
10) Medori, R., Mannaert, E., Gründer, G.: Plasma antipsychotic concentration and receptor occupancy, with special focus on risperidone long-acting injectable. Eur. Neuropsychopharmacol., 16 : 233-240, 2006.
11) Nyberg, S., Farde, L., Halldin, C. et al.: D2 dopamine receptor occupancy during low-dose treatment with haloperidol decanoate. Am. J. Psychiatry, 152 : 173-178, 1995.
12) 大久保善朗，須原哲也：受容体占有と抗精神病作用—PET/SPECTを用いた抗精神病薬の薬効評価．精神経誌，103 : 329-340, 2001.
13) Olivares, J.M., Rodriguez-Martinez, A., Buron, J.A. et al.: Cost-effectiveness analysis of switching antipsychotic medication to long-acting injectable risperidone in patients with schizophrenia : a 12- and 24-month follow-up from the e-STAR database in Spain. Appl. Health Econ. Health Policy, 6 : 41-53, 2008.
14) Remington, G., Mamo, D., Labelle, A. et al.: A PET study evaluating dopamine D2 receptor occupancy for long-acting injectable risperidone.

Am. J. Psychiatry, 163 : 396-401, 2006.
15) Uchida, H., Mamo, D.C., Kapur, S. et al. : Monthly administration of long-acting injectable risperidone and striatal dopamine D(2) receptor occupancy for the management of schizophrenia. J. Clin. Psychiatry, 69 : 1281-1286, 2008.

特集 第二世代抗精神病薬の持効性注射製剤の意義

薬剤経済学的視点よりみた risperidone 持効性注射製剤

稲垣　中*

抄録：Risperidone long-acting injection（RLAI）は概ね2週に1回筋肉内投与することによって服薬遵守性を確実にすることを目的として，デポ剤と同じ発想のもとに開発された注射製剤である。RLAI の使用によってもたらされる薬剤経済学的なメリットについてはさまざまな国々で検討されており，総じて RLAI の導入によって再発や再入院が減少するのみならず，医療費も減少するとされているものの，投与対象を重症患者に限定した場合や，逆に軽症患者に限定した場合にはこれらの費用対効果面における優位性は失われる可能性があるようである。したがって，わが国に RLAI を導入する際には費用対効果面におけるメリットが高くなるように，RLAI をどのような患者層に使用するかについて熟慮する必要があると考えられる。

Key words：*risperidone long-acting injection, pharmacoeconomics, cost-effectiveness, direct medical cost, healthcare resource utilization*

I. はじめに

1952年に chlorpromazine（以下，CPZ）が統合失調症に有効であることが Delay によって報告されて以来，数多くの臨床試験によって従来型抗精神病薬（以下，従来薬）が統合失調症のさまざまな精神症状を改善させるのみならず，いったん改善した症状の再発・増悪のリスクも減少させるという「再発防止効果」も有することが明らかにされた。このため，今日の精神科医は統合失調症患者の精神症状の抗精神病薬によるコントロールを達成した際には，そのまま維持治療に移行して，再発の阻止を図るのが普通である。しかしながら，現在のわが国の臨床現場の様子を見る限りでは，統合失調症患者の再発阻止が成功しているとは言い難い。というのも，錐体外路症状をはじめとする副作用や，不十分な病識，重症な精神症状，認知機能障害などといったさまざまな問題によって，処方通りに抗精神病薬が服用されないために，再発や再入院といった転帰をたどる統合失調症患者が実に多いためである[5,9,17]。統合失調症患者が再発，あるいは再入院に至ると患者自身にさまざまな不利益がもたらされるが，家族や社会にも経済的な問題を含めたさまざまな不利益がもたらされる。特に，統合失調症の治療に要する費用のうち，再発や再入院に由来する部分は薬剤によってもたらされる部分より断然多いとすらいわれている[15]。すなわち，服薬遵守性を改善して再発や再入院を可能な限り阻止することは患者や家族に利益をもたらすのみならず，医療費の効率的使用にもつながるのである。

Cost-effectiveness of Risperidone Long-Acting Injection for patients with schizophrenia.
*慶應義塾大学大学院健康マネジメント研究科日本製薬工業協会寄付講座「医薬経済学教育研究プログラム」
〔〒252-8530　神奈川県藤沢市遠藤4411〕
Ataru Inagaki：Division of Pharmacoeconomics, JPMA Research and Education Project, Keio University Graduate School of Health Management. 4411, Endoh, Fujisawa-City, Kanagawa, 252-8530, Japan.

精神科医はこれまで抗精神病薬に対する服薬遵守性を改善するために2通りの治療手段を試みてきた。1つは，fluphenazine decanoate（以下，FD）やhaloperidol decanoate（以下，HP-D）などといった従来薬の持効性注射製剤（以下，デポ剤）の使用である。FDやHP-Dとは，それぞれ，親物質であるfluphenazine（以下，FPZ）やhaloperidol（以下，HPD）をデカン酸によってエステル化して，胡麻油に溶解した注射製剤であるが，これらを2～4週に1回程度筋肉内投与することによってFPZやHPDの血中濃度を一定以上に保つことが可能であり，結果として，経口薬を服用せずとも再発や再入院のリスクを軽減できる[5]。ただし，FDとHP-Dはその性質上，親物質であるFPZやHPDと同程度の錐体外路症状や遅発性ジスキネジアなどのリスクを有するので，これらの副作用のために使用継続が困難となったり，これらを嫌って投与を拒否したり，通院そのものを中断する患者が少なくなかったように思われる。

　もう1つの手段は，risperidone（以下，RIS）やolanzapine（以下，OLZ）をはじめとした新規抗精神病薬（以下，新規薬）である。新規薬は少なくとも従来薬と同等の抗精神病作用を有しており，しかも，錐体外路症状や遅発性ジスキネジアのリスクが従来薬より明らかに低いので，服薬遵守性は総じて従来薬の経口投与よりも高いといわれ，再発や再入院のリスクを軽減できる可能性があることが，いくつかのnaturalistic studyによって示唆されていた[17]。しかしながら，外来治療を行っていて，「この患者は本当に処方通りに服薬しているのだろうか」という不安が生じた時に不安を払拭する術がないという限界があったのも事実である。

　ヤンセンファーマ社によって開発されたrisperidone持効性注射製剤（risperidone long-acting injection：以下，RLAI）はマイクロスフィアによってRISを包み込むという新規技術を利用した世界初の新規薬の持効性注射製剤であり，投与後概ね4～6週目にRIS，およびその活性代謝産物である9-hydroxy-risperidoneの血中濃度を有効治療域に保つことが可能なようになっている[12,18]。RLAIはいわばデポ剤と新規薬のそれぞれの長所を組み合わせた薬剤であり，錐体外路症状のリスクを低くしたまま，服薬遵守性とそれに随伴する再発，および再入院に関する問題を改善し，ひいては医療費についてもメリットがもたらされることが期待されている。そこで，本稿ではこれらの状況を踏まえて，RLAIの使用によってもたらされる費用対効果，あるいは薬剤経済学的な問題について検討する。

II．分析の視点と費用

　疾患によって発生する費用は直接費用（direct cost）と間接費用（indirect cost）に大別できる。直接費用とは評価対象となる治療プログラムの実施に伴って実際に支払いが起こる費用のことで，このうち，医療機関などで医療そのもののためにかかるものを直接医療費，そうでないものを直接非医療費という。例えば，外来診察費や検査費用，薬剤費などは直接医療費に含まれ，通院に際しての交通費や介助に要する費用などは直接非医療費に含まれる。一方，間接費用とは，疾患によって損なわれた仕事や余暇活動を行う能力や，死亡することによる損失に相当する費用のことを指す。これらはいずれも重要な概念ではあるが，薬剤経済学的分析を行う際には，どのような視点に立って，どこまでの範囲の費用を検討対象とするかを明確にしておかないと議論の混乱を招く[19,28]。

　例えば，患者の視点で検討を行う場合には，自己負担の医療費や通院に際しての交通費，あるいは薬局で購入されたOTC薬の費用なども検討対象とされるわけであるが，保険者の視点から分析を行う場合，基本的には直接医療費である診療報酬以外の費用は分析の対象に含まれないことになる。

　本稿の執筆に先だって，筆者はRLAIの薬剤経済学的評価に関する文献調査を行ったが，その全てが保険者の視点より行われていた。そこで，本稿でも保険者の視点により，直接医療費のみに限った議論を行うこととした。

Ⅲ. Risperidone 持効性注射製剤の薬剤経済学的分析

新たに上市された薬剤の費用対効果分析を行う際には，その時点で標準的と見なされている治療薬との優劣比較を行うのが普通である。抗精神病薬において費用対効果分析を行う場合には，1）同時平行試験（piggy-back study），2）鏡像分析（mirror-image analysis），3）モデル分析などの手法によって検討が行われる[30]。

1．同時平行試験[17, 19, 28]

同時平行試験とは，通常行われる臨床試験の際に薬効や副作用に関するデータのみならず，費用に関するデータも収集して，薬剤経済学的分析を実施するという発想のもと行われる。読者の多くは同時平行試験のデータによる薬剤経済学的分析が最も理にかなっており，他の2つの分析手法の必要度は小さいように感じるかもしれない。しかしながら，同時平行試験には，その性質上重大な問題点があることをよく理解しておくべきである。

第1の問題は，臨床試験のプロトコルに起因する問題である。臨床試験では一般臨床と比較して頻回の診察や検査が行われ，その分だけ通常の臨床よりも余計に費用を要するわけであるが，これらの費用を全て勘定に入れてしまうのは不適切である。

2つめの問題は，一般臨床における投与対象と臨床試験の対象が質的に異なるという問題である。例えば，RLAIが上市された場合を想定してみると，RLAIはその性質上，病識や認知機能，社会機能の面で大きな問題を抱えた，服薬遵守性のよくない患者に高い頻度で使用されるものと推測される。したがって，RLAIの有用性について議論するのであれば，そのような患者に使用することを前提としなければならないはずである。一方，上市前に行われる臨床試験には新しい治療に強い関心と期待を持ち，治療に対する受け入れもよい服薬遵守性の良好な患者が多数含まれるものである。ということは，臨床試験のデータに基づいた薬剤経済学的分析を行うと，本来の意図と微妙に異なる分析になる可能性がでてくる。

3つめの問題点は一般の臨床試験における薬効評価の指標と，薬剤経済学的評価で使用される指標が必ずしも一致していないという問題である。例えば，抗精神病薬の臨床試験ではPositive and Negative Syndrome Scale（以下，PANSS）やBrief Psychiatric Rating Scale（以下，BPRS）の総得点が何点改善したとか，あるいは総得点が20％以上改善した者が何割存在したなどといったことが検討される。厳密にいうと費用対効果分析において，PANSS評点が1点改善するのにどの程度の費用を要するかなどといった視点で議論を行ったとしても間違いとまではいえないのであるが，どちらかというと再発や再入院，生存年などといった指標を用いて，例えば，再入院を1件阻止したり，寿命を1年延長するのにどのくらいの費用を要するかという議論を行う方が推奨されている。しかしながら，これらのデータを得るためには，臨床試験の評価システムに一部変更を加えるのみならず，長期にわたる大規模データも必要になるが，実際にはそのような臨床試験データは乏しい。

2．鏡像分析

鏡像分析では，研究対象とされている薬剤の投与開始前と開始後の費用と効果を測定して，比較検討するという研究手法が用いられる。よって，RLAIの場合には，RLAIの投与を開始する前の治療と，RLAIの投与を開始した後の費用対効果について検討することになる。鏡像分析，あるいは類似した方法を用いたRLAIの薬剤経済学的分析は，これまでに米国で2つ，スウェーデンで1つ，英国で3つ，スペインで1つ実施されており，この他に欧州，およびカナダで実施された国際共同臨床試験のデータを利用したものが1つ報告されている。これらのほとんどが直接医療費に加えて，入院回数，入院日数や外来受診回数などといった医療資源の利用状況についても検討している。

米国のKozmaら[20]は2003年12月〜2004年6月の間にRLAIを1回以上投与され，RLAI投与前

6ヵ月と開始後の6ヵ月の比較が可能であった統合失調症、および統合失調感情障害患者26名を対象に、医療資源の利用状況と直接医療費の変化について検討した。結果としては、外来受診回数に有意な変化はなかったものの、入院回数が投与開始前6ヵ月間の平均0.77回から開始後6ヵ月間の0.35回まで減少し、全体の医療費も平均で約7000ドル減少していた。

同じく米国のFullerら[14]はオハイオ州の在郷軍人医療システムにおける2003～2006年の医療請求データベースを利用して、RLAIの投与を4回以上受けた統合失調症、および統合失調感情障害患者106名について医療資源使用状況と医療費の比較を行った。結果としては、RLAIの投与開始前は75%が精神科に入院していたが、投与開始後は42%にまで減少し、2回以上入院していた患者も50%から29%に減少していた（いずれも有意差あり）。また、入院日数についても45日から20日に減少していた。向精神薬の費用についてはRLAI投与開始前後で、1ヵ月あたり平均355.6ドル、外来受診に関する費用も平均319.8ドル増大していたが、その代わりに入院費用が1ヵ月あたり平均2273.5ドル減少していたので、全体として1ヵ月あたり1598.1ドル節減されたと結論された。

スウェーデンのErikssonら[8]は平均43ヵ月にわたってRLAIの投与を受けた92名の統合失調症患者を対象として、投与開始前後の入院回数と通算入院日数の比較検討を行った。結果としては、RLAIの投与が開始される前には合計136回、通算で6635日の入院が行われていたのに対し、投与開始後は合計85回、通算で2404日に減少しており、1人・年あたりに換算すると、費用を6300ユーロ節減して、21日の入院期間短縮が達成されていた。

Youngら[32]は英国のあるNational Health Service（以下、NHS）トラストで2002年8月～2003年9月の間にRLAIの投与が開始された統合失調症、および統合失調感情障害の250名を対象として、RLAI投与開始前の3年間と投与開始後1年間の医療資源の利用状況と医療費の比較を行った。結果としては、まず投与開始から1年以内にRLAI投与が中止された患者は67.6%にのぼり、入院に関しては、RLAI投与前1年間で平均90日、その前の1年間で平均44日、さらにその前の1年間で平均31日の入院がなされていたのに対して、RLAI投与開始後の1年間では平均141日の入院がされていたといったように、RLAIを使用している時の入院日数の方が長い傾向があり、しかも看護師の訪問回数や外来担当医の受診回数についてもRLAI投与開始後の方が増加する傾向があった。さらに、医療費に関してもRLAI投与開始直前の1年間が平均17252ポンド、その前の1年間が8836ポンド、さらにその前の1年間が6433ポンドであったのに対して、開始後の1年間では28328ポンドに増大しており、投与開始後の方が手間も費用もかかる傾向が認められた。このような結果が得られた背景には、最大投与量に到達することなく投与中断に至った者も少なくなかったことから、undertreatmentの問題に起因する可能性も否定できないが、RLAIの投与が入院中に開始されたケースやclozapine（以下、CLOZ）の服用歴のあるケースが多数含まれていたことから、対象者が重症患者に偏っていたのではないかといった疑問がある。いずれにしても、あまりに重症な患者が投与対象に含まれた場合、本来の意図と異なる結果が得られる可能性があることに注意が必要であろう。

同じく、英国のNiazら[25]は2002年10月～2005年9月の間に貧困地域に居住するRLAIの投与を受けた患者74名を対象として、RLAIの投与開始前後のそれぞれ等しい期間における医療資源の利用状況と直接治療費について検討した結果、入院回数は65回から33回に、このうち強制入院となった回数も43回から12回に減少し、合計の入院日数は4550日から2188日に、患者1人・年あたりに換算すると29日減少していたことを報告した。

Taylorら[29]は2004年に英国における4ヵ所のNHSの二次精神科医療機関でRLAIが投与された100名の統合失調症、あるいは統合失調感情障害患者について投与開始前後の12ヵ月間の医療資源の利用状況に関する後ろ向き調査を行った結果、入院回数が合計62回から22回に減少しており、また、RLAIの投与開始時点で入院中であった患者を考慮に入れて補正したところ、投与開始前は

1人・年あたり0.62回であったのが開始後は0.24回に有意に減少していたこと，RLAI投与開始時点では外来患者であった67名に限っても入院回数は16回から10回に，入院日数に関しても1363日から363日に減少していたことを示した。

　現在，世界各国でelectronic Schizophrenia Treatment Adherence Registry（e-STAR）と呼ばれるweb-baseの国際共同患者登録研究が行われており，そのデータを用いた薬剤経済学的研究が国際学会において積極的に発表されているが，そのうちスペインをフィールドとした薬剤経済学的分析の結果がOlivaresら[27]によって報告されている。この報告では2003年9月1日～2004年3月31日の間にRLAIの投与を受けた入院，および外来の統合失調症患者のうち，治療抵抗性症例を除くケースについてRLAI投与前に関しては後ろ向きで12ヵ月ないし24ヵ月間の，投与開始後については3ヵ月おきに24ヵ月間のデータが収集され，その結果として開始前後12ヵ月同士の比較では788名，24ヵ月同士の比較では757名について比較検討が行われた。結果としては，薬剤費こそRLAI投与開始前は月あたり128.16～142.77ユーロであったものが，投与開始後は405.80～407.33ユーロまで増加したが，その代わり，それ以外の直接医療費に関しては335.91～446.25ユーロから52.62～61.44ユーロまで減少しており，全体としては前後24ヵ月で月あたり129.07ユーロの倹約となったことが報告された。一方，薬効に関しては，RLAI投与開始前の24ヵ月に入院しなかった者が60％であったのに対し，開始後の24ヵ月では85.2％まで増加しており，再発が見られた患者の割合も，入院と再発がともに見られた患者の割合も減少していた。

　Fleischhackerら[10]は欧州，およびカナダにおいて精神症状が安定し，かつ処方内容についても長期間大きな変更が行われていなかった入院，および外来の統合失調症，および統合失調感情障害患者を対象とした1年間にわたるオープンラベルの多施設共同国際臨床試験を実施した。この臨床試験の結果から，2週間おきにRLAIを50mg，あるいは75mgずつ投与されていた397名のデータを抽出して，投与開始前後の医療資源の利用実態の変化を検証した論文がChueら，およびLealらによって発表された[4,22]。この検討ではRLAI投与開始前の12週間と開始後の12週間，開始後の13～24週目の12週間，25～36週目の12週間，37～50週目の14週間の合計5つの時期について，入院回数，入院日数，精神科以外の受診やコメディカルへの相談も含めた外来受診，および救急外来受診回数が比較された。結果としては，入院を要する患者は投与開始前の12週間で38％であったのに対して，投与後37～50週では12％に減少し，部分的入院となった患者も7％から3％まで減少していたこと，RLAIの投与自体に必要なものを除く外来受診も当初は70％の患者が行っていたのに対して，30％まで減少したことが示され，最終的にはRLAIを使用することによって医療資源の使用が全体に減少したものと結論された。

　これら8つの薬剤経済学的分析の結果を総合すると，RLAIを使用することにより，薬剤費は総じて増大するものの，入院回数や入院日数をはじめとした医療資源の利用が全体に減少することによって他の医療費が減少するので，全体の直接医療費は減少する傾向があることが見て取れるが，重症患者を主たる対象者として使用した場合には逆に医療費が増加することも十分考えられることになる。薬剤経済学の世界では，治療法Aが治療法Bよりも費用が少ないにもかかわらず，より好ましい転帰が得られる場合には，治療法Aは治療法Bより優位（dominant）にあるといい，一方，治療法Bは劣位（dominated）にあるというが[13]，これらの結果よりRLAIは従来型の治療と比較すると一般には優位にあるが，重症患者に限定した場合には劣位となる可能性があると考えられる。

3．モデル分析

　1．でも述べたように，通常の臨床試験の際に費用に関するデータも収集するという同時平行試験によってRLAIに関する薬剤経済学的分析を行うことには方法論上の制約がある。そこでさまざまな既存の疫学的，臨床薬理学的データベースを用いたモデル分析という手法が広く用いられている。薬剤経済学におけるモデル分析にはさまざ

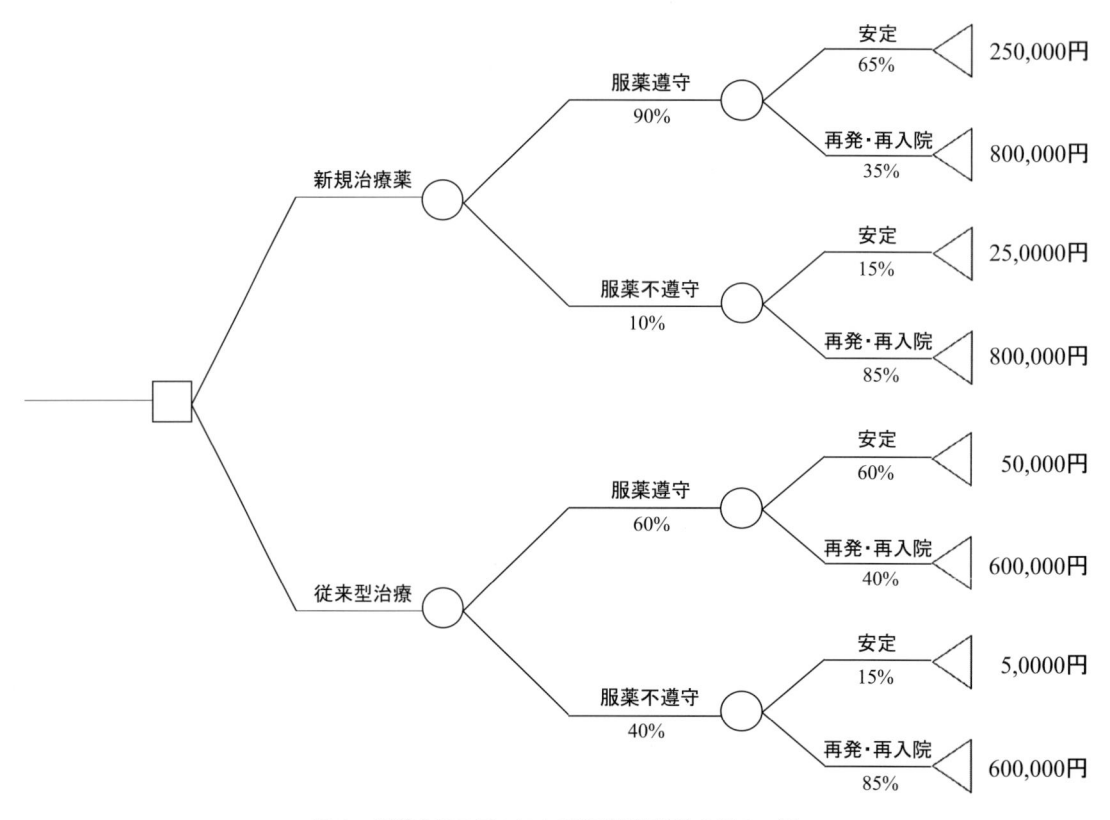

図1　判断分析モデルによる薬剤経済学的分析の一例

な手法があるが，これまでに発表された報告を見る限りでは，①判断分析モデル（decision analysis model），あるいは②discrete event simulation model（以下，DES）が採用されている。

本来ならば，これら2つの研究手法について詳述した上で，RLAIに関する研究を紹介すべきであろうが，紙幅が足りないし，また話が専門家向けになりすぎて，かえってわかりにくくなる可能性がある。そこで，ここではこれら2つのモデル分析について簡単に説明した上で，さまざまな研究の紹介を行う。

①判断分析モデルによる分析[19,28]

判断分析モデルとはある疾患において想定されるシナリオを薬剤の選択などといった臨床的決断が行われる分岐点であるdecision node（図1の□部分）や，治療の結果や副作用の出現などといった確率的な現象によって結果が分かれるchance node（図1の○部分），そして患者が死亡したり，完治したなどといったように，シナリオが完結したことを示すterminal node（図1の▽部分）からなるツリーを使用した分析モデルである。判断分析モデルではterminal nodeの時点で得られた転帰や費用と，chance nodeに示された確率値を掛け合わせることによって，治療効果と費用の期待値を算出し，複数の治療プログラムの薬剤経済学的な優劣を決定することになる。図1は筆者が本稿のために作成した従来型治療と新薬の費用対効果分析に関する例である。患者を治療する場合には，特別な事情がない限り，従来型治療を行うのか，新薬を使用するのかについては，医師によって判断されるので，decision nodeによって分岐する。一方，治療が開始された後に患者が服薬を遵守するか否かに関しては，確率論的なことしか予測できないので，服薬遵守性に関する分岐点はchance nodeとなる。服薬遵守，あるいは不遵守によって再発・入院となる可能性についても確率論的にしか予測できないので，ここもchance nodeとなる。各chance nodeでさまざま

な現象に移行する確率については，図1では各枝のところに記載した．また，費用については terminal node の右側に記載した．そうすると，従来型治療を行った場合に再発，再入院をみることなく経過する確率は0.60×0.60＋0.40×0.15＝0.42であり，そのために0.60×0.60×5万円＋0.60×0.40×60万円＋0.40×0.15×5万円＋0.40×0.85×60万円＝36.9万円の費用が支出されることになる．同様に，新薬によって再発・再入院することなく経過する確率は0.60（＝0.90×0.65＋0.10×0.15），費用は47万円（＝0.90×0.65×25万円＋0.90×0.35×80万円＋0.10×0.15×25万円＋0.10×0.85×80万円）である．この図1における新薬による費用対効果的なメリットとは，従来型治療より10.1万円余分に支払うことによって，再発・再入院の確率を0.18（＝0.60−0.42）減少させることに他ならず，再発・再入院を1件削減するためには約56.1万円（＝10.1万円÷0.18）だけ追加支出すればよいといったように言い換えることもできる．

なお，図1の例では，確率や費用に関するデータを所与のものとして記載したが，実際に分析を行う際にはここまで確実な値がわかっていることは少ないので，CATIE 試験[23]のような既存の大規模臨床試験やメタ解析の結果，あるいは疫学的データやエキスパート・オピニオンなどを総合して値を推定することが多く，また，例えば95％信頼区間の範囲内で値を変動させても結論がくつがえることがないか検証する「感度分析」という手法を併用するのが普通である．

これまでにベルギー，米国，スロベニア，台湾などで判断分析モデルを使用した RLAI の薬剤経済学的分析が実施されている．以下に，これらの分析の概要を簡単に紹介する．

De Graeve ら[6]は罹病期間が5年以内で，治療歴が1年以内の若年統合失調症患者が first-line 治療として RLAI，HP-D，あるいは OLZ が使用された場合の治療転帰と医療費について判断分析モデルによる分析を行った．この分析における時間地平（time horizon），すなわち分析対象期間は2年間であり，4ヵ月刻みに評価される治療反応や副作用の程度によって，抗精神病薬の切り替えが行われるようにモデルが設計された．First-line 治療として RLAI が使用された後の second-line 治療としては OLZ，third-line 治療としては CLOZ，fourth-line 治療としては HP-D が用いられ，また最初に HP-D が用いられた場合は second-line 治療以降に RLAI，OLZ，CLOZ の順番で，また最初に OLZ が用いられた場合には RLAI，CLOZ，HP-D の順に切り替えられ，長期入院となる前に必ず fourth-line 治療までが試みられるものとされた．結果としては，first-line 治療として RLAI，OLZ，HP-D を使用した場合の治療反応率はそれぞれ82.7％，74.8％，57.3％であり，患者1名あたりの費用はそれぞれ16406ユーロ，17074ユーロ，21779ユーロであった．すなわち，RLAI は治療効果が最も高く，費用が最も低いので，HP-D や OLZ と比較して優位にあると結論された．これとほぼ同一のデザインのモデル分析が台湾において Yang ら[31]によって実施されており，やはり，RLAI を first-line 治療とした時の治療反応率が最も高く，一方，費用は最も安価であったため，同様に RLAI は優位にあると結論されている．

Edwards ら[7]は再入院を要する再発の経験がある，地域に居住する統合失調症患者を対象として RLAI，RIS，OLZ，quetiapine（以下，QTP），ziprasidone（以下，ZIP），aripiprazole（以下，ARI），HP-D の治療転帰と医療費について検討を行った．この分析では時間地平は2年とされたが，抗精神病薬の切り替えが行われないことを前提とするモデルが構築されていた．結果としては，やはり再発の頻度や再発している期間の観点より RLAI による治療転帰が最も良好であり，費用に関しても RLAI は最も安価であったため，比較対象とされた全ての治療薬に対して RLAI は優位にあると結論された．

Obradovic ら[26]がスロベニアにおいて実施した分析でも，抗精神病薬の切り替えを前提としないモデルが採用されており，RLAI，RIS，OLZ，QTP，ARI，ZIP，amisulpiride（AMI），HPD，HP-D の費用対効果分析が行われた．この分析では，患者は入院を必要とする状態か，それ以外の状態のいずれかにあるものとされ，1年間にわた

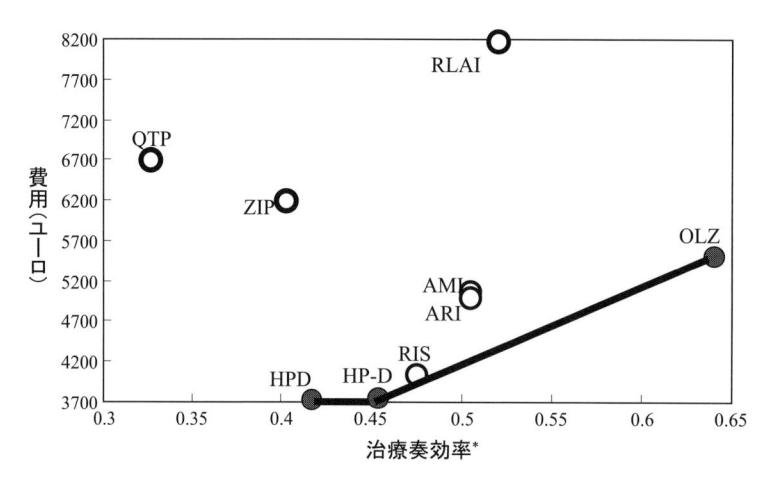

図2 スロベニアの統合失調症維持治療における抗精神病薬の費用対効果分析
＊：1年間にわたって入院とならない割合
AMI：amisulpiride，ARI：aripiprazole，HPD：haloperidol，HP-D：haloperidol decanoate，OLZ：olanzapine，RIS：risperidone，RLAI：risperidone long-acting injection，QTP：quetiapine，ZIP：ziprasidone
文献26）の図表を一部改変

って入院が必要にならなかった場合に，治療が奏効したと判断されたが，治療奏効率はOLZ（64.1％），RLAI（52.0％），ARI（50.5％），AMI（同），RIS（47.5％），HP-D（45.4％），HPD（41.8％），ZIP（40.3％），QTP（32.7％）の順に高く，費用はHPD（3726.78ユーロ），HP-D（3730.45ユーロ），RIS（4033.37ユーロ），ARI（4975.25ユーロ），AMI（5058.76ユーロ），OLZ（5512.69ユーロ），ZIP（6175.09ユーロ），OLZ（6680.19ユーロ），RLAI（8157.03ユーロ）の順に安価であった。図2は上記の結果を図示したものであるが，これをみるとOLZとRLAIを比較した場合にRLAIはOLZよりも劣位にあることは明らかであり，感度分析によってもOLZとRLAIの関係は不変であった。

スペインのBacaら[1]はRLAI，OLZ，FDの3つの治療手段の優劣を，時間地平を2年として，薬剤経済学的に検証した。この分析では再発が2年間にわたって見られない場合に治療が奏効したものとされ，結果としては，治療奏効率はRLAI（79.3％），OLZ（69％），FD（47.4％）の順に高く，それぞれの医療費は10963ユーロ，11180ユーロ，11004ユーロであった。よって，1件の再発

を阻止するために必要な額はRLAIが13825ユーロ，OLZが16203ユーロ，FDが23215ユーロだったことになり，RLAIは他の2つの治療と比較して優位にあると結論された。

以上の結果をまとめると，一部例外はあるものの，RLAIによる治療は他の治療と比較して，優位にあると見なす見解が多いことは明らかである。

②Discrete event simulation model（DES）による分析

DESとは仮想患者の再発や，入退院，薬剤の変更や精神症状の変動とそれに伴う服薬遵守性の変化などといった複雑な過程をシミュレーションすることによって複数の治療プログラムの優劣を評価する分析手法であるが，その性質上，例を挙げてこれを説明することは紙幅の関係より困難なので，ここでは分析結果のみを紹介する。興味を持たれた方は参考文献を参照されたい。このDESを用いて実施されたRLAIの費用対効果分析はカナダ[4]，ドイツ[21]，ポルトガル[10]，イタリア[24]などで報告されている。

Chueら[3]は，再発の既往が2回以上あり，しかもシミュレーション開始時点で完全寛解，ある

いは不完全寛解の状態にあったカナダ人の統合失調症外来患者を対象とするDESによる分析を行った。時間地平は5年であった。この分析では，first-line治療がRLAIであり，second-line以降にOLZ, CLOZの順に切り替えられる治療戦略と，first-line治療がRISで，その後OLZ, CLOZの順に切り替えられる治療戦略と，first-line治療がHP-Dで，その後OLZ, CLOZの順に切り替えられる3通りの治療戦略の優劣が検討された。結果としては，RLAIより開始する治療戦略は残る2つの治療戦略より再発回数が少なく，累積PANSS総得点や累積精神病期間，無再発期間などについて優れており，医療費に関しても最初の3年間こそRLAIによる累積医療費は他の2つより高かったものの，4年目以降はRLAIによる治療の累積医療費が最も安価であったので優位にあると評価された。この分析では，対象を各精神病エピソードの間に完全寛解に至る患者と不完全寛解にとどまった患者に限定したサブグループ解析も行われていたが，不完全寛解患者を対象とした場合にはRLAIによる治療を行うことによって15353～21185ドルの費用節減が可能であるのに対し，完全寛解患者を対象とした場合には費用が増加していることが示された。一般に，不完全寛解にとどまる患者と比較して，完全寛解に至る患者はもともと服薬遵守性が高くなるものと推測されるので，この結果は必ずしも意外なものではない。

Lauxら[21]は過去に数回の再発を経験したことがあり，かつ精神病エピソード同士の間に完全寛解，あるいは不完全寛解に至っていた統合失調症患者を対象に，RLAI, OLZ, 次いでCLOZの順に切り替えが行われる治療戦略と，OLZ, RLAI, CLOZの順に切り替えられる治療戦略と，HP-D, OLZ, CLOZの順に切り替えられる治療戦略の時間地平を5年とした優劣検証を行った。結果としては，first-line治療にRLAIを使用する治療戦略は生存年とquality of life（QOL）の概念を組み合わせた概念である質調整生存年，精神病エピソードの回数と通算期間，累積PANSS総得点の面で他の2つより優れており，患者1名あたりに換算して，RLAIは再発がRISより0.23回，HP-Dより0.33回少ない一方で，医療費に関してはRLAIをfirst-line治療とする治療戦略はRIS, HP-Dをfirst-line治療とする治療戦略より，それぞれ1608ユーロ，6096ユーロ少なかったため，優位にあると結論された。

Heegら[16]は精神病エピソードを数回経験し，シミュレーション開始時点で外来治療を受けていたポルトガル人統合失調症患者を対象とした，時間地平を5年とする薬剤経済学的分析を行った。この分析ではRLAI, OLZ, HP-Dの順に切り替えが行われる治療戦略と，RIS, OLZ, HP-Dの順に切り替えが行われる治療戦略と，HP-D, OLZ, RISの順に切り替えが行われる治療戦略のそれぞれについて比較が行われ，結果としては，first-line治療としてRLAIを使用する治療戦略はRISを使用する場合より4682ユーロ，HP-Dを使用する場合より3603ユーロ安い一方で，再発回数，累積PANSS総得点，精神病持続期間の減少と，無再発期間の増加をみるので，他の2者より優位にあると結論された。

これらの結果をまとめると，DESによるモデル分析では全ての論文でRLAIは他の治療より優位にあると結論されていることとなる。

IV. おわりに

本稿では海外において保険者の視点のもとに実施されたRLAIの費用対効果分析に関する報告について紹介してきたが，それらの結果をまとめると，RLAIの導入によって薬剤費は増大するものの，入院治療をはじめとしたその他の医療資源の利用が減少するために，総医療費は減少することが多く，全体としてはRLAIによる治療は他の治療よりも優位にあると見なす見解がほとんどであることが明らかとなった。これらの結果は入院中心の治療から外来中心の治療に移行しつつあるわが国の精神科医療の現状や，国民医療費の増大に苦しむわが国の現状を考慮すると，極めて画期的であるように思われる。しかしながら，このことをもって即座にわが国でも海外と同様の結果が得られると考えるのは妥当ではない。

1つには，わが国と海外では医療制度や医療費

の料金体系が大きく異なっているためである。例えば，今回の検討対象とした論文を参照すると，わが国と違って，精神科病院や総合病院の入院費のみならず，sheltering house やケアホームの費用が直接医療費に含まれている国もあれば，入院費やデイケア利用の費用にそれぞれ1日あたり802ドル，411ドルといった極めて高い価格がつけられている国も含まれていた。よって，海外におけるデータを根拠として，わが国でもRLAIが費用対効果の面で有用な薬剤であると考えるのは論理に飛躍があるように思われる。この問題に対する答えを用意するためには，わが国の臨床実地に則した，質の高い薬剤経済学的分析を行うことが望まれる。

2つめは，わが国と海外ではRLAIが使用される患者層に食い違いが見られる可能性があるからである。英国のYoungらによる分析では，RLAIの投与開始後の方が開始前より高い医療費を要し，しかも入院回数も入院日数も多くなるといった他の分析と異なる結果が得られているが，この分析では対象患者に重症患者が多数含まれていた可能性があることについては，既に説明した。また，Chueらによってカナダで実施された分析でも，完全寛解にある患者を対象にRLAIを使用した場合には医療費の節減効果が見られないという見解が示されている。これらのことはRLAIの主たる投与対象をどこにおくかによって，費用対効果分析の結果が入れ替わる可能性があることを示唆している。

以前より，わが国は海外と比較してデポ剤の使用率が極めて低いことが指摘されていたが，それのみならず，デポ剤を服薬遵守性が不良な患者を援助するためのツールととらえるのではなく，拒薬する患者に対する抗精神病薬の強制的投与を目的としたツールと理解する精神科医が少なくなかったように思われる[11]。こういった強制的投与を要する患者の相当数は重症患者に分類できるように思われるが，倫理的な是非は別として，このような患者にRLAIを使用することは薬剤経済学的に見てあまり賢明とはいえないかもしれない。また，逆にあまりに軽症にすぎる患者にRLAIを使用しても，もともと経口薬に対する服薬遵守性が良好である可能性が高いわけであるから，これもまた効率的とはいえない可能性がでてくる。これらのことを総合的に考慮すると，わが国にRLAIを導入する際には，HP-DやFDも含めた抗精神病薬の持効性注射製剤の適応について，原点にもどって再考することが必要なのではないだろうか。

謝　辞

慶應義塾大学大学院健康マネジメント研究科日本製薬工業協会寄附講座「医薬経済学教育研究プログラム」の研究員の冨田奈穂子氏の御助言に感謝する。

文　献

1) Baca, E. et al.: Cost effectiveness analysis of long-acting risperidone injection compared with olanzapine and fluphenazine decanoate in patients with schizophrenia. Int. J. Neuropsychopharmacol., 7：S238, 2004.
2) Bazire, S.: Psychotropic drug directory 2007. Healthcomm, Aberdeen, 2007.
3) Chue, P. S., Heeg, B., Buskens, E. et al.: Modelling the impact of compliance on the costs and effects of long-acting risperidone in Canada. Pharmacoeconomics, 23 (Suppl. 1)：62-74, 2005.
4) Chue, P., Llorca, P., Duchesne, I. et al.: Hospitalization rates in patients during long-term treatment with long-acting risperidone injection. J. Appl. Res., 5：266-274, 2005.
5) Davis, J. M., Matalon, L., Watanabe, M. D. et al.: Depot antipsychotic drugs：place in therapy. Drugs, 47：741-773, 1994.
6) De Graeve, D., Smet, A., Mehnert, A. et al.: Long-acting risperidone compared with oral olanzapine and haloperidol depot in schizophrenia：a Belgian cost-effectiveness analysis. Pharmacoeconomics, 23 (Suppl. 1)：35-47, 2005.
7) Edwards, N. C., Locklear, J. C., Rupnow, M. F. et al.: Cost effectiveness of long-acting risperidone injection versus alternative antipsychotic agents in patients with schizophrenia in the USA. Pharmacoeconomics, 23 (Suppl. 1)：75-89, 2005.
8) Eriksson, L., Almqvist, A., Mehnert, A. et al.: Long-acting risperidone significantly reduces the need for institutional psychiatric care. American College of Neuropsychopharmacologists, 42nd

Annual Meeting, San Juan, Puerto Rico, 7 December 2003.
9) Fenton, W. S., Blyler, C. R., Heinssen, R. K. : Determinants of medication compliance in schizophrenia : empirical and clinical findings. Schizophr. Bull., 23 : 637–651, 1997.
10) Fleischhacker, W. W., Eerdekens, M., Karcher, K. et al. : Treatment of schizophrenia with long-acting injectable risperidone : a 12-month open-label trial of the first long-acting second-generation antipsychotic. J. Clin. Psychiatry, 64 : 1250–1257, 2003.
11) 藤井康男：かけだし精神科医のためのデポ剤18のQ&A. 大日本製薬株式会社, 1994.
12) 藤井康男：Q48. リスペリドンの持効性注射製剤(デポ剤)や, これから開発予定のデポ剤について教えてください. 臨床精神薬理刊10周年記念 統合失調症の薬物療法100のQ&A(藤井康男 編, 稲垣 中 編集協力), pp. 156–160, 星和書店, 東京, 2008.
13) 福田 敬：臨床経済学の方法論. 講座 医療経済・政策学 第4巻 医療技術・医薬品(池上直己, 西村周三 編), pp. 1–24, 勁草書房, 東京, 2005.
14) Fuller, M., Shermock, K., Secic, M. et al. : Hospitalization and resource utilization in schizophrenia following initiation of risperidone long-acting injection in the Veteran Affairs healthcare system. CINP 25th Biennial Congress. Chicago, IL, USA, 9–13 July 2006.
15) Haycox, A. : Pharmacoeconomics of long-acting risperidone : results and validity of cost-effectiveness models. Pharmacoeconomics, 23 (Suppl. 1) : 3–16, 2005.
16) Heeg, B. M., Antunes, J., Figueira, M. L. et al. : Cost-effectiveness and budget impact of long-acting risperidone in Portugal : a modeling exercise. Curr. Med. Res. Opin., 24 : 349–358, 2008.
17) 稲垣 中, 藤井康男：精神分裂病維持療法における非定型抗精神病薬とデポ剤の役割. 臨床精神薬理, 4 : 361–367, 2001.
18) Keith, S. : Use of long-acting risperidone in psychiatric disorders : focus on efficacy, safety and cost-effectiveness. Expert Rev. Neurother., 9 : 9–31, 2009.
19) 小林 慎：臨床経済学のためのモデル分析. 講座 医療経済・政策学 第4巻 医療技術・医薬品(池上直己, 西村周三 編), pp. 101–140, 勁草書房, 東京, 2005.
20) Kozma, C., Vallow, S. : Health resource utilization and costs pre/post risperidone long-acting injectable in a commercially insured population. US Psychiatric and Mental Health Congress, New Orleans, LA, USA, 16–19 Nov 2006.
21) Laux, G., Heeg, B. M. S., van Hout, B. A. et al. : Costs and effects of long-acting risperidone compared with oral atypical and conventional depot formulations in Germany. Pharmacoeconomics, 23 (Suppl. 1) : 49–61, 2005.
22) Leal, A., Rosillon, D., Mehnert, A. et al. : Healthcare resource utilization during 1-year treatment with long-acting, injectable risperidone. Pharacoepidemiol. Drug Saf., 13 : 811–816, 2004.
23) Lieberman, J. A., Stroup, T. S., MsEvoy, J. P. et al. : Effectiveness of antipsychotic drugs in patients with chronic schizophrenia. N. Engl. J. Med., 353 : 1209–1223, 2005.
24) Mantovani, L. G., Beto, R., D'Ausilio, A. et al. : [Costs and effects of long-acting risperidone (LAR) versus atypical antipsychotics in the treatment of schizophrenic patients in Italy]. Farmeconomia e Percorsi Terapeutici, 5 : 5–11, 2004.
25) Niaz, O. S., Haddad, P. M. : Thirty-five months experience of risperidone long-acting injection in a UK psychiatric service including a mirror-image analysis of in-patient care. Acta Psychiatr. Scand., 116 : 36–46, 2007.
26) Obradovic, M., Mhrar, A., Kos, A. M. : Cost-effectiveness of antipcychotics for outpatients with chronic schizophrenia. Int. J. Clin. Pract., 61 : 1979–1988, 2007.
27) Olivares, J. M., Rodriguez-Martinez, A., Burón, J. A. et al. : Cost-effectiveness analysis of switching antipsychotic medication to long-acting injectable risperidone in patients with schizophrenia : a 12- and 24-month follow-up from the e-STAR database in Spain. Appl. Health Econ. Health Policy, 6 : 41–53, 2008.
28) 坂巻弘之：やさしく学ぶ薬剤経済学. じほう, 東京, 2003.
29) Taylor, M., Currie, A., Lloyd, K. et al. : Impact of risperidone long acting injection on resource utilization in psychiatric secondary care. J. Psychopharmacol., 22 : 128–131, 2008.
30) Taylor, D., Kerwin, R., Knapp, M. : Pharmacoeconomics in Psychiatry. Informa Healthcare, London, 2001.
31) Yang, Y. K., Tarn, Y. H., Wang, T. Y. et al. : Pharmacoeconomic evaluation of schizophrenia in

Taiwan : model comparison of long-acting risperidone versus olanzapine versus depot haloperidol based on estimated costs. Psychiatry Clin. Neurosci., 59 : 385–394, 2005.

32) Young, C. L., Taylor, D. M. : Health resource utilization associated with switching to risperidone long-acting injection. Acta Psychiatr. Scand., 114 : 14–20, 2006.

特集　第二世代抗精神病薬の持効性注射製剤の意義

統合失調症治療における部分アドヒアランス対策の重要性

三澤 史斉*

抄録：慢性疾患の多くは，良好な服薬アドヒアランスを維持することが難しいと言われているが，その中でも統合失調症は最も困難な疾患の1つであろう。統合失調症の服薬アドヒアランスは，これまで「すべて服薬している」「全く服薬していない」の全か無で論じられてきていたが，実際には患者の多くは，薬の量を勝手に減らしたり，薬を飲んだり飲まなかったりなど，いわゆる"partial adherence（部分アドヒアランス）"である。服薬の完全な中断でなく部分アドヒアランスであっても，精神症状の悪化，再入院，自殺そして機能的アウトカム低下などの短・長期的なアウトカムへ悪影響を与える。したがって，統合失調症患者の最適なアウトカムを目指すために，我々はアドヒアランスを少しでも向上させるように努めていかなければならない。そのためにはいくつものアプローチがあり，患者個別に対応していかなければならないが，デポ剤の使用も重要な治療戦略の1つである。また，近々上市される予定である第2世代抗精神病薬のデポ剤 risperidone long acting injectable（RLAI）は，第2世代抗精神病薬とデポ剤の利点を併せ持つものであり，アドヒアランスの向上において重要な治療技法として位置づけられるであろう。

臨床精神薬理　12：1115-1123, 2009

Key words：schizophrenia, partial adherence, long-acting injectable antipsychotics, risperidone long acting injectable (RLAI)

I. 部分アドヒアランスの重要性

統合失調症に限らず，慢性疾患の多くは良好な服薬アドヒアランスを維持することが難しいと言われている。例えば，気管支喘息の服薬アドヒアランスは20～25ヵ月で67%と言われ，糖尿病では6ヵ月で25%，慢性関節リウマチでは2年で67%，高血圧では6ヵ月で53%と報告されている[13]。このように，痛みのような直接的な症状がなければ，治療経過とともに服薬アドヒアランスが悪くなることはごく一般的なことで，人が生まれつき持っている性質のようなものかもしれない。しかし，統合失調症の治療では，さらに病識の欠如や認知機能障害などの問題も加味されるので，良好な服薬アドヒアランスの維持がより一層困難であることは容易に想像できる。実際に，最適な治療効果を得るために十分なアドヒアランスを導くことについて，統合失調症治療は体重減少の次に難しいと位置づけられている[13]。

統合失調症治療において，服薬アドヒアランスの不良は重大な問題の1つであり，アドヒアランス不良が再発の危険性を高めることは数多くの研究で報告されている。これまでの研究では，服薬アドヒアランスについて「すべて服薬している」「全く服薬していない」の全か無で論じられてき

The importance of partial adherence in the treatment of schizophrenia.
*山梨県立北病院
〔〒407-0046　山梨県韮崎市旭町上条南割3314-13〕
Fuminari Misawa : Yamanashi Prefectural Kita Hospital. 3314-13, Kamijominamiwari, Asahimachi, Nirasaki, Yamanashi, 407-0046, Japan.

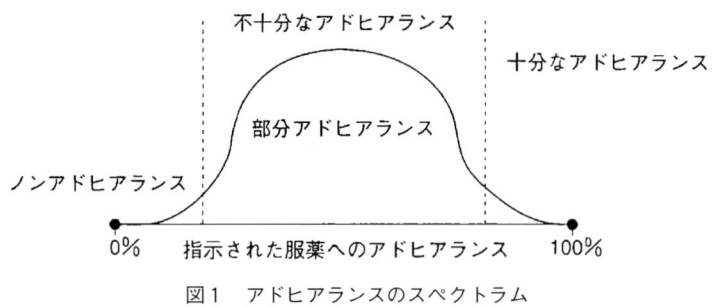

図1 アドヒアランスのスペクトラム
Valenstein et al.

ていた。しかし，実際の臨床では服薬アドヒアランスを全か無の2つだけに分けることは非現実的であり，患者の服薬行動はもう少し幅を持った連続帯として捉える方が現実的である[17,24]（図1）。臨床現場での患者の服薬行動は多様であり，例えば，薬の量や種類を「副作用があるから」とか「調子が良いから」などの理由で勝手に減らしたり，その時の調子によって薬を飲んだり飲まなかったり，また逆に「眠れないから」などといって薬を飲み過ぎてしまうなどの行動が多く見られる。つまり，アドヒアランス不良とは完全な服薬中断のみを指すのではなく，いわゆる"partial adherence（部分アドヒアランス）"を考慮する必要があり，そうでなければアドヒアランスの概念は現実とかけ離れたものになってしまう。

抗精神病薬治療における部分アドヒアランスについての先行研究では，退院後1年以内に少なくとも50％，2年以内に75％が部分アドヒアランスになると言われている[25]。さらに，退院後わずか10日で25％が部分アドヒアランスになるという報告もある[15]。また，アドヒアランス率は治療1ヵ月で60～85％，6ヵ月で50％程度まで減少し[25]，実際には処方された量の60％以下しか服用されていないかもしれないとも言われ[4]，かなりの高率で部分アドヒアランスが認められている。

II．アドヒアランスの測定の問題

アドヒアランスを測定する方法として，患者の自己報告，介護者による報告，治療者の評価，ピルカウント，電気的デバイスを用いた服薬記録システム（Medication Event Monitoring System：MEMS），血中・尿中濃度測定などがある。しかし，いずれにも一長一短があり，ゴールドスタンダードとなる測定方法はなく，アドヒアランスを正確に測定することは困難である。実際に，患者が再発を繰り返して初めてアドヒアランス不良が明らかになる場合も少なくはない。

我々が臨床を行う上で重要視しなければいけない事実は，治療者，患者ともアドヒアランスに関して過大評価していることである。Byerlyら[3]は21人の統合失調症患者のアドヒアランスを治療者の評価とMEMSによって測定した。その結果，治療者は5.3％の患者がアドヒアランス不良であると評価したが，MEMSの測定によると，61.9％がアドヒアランス不良と判定された。このように，治療者の評価とMEMSの測定に大きな違いがあり，治療者が正確にアドヒアランスを評価することは非常に困難であることが示されている。一方，Lamら[15]は，患者の申告でも部分アドヒアランスを適切に評価できないと報告している。43人の統合失調症患者のアドヒアランスを患者申告，血中濃度測定およびピルカウントにより測定した結果，アドヒアランス良好の定義を満たす割合は，血中濃度測定で25.6％，ピルカウントで43.6％であったが，患者申告では67.5％と前2者との間に大きな乖離が認められた。

このように，治療者の評価も患者申告でも適切にアドヒアランスを評価することはできず，かといって決め手となる測定方法もない状況の中で我々は維持治療を行っている。そのため，目の前の患者が部分アドヒアランスであるかもしれないという意識は常に持っていなければならない。例えば，良好なアウトカムが得られていない統合失

調症患者がいるとしよう。その原因が，部分アドヒアランスによるものである場合，それに気づかずに抗精神病薬を増量したり変更したりしても，本質的な問題が解決されていないので，良いアウトカムは得られないのである。

Ⅲ．部分アドヒアランスの影響

1．精神症状への影響

Dochertyら[6]慢性統合失調症患者675例について，Medication Possession Ratio（治療期間内に患者が実際に処方を受けた日数を治療期間で割ったもの：以下MPR）が70％以上の高アドヒアランス群と69％以下の低アドヒアランス群の比較をして，高アドヒアランス群は低アドヒアランス群より症状の改善が大きいことを示した。高アドヒアランスの患者はPANSS（Positive and Negative Syndrome Scale）得点が18.4ポイント減少したのに対し，低アドヒアランスの患者では11.8ポイントの減少にとどまった。さらに，多重回帰分析ではアドヒアランス率の1％の変化でPANSS総得点が0.16ポイント変化することを予測した（図2）。

2．再入院への影響

Valensteinら[24]は60000例を超える統合失調症患者のMPRを測定することによって部分アドヒアランスを推定し，再入院率および入院期間との関連を報告した。図3のようにMPRが100％に近いほど入院率が低いことが認められ，MPR 90～100％では精神科入院率が8.3％であるが，MPRが50％を下回ると入院率は20％を超えた。また，MPRが80％未満のアドヒアランス不良な患者はMPR 80～110％のアドヒアランス良好な患者と比べ2倍以上入院のリスクが高いことが示された。さらに，1回の入院期間もアドヒアランス不良な患者は良好な患者と比べて長いことが認められた（33日 vs. 24日；p＜0.0001）。

Weidenら[26]は，4000例を超える統合失調症患者の1年間のコホート研究から，薬物治療を受けていない期間がたとえ短くても（1～10日），入院のリスクは2倍となり，その期間が長いと（30日以上）約4倍まで上昇することを示した（図4）。

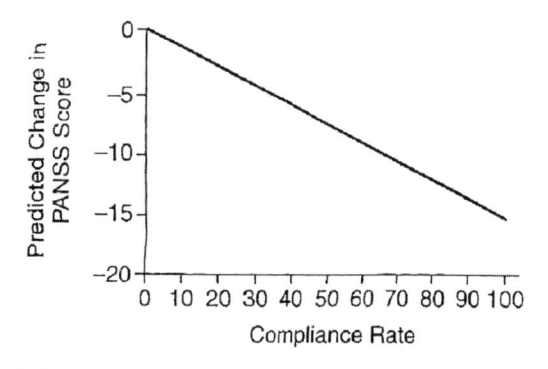

図2 Predicted change in Positive and Negative Syndrome Scale (PANSS) scores by compliance rate
文献6より

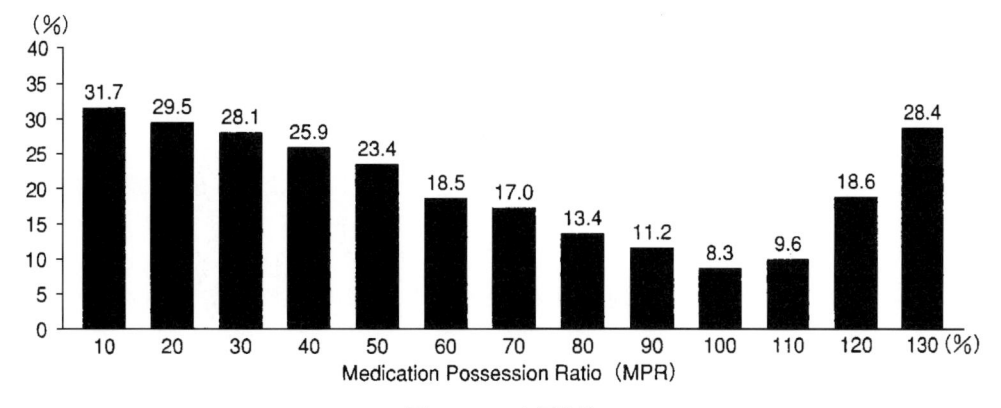

図3 MPRと再入院
Valenstein et al.

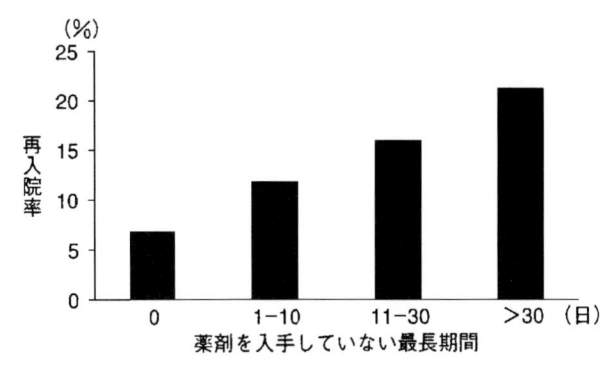

図4　部分アドヒアランスと再入院
Weiden et al.

3．自殺への影響

第2世代抗精神病薬を処方されている603例のデータから，30日以上の休薬期間のあるアドヒアランス不良な患者は，休薬期間の少ないアドヒアランス良好な患者に比べて，4倍以上自殺のリスクが高いことが示された[9]。

また，自殺例63例と統合失調症患者63例の症例対照研究では，アドヒアランス不良は約7倍自殺のリスクを高めることを示した[5]。

4．機能的アウトカムへの影響

Ascher-Svanumら[2]は，統合失調症1906例における服薬アドヒアランスと長期的な機能的アウトカムへの関連について報告をした。ここでは，アドヒアランスをMPRと患者申告によって測定し，アドヒアランス良好・不良に分類した。その結果，アドヒアランス不良は，精神科入院，精神科救急サービスの利用，逮捕，暴力，虐待，精神的機能の低下，生活満足度の低下，物質乱用の増加，そしてアルコール関連問題の増加などを含めた機能的アウトカムの低下と有意に関連があることが示された。

以上のように，完全な服薬中断でなく部分アドヒアランスであっても，精神症状の悪化，再入院，自殺そして機能的アウトカムの低下などの短・長期的なアウトカムに悪影響を与える。そして，部分アドヒアランスと予後について図5のように，アドヒアランスの程度が悪いほど予後も悪くなると言われている[13]。

Ⅳ．部分アドヒアランス改善のための介入

1．心理社会的介入

心理社会的介入により服薬の動機付けをしていくことは，アドヒアランスの向上のためには不可欠である。実際に，アドヒアランスを向上させ再発・再入院の予防に有効性を示す心理社会的な治療技法がいくつも報告されている。

患者への心理教育は再発・再入院率を減少させることに有効であるとコクランレビューによって示されている[21]。どのような種類の心理教育的介入でも9〜18ヵ月の期間で，標準的治療より有意に再発・再入院率が減少すると報告されている。また，家族への心理教育も服薬アドヒアランスの改善に有効であることが示されており，25の研究のメタ解析では[22]家族への介入によって再発が約20％減少し，特に3ヵ月以上継続することが効果的であると報告している。そして，薬物治療と患者・家族への心理社会的サポートの組み合わせは，薬物治療のみより明らかに効果的であることも示されている。

さらに，アドヒアランス向上を目的とした心理社会的介入としてアドヒアランスセラピーが挙げられる。これは動機付け面接や認知療法的アプローチに基づいた4〜6回のセッションからなるプログラムで，病識や治療態度へ焦点を当てている[17]。74例の入院患者に対してアドヒアランスセ

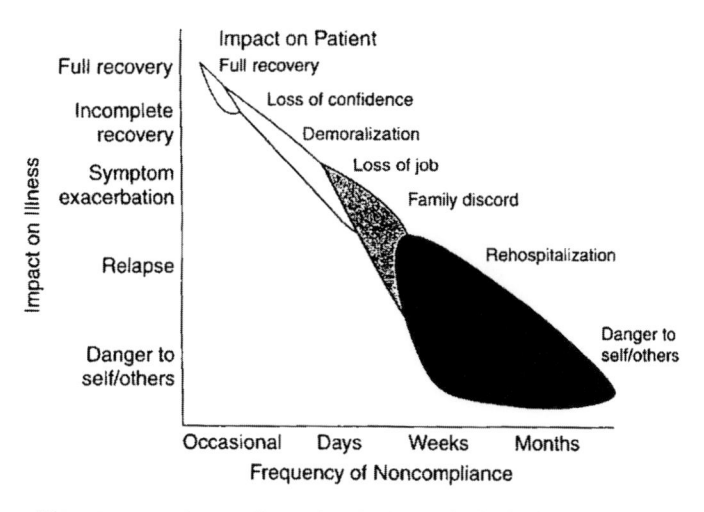

図5 Downward spiral illustrating the increasingly detrimental impact of continued partial compliance on the patient and on the prognosis over time
文献13 figure 3 より抜粋

ラピーと一般的な治療へ無作為割付をした研究では[14]，アドヒアランスセラピーを受けた患者は病識，治療態度，社会的機能が良好で，さらに再発までの期間が有意に長いことが示されている。その他にもACT（Assertive Community Treatment）などの地域支援体制の充実[11]や医師患者関係を良くする取り組み[1]などもアドヒアランスを向上させると言われている。

しかし，このように心理社会的治療の有用性が示されているにもかかわらず，患者・家族の心理社会的治療への参加は少ない。例えば，ドイツ，オーストリア，スイスの精神科病院における調査では，統合失調症の心理教育へ家族は2％，患者は21％しか参加していないと報告されている[17]。

したがって，アドヒアランス向上のために，我々は患者・家族に対して積極的に心理社会的治療を導入していくよう心掛けていかなければならない。

2．経口第2世代抗精神病薬

第2世代抗精神病薬は，第1世代抗精神病薬と比べて認知機能を含めた症状に対する幅広い効果を持ち，錐体外路症状に対する忍容性が高いことから，アドヒアランスを改善すると言われている。しかしその一方で，経口第2世代抗精神病薬では，十分なアドヒアランスを長期的に維持することはできないことも示唆されている。処方補充記録を用いて第1世代，第2世代抗精神病薬のアドヒアランスを比較した1年間の naturalistic study では[19]，1年間に薬物治療を受けていない日数は第1世代で平均125日，第2世代抗精神病薬で平均110日であった。このように，第2世代抗精神病薬の方が多少良好なアドヒアランスを認めるが，第2世代でも1年の約3分の1は薬物治療を受けておらず，アドヒアランス不良の問題は第2世代抗精神病薬だけで解決できるものではないことが推測される。このことは，CATIE（Clinical Antipsychotic Trials of Intervention Effectiveness）study において[18]perphenazineと経口第2世代抗精神病薬のいずれも，18ヵ月間で高い中断率を認めたことからも示唆される。

3．持効性抗精神病薬注射製剤（デポ剤）

1）デポ剤の有用性

統合失調症患者の多くは部分アドヒアランスであり，服薬の完全な中断でなく部分アドヒアランスであっても短・長期的なアウトカムへ悪影響を与える。このように，部分アドヒアランスは非常に重要な問題であるにもかかわらず，実際の臨床の中で，アドヒアランスを正確に測定することは

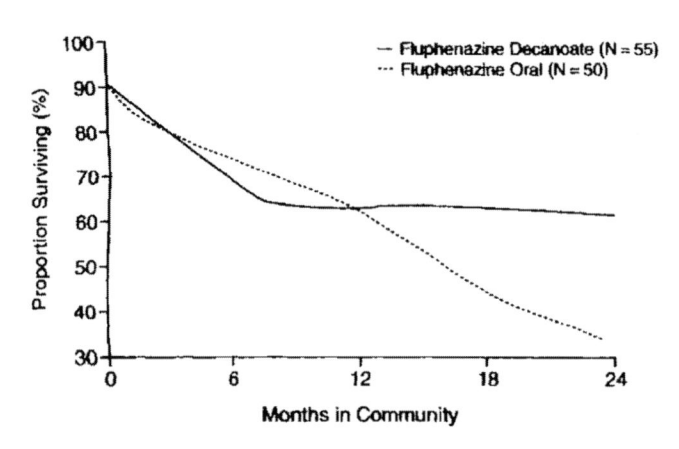

図6 Long-term efficacy of depot and oral antipsychotics
文献10より

困難であることを上述した。
　この問題を大きく改善しうるものがデポ剤である。経口薬では患者が再発するまで部分アドヒアランスであることに気づかないかもしれないが，デポ剤ではそのようなことはない。定期的に注射を施行できていれば，アドヒアランスは保証され，部分アドヒアランスの問題を考慮する必要がない。また，デポ剤治療の中で部分アドヒアランスがあるとすれば，注射の施行が不定期になることであるが，これはすぐに気づくことができるので，再発する前に早期の介入が可能となる。このように，良好なアドヒアランスを維持し再発を予防するという点において，デポ剤は経口薬と比べて有用である可能性が高く，実際に，デポ剤の有用性を示す報告がされている。
　Schooler[23]は経口薬とデポ剤についての6つの無作為割付試験をレビューした。その結果，1年間の再発率は経口薬では42％であったが，デポ剤では27％であった。いくつかの方法論的な問題はあるが，このレビューは，デポ剤はアドヒアランスを向上させ，再発，再入院を予防する上で最も有用な治療戦略の1つであることを示唆している。また，デポ剤の効果は長期的にみると，より有用性が際立つことが推測される。2年にわたる105例の二重盲検試験では（図6），初めの6〜12ヵ月の再発率は，デポ剤では35.1％で，経口薬では39.5％と，明らかな差は認められなかった。しかし，12〜24ヵ月では劇的な差が認められるよう

になり，全2年間の再発率は経口薬では64.7％であったが，デポ剤では40.3％であった[10]。
　また，デポ剤はいくつかの薬理学的な有用性も持っている。まず，デポ剤は初回通過代謝を受けないため血中濃度が一定で，予測しやすい。さらに，一度定常状態に達すると，血中濃度は比較的安定し，経口薬で見られるような日内変動を避けられる。このため，デポ剤は最小有効投与量での治療を行いやすい。したがって，デポ剤により再発予防に最低限必要な用量で治療し，副作用も最小限にとどめることができうる[11]。実際に，デポ剤の主な欠点は遅発性ジスキネジア，ジストニア，そして悪性症候群のような副作用であると言われているが，経口薬と比べてこれらのリスクが上がるということには否定的な報告がされている[7]。

　2）デポ剤が敬遠される理由
　このように，アドヒアランス向上，再発予防においてデポ剤は有用な治療戦略の1つであるが，実際にはその有用性から期待されるほど使用されてはおらず，抗精神病薬マーケット全体のたった5％ほどのシェアしかないと言われている。これについてはいくつかの理由が挙げられている。
　1つは，医師が経口薬でも十分なアドヒアランスが得られると思いこんでいるためである[8]。しかし，上述したように，第2世代抗精神病薬であっても経口薬では十分なアドヒアランスは得られないと報告されている。さらに，医師は自分の患

者のアドヒアランスについて過大評価しており，実際のアドヒアランスとかなりの乖離があると言われている。もし，このような医師の思いこみによってデポ剤が使用されないため，十分なアドヒアランスを得られず，良好なアウトカムを導くことができないとしたら，患者にとって非常に不幸なことである。

また，別の理由として，デポ剤に対する恐怖感が挙げられている[11]。患者はデポ剤の副作用，痛み，そして自ら薬を調整することができなくなることに対して恐怖感を持ち，デポ剤の使用に拒否的になる。一方，医療者も患者はデポ剤に対して恐怖感が強いであろうという認識があり，デポ剤使用に否定的となる。しかし実際には予想に反して，デポ剤を受けた経験のある患者の多くは，経口薬よりデポ剤を好むと報告されている。その大きな理由は，日々の服薬から解放されることである。長期間にわたり毎日のように服薬を続けることは非常に面倒なことであり，特に就労・就学などの社会参加を想定した時に，毎日服薬しなくても良いというメリットはかなり大きい。

このように，アドヒアランスやデポ剤に対する認識不足によってデポ剤が敬遠されているのかもしれない。しかし，別の現実的な理由として，最近までは第2世代抗精神病薬のデポ剤がなかったため，第2世代抗精神病薬の経口薬と第1世代抗精神病薬のデポ剤のどちらを使用すべきかの判断が難しかったことも挙げられる[11]。第1世代抗精神病薬のデポ剤は第2世代抗精神病薬と比べて錐体外路症状のリスクもあるのでその適応には制限があり，また油性であるため痛みや注射部位反応も認められる。

3）第2世代抗精神病薬のデポ剤

わが国でも，第2世代抗精神病薬のデポ剤としてrisperidone long acting injectable（RLAI）が近々上市される予定である。詳細は今回の特集の別稿に譲るが，RLAIの有効性と安全性についていくつもの報告がある。

RLAIは第2世代抗精神病薬とデポ剤の利点を併せ持つものであり，統合失調症薬物治療において極めて重要な治療技法として位置づけられるであろう。デポ剤使用のガイドラインでは[12]，すべての患者に対して第2世代抗精神病薬のデポ剤の適応を検討するよう推奨している。RLAIは初回注射から効果発現まで3週間ほどかかるので，急性期の患者に対してRLAIの単剤治療は適切でないが，急性期症状や重篤な症状が安定すればデポ剤治療を開始することができ，治療開始間もない患者であっても適応となりうると言われている。

また，RLAIはrisperidone経口薬と比べて，血中濃度の日内変動が小さく，ピークも低いため，副作用が少ない可能性がある[11]。さらに，第1世代抗精神病薬のデポ剤では，痛みや注射部位反応によって恐怖感が助長され，デポ剤使用の妨げになっていたが，RLAIではそれが少ないと言われている。Lasserらによる二重盲検無作為割付プラセボ対照試験では[16]，大部分の患者がRLAIによる注射部位の痛みや腫脹はなかったと報告されている。

4）デポ剤の限界

部分アドヒアランスにおけるデポ剤の有用性を上述したが，あたかもデポ剤，特にRLAIの登場で部分アドヒアランスの問題がすべて解決できるような書き方をしてしまったかもしれない。しかし，アドヒアランスのような難しい問題がデポ剤のみで当然解決するはずがない。それを示唆する研究をOlfsonら[20]が報告している。彼らはカリフォルニアメディケイドのデータを用いて，fluphenazine decanoate（FD），haloperidol decanoate（HD），もしくはRLAIを受けた統合失調症患者の調査をした。その結果，これらのデポ剤を始める前180日間では，多くの患者でMPRが80%未満であったが（FD：53.5%，HD：58.5%，RLAI：61.2%），デポ剤を行った平均期間はFD58.3日，HD71.7日，RLAI60.6日であり，180日以上デポ剤が継続された患者はFD5.4%，HD9.7%，RLAI2.6%とほとんどいなかった。そして，多くの患者に抗うつ薬，気分調整薬，そしてベンゾジアゼピンが併用されていた。つまり，デポ剤を受けた患者は元々アドヒアランスが不良で，さらに処方されている薬剤が複雑である傾向があるが，これらの患者の大部分は数ヵ月でデポ剤が中止されていたのである。

これは我々が臨床を行う上で非常に重要な結果

である。デポ剤の適応を考える患者は，当然アドヒアランスに問題があることが多いが，わが国のように多剤併用が横行している状況では，デポ剤の有効性が発揮されにくいことが，この結果から示唆される。わが国におけるデポ剤使用のデータがほとんどないためはっきりとしたことは言えないが，恐らくデポ剤のみで治療されている患者は少数であり，抗精神病薬を含めた経口薬を併用している患者が大部分であると予想され，実際に筆者も経口薬を併用してしまっていることが少なくない。このような形は，患者が経口薬を中断したり，経口薬の部分アドヒアランスがあってもデポ剤を使用しているので病状が悪化しにくいであろうという医療者側の安心感はある。しかし，毎日の服薬から解放されるという患者側の大きなメリットにはつながらないため，治療そのものが継続されにくいのであろう。

したがって，たとえRLAIが登場したとしても，経口薬との併用が日常化されていれば，アドヒアランスの問題に大きな変化はもたらされないかもしれない。我々はこれを機に，無意味な多剤併用から脱却し，患者側のメリットを十分考慮に入れて薬物療法を検討していかなければならない。その上で，RLAIを含めたデポ剤の位置づけがなされて，初めてその有用性が発揮されるのであろう。

V. まとめ

統合失調症患者の多くは部分アドヒアランスであり，このことが短・長期的なアウトカムへ大きな影響を及ぼしている。したがって，我々医療者はアドヒアランスについてもう少し謙虚に受け止め，アドヒアランスを向上させる取り組みを積極的に行っていかなければならない。その中で，デポ剤は有用な治療戦略の1つであり，第2世代抗精神病薬デポ剤の登場は統合失調症薬物治療に新たな変革をもたらすであろう。しかし，当然，第2世代抗精神病薬のデポ剤だけでアドヒアランスの問題が解決するわけではない。アドヒアランスの低下は様々な要因が影響しており，患者個人個人によって状況は異なる。したがって，アドヒアランス向上のためには，個別性のある多様なアプローチによってマネージメントすることが不可欠である。そうすることで薬物治療のベネフィットを最大限にもたらし，最適なアウトカムを導くことができるのである。

文　献

1) Aquila, R., Weiden, P. J., Emanuel, M. : Compliance and the rehabilitation alliance. J. Clin. Psychiatry, 60 (Suppl. 19) : 23-27; discussion 28-29, 1999.
2) Ascher-Svanum, H., Faries, D. E., Zhu, B. et al. : Medication adherence and long-term functional outcomes in the treatment of schizophrenia in usual care. J. Clin. Psychiatry, 67 (3) : 453-460, 2006.
3) Byerly, M., Fisher, R., Rush, A. et al. : A comparison of clinician vs. electronic monitoring of antipsychotic adherence in schizophrenia. In : the American College of Neuropsychopharmacology (ACNP) 41st Annual Meeting, p. Abstract 169, Puerto Rico, 2002.
4) Cramer, J. A., Rosenheck, R. : Compliance with medication regimens for mental and physical disorders. Psychiatr. Serv., 49 (2) : 196-201, 1998.
5) De Hert, M., McKenzie, K., Peuskens, J. : Risk factors for suicide in young people suffering from schizophrenia : a long-term follow-up study. Schizophr. Res., 47 (2-3) : 127-134, 2001.
6) Docherty, J., Grogg, A., Kozma, C. et al. : Antipsychotic maintenance in schizophrenia : partial compliance and clinical outcome. In : the 41st annual meeting of the American College of Neuropsychopharmacology, Puerto Rico, 2002.
7) Glazer, W. M. : Review of incidence studies of tardive dyskinesia associated with typical antipsychotics. J. Clin. Psychiatry, 61 (Suppl. 4) : 15-20, 2000.
8) Heres, S., Hamann, J., Kissling, W. et al. : Attitudes of psychiatrists toward antipsychotic depot medication. J. Clin. Psychiatry, 67 (12) : 1948-1953, 2006.
9) Herings, R. M., Erkens, J. A. : Increased suicide attempt rate among patients interrupting use of atypical antipsychotics. Pharmacoepidemiol. Drug Saf., 12 (5) : 423-424, 2003.
10) Hogarty, G. E., Schooler, N. R., Ulrich, R. et al. :

Fluphenazine and social therapy in the aftercare of schizophrenic patients. Relapse analyses of a two-year controlled study of fluphenazine decanoate and fluphenazine hydrochloride. Arch. Gen. Psychiatry, 36 (12) : 1283-1294, 1979.

11) Kane, J. M. : Review of treatments that can ameliorate nonadherence in patients with schizophrenia. J. Clin. Psychiatry, 67 (Suppl. 5) : 9-14, 2006.

12) Keith, S., Kane, J., Turner, M. et al. : Academic highlights : Guidelines for the use of long-acting injectable atypical antipsychotics. J. Clin. Psychiatry, 65 : 120-131, 2004.

13) Keith, S. J., Kane, J. M. : Partial compliance and patient consequences in schizophrenia : our patients can do better. J. Clin. Psychiatry, 64 (11) : 1308-1315, 2003.

14) Kemp, R., Kirov, G., Everitt, B. et al. : Randomised controlled trial of compliance therapy. 18-month follow-up. Br. J. Psychiatry, 172 : 413-419, 1998.

15) Lam, Y., Velligan, D., DiCocco, M. et al. : Comparative assessment of antipsychotic adherence by concentration monitoring, pill count and self-report. In : the 9th biennial International Congress on Schizophrenia Research, p. 313, Colorado Springs, 2003.

16) Lasser, R. A., Bossie, C. A., Gharabawi, G. M. et al. : Clinical improvement in 336 stable chronically psychotic patients changed from oral to long-acting risperidone : a 12-month open trial. Int. J. Neuropsychopharmacol., 8 (3) : 427-438, 2005.

17) Leucht, S., Heres, S. : Epidemiology, clinical consequences, and psychosocial treatment of nonadherence in schizophrenia. J. Clin. Psychiatry, 67 (Suppl. 5) : 3-8, 2006.

18) Lieberman, J. A., Stroup, T. S., McEvoy, J. P. et al. : Effectiveness of antipsychotic drugs in patients with chronic schizophrenia. N. Engl. J. Med., 353 (12) : 1209-1223, 2005.

19) Mahmoud, R., Engelhert, L., Oster, G. et al. : Risperidone versus conbentional antipsychotics : a prospective randomized, naturalistic effectiveness trial of outcomes in chronic schizophrenia. In : the 36th annual meeting of the American College of Neuropsychopharmacology, Waikoloa, Hawaii, 1997.

20) Olfson, M., Marcus, S. C., Ascher-Svanum, H. : Treatment of schizophrenia with long-acting fluphenazine, haloperidol, or risperidone. Schizophr. Bull., 33 (6) : 1379-1387, 2007.

21) Pekkala, E., Merinder, L. : Psychoeducation for schizophrenia. Cochrane Database Syst Rev, (4) : CD002831, 2000.

22) Pitschel-Walz, G., Leucht, S., Bäuml, J. et al. : The effect of family interventions on relapse and rehospitalization in schizophrenia--a meta-analysis. Schizophr. Bull., 27 (1) : 73-92, 2001.

23) Schooler, N. R. : Relapse and rehospitalization : comparing oral and depot antipsychotics. J. Clin. Psychiatry, 64 (Suppl. 16) : 14-17, 2003.

24) Valenstein, M., Copeland, L. A., Blow, F. C. et al. : Pharmacy data identify poorly adherent patients with schizophrenia at increased risk for admission. Med. Care, 40 (8) : 630-639, 2002.

25) Weiden, P., Zygmunt, A. : Medication noncompliance in schizophrenia. Part I. Assessment. J. Pract. Psychiatry Behav. Health, 3 : 106-110, 1997.

26) Weiden, P. J., Kozma, C., Grogg, A. et al. : Partial compliance and risk of rehospitalization among California Medicaid patients with schizophrenia. Psychiatr. Serv., 55 (8) : 886-891, 2004.

特集 ─────
第二世代抗精神病薬の持効性注射製剤の意義

持効性注射製剤に関する精神科医の認識

金沢徹文[1,2]　上西裕之[2,6]　菊山裕貴[1,3]　堤　　淳[1,4]
川茂聖哉[1,5]　堀　貴晴[1,5]　法橋　明[1,2]　堺　　潤[1,7]
康　　純[1]　　西元善幸[1,2]　米田　博[1]

抄録：本邦では統合失調症治療において，持効性注射剤（デポ剤）の使用頻度が少ない。その理由を明確にするため，デポ剤に関する認識について無記名郵送式アンケート調査を行い，526名の精神科医から回答を得た。その結果，約40％の精神科医が現在デポ剤は第1世代抗精神病薬（FGAs）しかないため，FGAsの副作用に対する懸念からデポ剤の使用を避けていることが示された。また，現在デポ剤にて治療を行っている患者群は主に服薬アドヒアランスの低い患者群だった。将来，本邦でも第2世代抗精神病薬（SGAs）のデポ剤が上市される見通しであり，SGAsのデポ剤をどのような患者群に使用するかという設問に対しては，現在のFGAsのデポ剤と同じく，服薬アドヒアランスの低下している患者群への使用を想定した回答が多数を占めた。デポ剤は再発予防効果が高いことが報告されており，デポ剤を単に服薬アドヒアランスが低下している患者群へ使用するという認識から，統合失調症の長期にわたる再発防止に有用であるという認識への変化が必要と考えられた。

臨床精神薬理　12：1125-1134, 2009

Key words : *depot injection, schizophrenia, second generation antipsychotic drug, risperidone long acting injection*

I. はじめに

統合失調症の治療に対する考え方は進化している。治療の目標が，症状の抑制から社会復帰，長期に安定した地域生活へと変化し，依然として本邦では約34万床の精神科病床を有しているものの，従来の入院偏重型の精神科医療から脱却し，外来中心型へと変貌を遂げつつあることを日常臨床に携わる多くの精神科医は実感しているのではないだろうか。この入院偏重型医療からの脱却のためには再発防止に最も留意すべきである。実際，患者の社会復帰が，単に入院から外来に出すことを意味するのではなく，社会で共生していく

Psychiatrist's attitude towards long acting injections in Japan.
1) 大阪医科大学神経精神医学教室〔〒569-8686　大阪府高槻市大学町2-7〕　Tetsufumi Kanazawa, Hiroki Kikuyama, Atsushi Tsutsumi, Seiya Kawashige, Takaharu Hori, Akira Hokyo, Jun Sakai, Jun Koh, Yoshiyuki Nishimoto, Hiroshi Yoneda : Department of Neuropsychiatry, Osaka Medical College. 2-7, Daigaku-machi, Takatsuki-city, Osaka, 569-8686, Japan.
2) 豊済会 小曽根病院　Tetsufumi Kanazawa, Hiroyuki Uenishi, Akira Hokyo, Yoshiyuki Nishimoto : Ozone Hospital.
3) 大阪精神医学研究所・新阿武山病院　Hiroki Kikuyama : Shin-Abuyama Hospital.
4) 藍野花園病院　Atsushi Tsutsumi : Aino-Hanazono Hospital.
5) 新淡路病院　Seiya Kawashige, Takaharu Hori : Shin-Awaji Hospital.
6) 関西大学大学院文学研究科　Hiroyuki Uenishi : Function of Letters, Kansai University.
7) さかいメンタルクリニック　Jun Sakai : Sakai Mental Clinic.

ことを意味する以上，再発によるいわゆる「回転ドア現象」を防ぐことは臨床医として常に意識しなければならない。統合失調症は遺伝学的負因を背景とした脳の慢性疾患であり，急性期は患者の人生の中のごく限られた一時期でしかない[17,19]。持効性注射剤（デポ剤）は再発予防効果が高いことから，諸外国では積極的に使用されているが，本邦でのデポ剤の処方頻度は非常に低い。デポ剤に関する精神科医の認識は，諸外国では再発予防効果や日々の煩雑な服薬からの開放という利点から社会復帰を促進する有用な剤型とされているが[3]，日本では病識が欠如した患者や，拒薬患者に対する一種のセーフティネットとしての使用目的が中心と推測される[6,15]。

本邦に初めて定型抗精神病薬（FGAs）のデポ剤が導入されたのは，約40年前のfluphenazine enanthateである。このfluphenazine enanthateに加えてfluphenazine decanoate, haloperidol decanoateが使用可能となったが，これらの薬剤に対する臨床医の評価は，確実なコンプライアンス維持という臨床上の有効性は認知されつつも，多くの論文などで取り上げられたのは，副作用をいかにコントロールするかという点だった[5,10,20,21]。確実なコンプライアンスの対価として，デポ剤は経口剤のように投薬を中止して対応することができないため，副作用を出さないためにはどうすればよいか，また，副作用が出てしまった場合にどう対応するかというように，その有用性よりもリスクが注目され，「デポ剤は病識欠如・拒薬患者に処方する場合にのみメリットがある」もしくは「臨床上の最終兵器としての剤型である」という認識が醸成されたと思われる。このようなデポ剤の臨床現場での使用法に違和感を覚える功刀・藤井らの先進的なグループはデポ剤の臨床応用技法に工夫を重ね，その啓発や経済的裏付けのために尽力してきた。その成果の一つが，1988年の特定薬剤治療管理料の導入である[3,8]。しかしながら本邦でのデポ剤の臨床応用はその後も限定的である。

現在のデポ剤使用割合は，スペイン19.8％，ベルギー14.2％，フランス13.5％，ドイツ10.8％，英国9.5％，スイス7.7％，アメリカ3.1％であるが，本邦は1.5％程度であり，1996年にも本邦におけるデポ剤使用割合の低さが言及されている[11]。本邦は先進国の中でのデポ剤の普及率は最低水準を推移してきた。デポ剤は諸外国では社会復帰に向けた有用な剤型として，地域医療で用いられている。フランスのパッサン病院では，地域専門看護士が患者宅を訪問してデポ剤の注射を行っている[2]。また，欧米諸国では患者が定期的にデポ剤の投与を受けるデポクリニックと呼ばれるシステムが普及している。本邦でも功刀がデポクリニックを発足させ，デポクリニックの目的，現状，症例などが報告されている[3]。しかしこれらの試みは本邦ではまだ一般的ではない。

本邦で第2世代抗精神病薬（SGAs）であるrisperidoneのLong Acting Injection製剤（LAI剤）が近く認可される見通しであり，他のSGAsのデポ剤も治験進行中である。そこで，本稿では本邦の精神科医約500名に対して，既存のデポ剤に対してどのような認識を持ち処方を行っているか，またSGAsのデポ剤が上市された際の期待など，デポ剤に対する精神科医の現在と将来に対する認識を調査し，現在の課題および将来への展望について考察した。

II．調査方法

今回の調査目的は，本邦におけるデポ剤処方割合が低く，臨床の現場でも充分に活用されていない理由について，精神科医のデポ剤に対する認識から明らかにすることである。調査項目の作成に先立ち，本邦におけるデポ剤の浸透には3つの課題があると仮説をたてた。

第1に，デポ剤は副作用のコントロールが困難なことから，本邦では多くの精神科医が依然としてデポ剤＝副作用リスクというイメージを持ち忌避感があることを想定した。

第2に，デポ剤の使用は，病識欠如患者や拒薬患者といった一部の患者が対象と考えられている可能性である。つまり，服薬が確実に継続されるというデポ剤の利点と，副作用発現時の対応の困難さという欠点を比較すると，利点が欠点を上回るのは，服薬遵守が困難な患者という考えが一般

表1 アンケート回答者の所属施設と診療年数

所属施設比率

単科精神科病院	265名	50.4%
大学病院	60名	11.4%
総合病院精神科	96名	18.3%
精神科クリニック	105名	20.0%
計	526名	100%

診療年数

3年以下	16名	3.1%
4～9年	29名	5.5%
6～10年	112名	21.3%
11～15年	100名	19.0%
16～20年	85名	16.2%
21年以上	184名	35.0%
計	526名	100%

化しているためではないかと想定した。

第3に，病識欠如や拒薬によって，コンプライアンス不良となっている患者の存在割合を実際よりも低く見積もっている可能性である。風邪などの疾患で服薬は一時的な場合でさえ，定められた服薬が守られないことが多い。まして，統合失調症という慢性疾患において多剤併用療法が施行されている場合などではアドヒアランスはかなり低下することが容易に想像されるが，臨床医の多くが患者のコンプライアンスを実際よりも良く捉えてしまっていることが報告されている。以上3点を仮説として念頭に置いた上で調査項目を作成した。

調査は無記名郵送アンケート式で2007年10～11月の2ヵ月間行った。全国の精神科医に対して前述の3つの仮説に基づいた問いをEPOCAマーケティングの協力により調査した。回答者のデータを表1に記した。加えて，42の様々な質問を準備し，各先生方の臨床に対する態度を調査した（紙面の都合のため全質問項目内容の記載は割愛する）。これらの質問の回答方式は「強くそう思う」から「全くそう思わない」の4通りとした。統計解析は太閤（ver.3.0）およびSPSS（ver. 15.0）を用いて行った。総送付数5500部，回収率は9.6％で有効回答数は526名だった。

Ⅲ．調査結果

1．デポ剤の副作用に関する認識

デポ剤に対する印象は半数の医師が普通，4分の1が良い，4分の1が悪いと答えた。また医師が考える患者のデポ剤に対するイメージは3割強（34.7％）の医師が良くないだろうと考えていた（図1）。現在，デポ剤を維持治療の選択肢としている医師は62.1％であり，つまり，残りの約4割の精神科医が現在デポ剤を処方する意向を持たない，選択肢としてすら考えていないことが示された。デポ剤を処方しない理由については，最も多い回答は「副作用の多さ，深刻さ，発現リスクが不安」で，27.1％だった。

約4割のデポ剤処方意向のない医師のうち，自らの経験や他の医師の評判を除くと，処方の中断理由に最も影響力を持つ情報は国内論文だった。悪性症候群や遅発性ジスキネジアなどの副作用への対応が困難であるといったこれまでの国内論文が，現在のデポ剤の処方意向に強い影響力を持っていると推察される。フリーワードによる回答でも副作用に対する懸念が示されていた。これら副作用に対する忌避感は現在のFGAsのデポ剤に対するものである。ここから，副作用リスクへの忌避感から，依然としてデポ剤が臨床の現場で活用されていないことが示された。

2．デポ剤の処方対象患者に関する認識

第二の問題点としてアドヒアランスが低い患者に主に処方されてきたという点であるが，デポ剤の処方対象は86.1％の医師が「内服薬の拒薬傾向のある」患者に処方するとの回答であった。また，図2に示すようにデポ剤を選択する理由として最も多い回答は「コンプライアンス改善に期待」で56.9％を占め，「拒薬の発生をいち早く認識できるから」を加えると6割強の医師が，デポ剤を選択する主理由として病識が不足している患者への適応を挙げた。

デポ剤の対象患者を初発，再発の別で見ると7割弱（69.3％）が再発時に主に処方すると述べ，

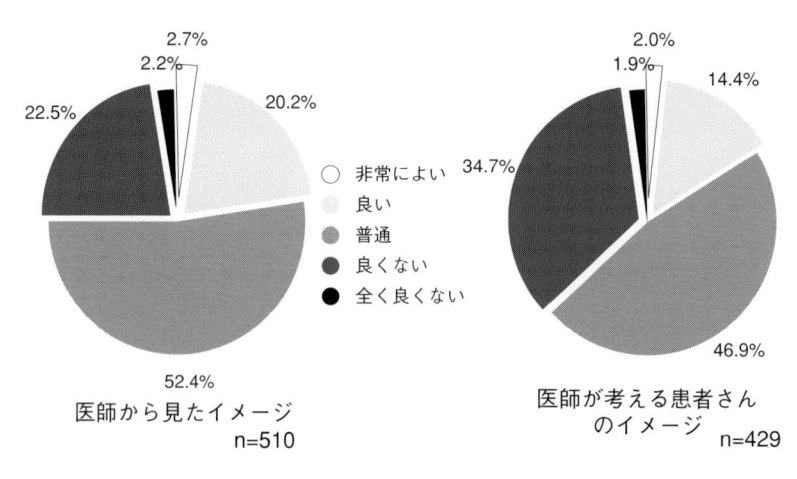

図1 持効性注射剤のイメージ

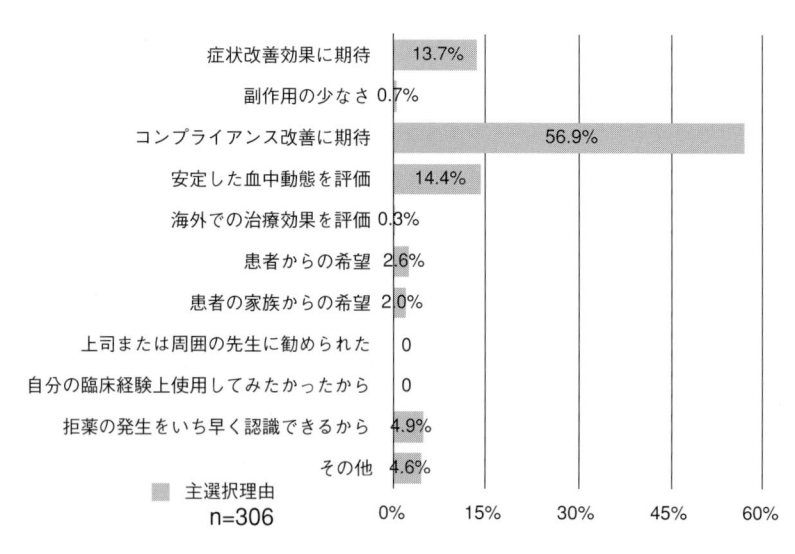

医師から見たイメージ n=510
- 非常によい: 2.7%
- 良い: 20.2%
- 普通: 52.4%
- 良くない: 22.5%
- 全く良くない: 2.2%

医師が考える患者さんのイメージ n=429
- 非常によい: 2.0%
- 良い: 14.4%
- 普通: 46.9%
- 良くない: 34.7%
- 全く良くない: 1.9%

図2 持効性注射剤治療選択理由 （主選択理由 n=306）

- 症状改善効果に期待: 13.7%
- 副作用の少なさ: 0.7%
- コンプライアンス改善に期待: 56.9%
- 安定した血中動態を評価: 14.4%
- 海外での治療効果を評価: 0.3%
- 患者からの希望: 2.6%
- 患者の家族からの希望: 2.0%
- 上司または周囲の先生に勧められた: 0
- 自分の臨床経験上使用してみたかったから: 0
- 拒薬の発生をいち早く認識できるから: 4.9%
- その他: 4.6%

初発患者への処方はわずか0.3％だった。社会復帰レベル別で見ると在宅通所レベルの患者に42.4％が処方されている一方，通常社会復帰レベルでは7.1％であった。ここから，社会復帰に向けて早期から再発抑制のためにデポ剤を処方するというアプローチや，社会復帰を実現した患者に対してもデポ剤を導入することで，社会レベルや治療関係の更なる向上の可能性があるのではないかと考えられた。すなわち，本邦におけるデポ剤の処方目的は，病識欠如や拒薬の患者へのコンプライアンス改善が重視されており，そのことがデポ剤治療の可能性に障害となっていることが示された。

3．患者コンプライアンスに関する認識

受け持ち患者のコンプライアンスに対する認識について調査したところ，受け持ち患者の4人中3人は75～100％程度の服薬遵守率であり，受け持ち患者の9割は50～100％の服薬遵守率であると回答しており，医師は患者のコンプライアンスを非常に良好と捉えていた（図3）。

しかし，患者はどの程度実際に服用しているのだろうか。Byerlyらはコンピューターチップを用いた計測により，48％の患者で30％以上の怠

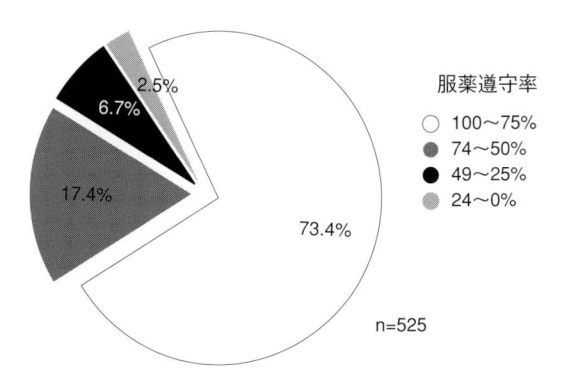

図3 医師による患者服薬コンプライアンスの認識

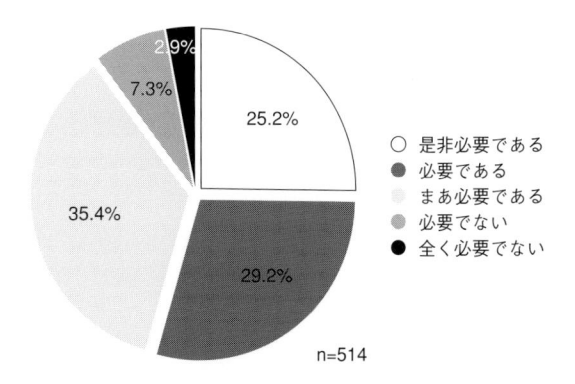

図4 非定型持効性注射剤はあなたの臨床にとって必要ですか？

薬, すなわち「10回のうち3回」の飲み忘れが認められたと報告している。計測前には「10回のうち3回」の飲み忘れをしている患者は全体の6％程度と彼らは予測していたが, この予測と実際の計測結果は大きな乖離を示すこととなった[1]。2005年に全家連と聖マリアンナ医科大学が行った患者調査では (n=857), 45.7％の患者が受診時に薬が余っていることがあると答え, そのうち34.4％の患者で処方された薬が25％以上余っていると回答している[22]。

統合失調症はSGAs発売後の現在も初発患者の場合2年間で53.7％, 5年間で81.9％が再発すると報告されており[14], 実臨床でのコンプライアンスは楽観視できず, 認識を改めなければ再発率を低下させることが難しい。患者のコンプライアンスは良好であるという楽観的な認識が強いことが, デポ剤の浸透を妨げている要因の一つと考えられる。

4. SGAsの持効性注射剤への期待と認識

現在, FGAsの持効性注射剤しかないために, 副作用へのリスクコントロールが重要と認識されていることは前述したが, SGAsの持効性注射剤が処方可能になった場合, 精神科医の認識はどのように変わるのか, 将来に関する質問も行った。

SGAsの持効性注射剤がないためにデポ剤が処方されていない可能性を想定した設問で, 9割弱の医師が「SGAsの持効性注射剤は必要である」(是非必要である, 必要である, まあ必要である) と答えている (図4)。また80.4％の医師がSGAsの持効性注射剤が発売された場合には処方意向があることもわかった。ここから, 現在のFGAsのデポ剤の欠点である副作用が, SGAsの持効性注射剤により解消された場合には大半の医師が処方を行うものと考えられる。

しかし, SGAsの持効性注射剤に関して処方意向は高いものの, 処方目的に関しては現状と変わらないことが調査の結果から示されている。SGAsの持効性注射剤が上市された場合の対象となる患者群に関する設問では, 複数回答方式で服薬コンプライアンスが悪い患者への処方が圧倒的に多く (84.4％), 再発や再燃を繰り返す患者群がそれに続き (65.5％), 服薬コンプライアンスが良い患者の社会復帰に処方されるのはわずか5.8％に留まり, 現在のFGAsデポ剤と同じ目的で処方されることが示された (図5)。

SGAs持効性注射剤への期待の高さはうかがわれたが, 「SGAs持効性注射剤＝副作用の少ないFGAsデポ剤」とでも言うべき認識であり, 残念ながら新たな治療の選択肢として社会復帰を促進するための有用な手段として認識されるには至っていなかった。

Ⅳ. 考　察

調査結果をもとに縦軸に「現在のデポ剤を社会復帰のために積極的に用いているかどうか」, 横軸に「服薬コンプライアンスの認識が患者に即し

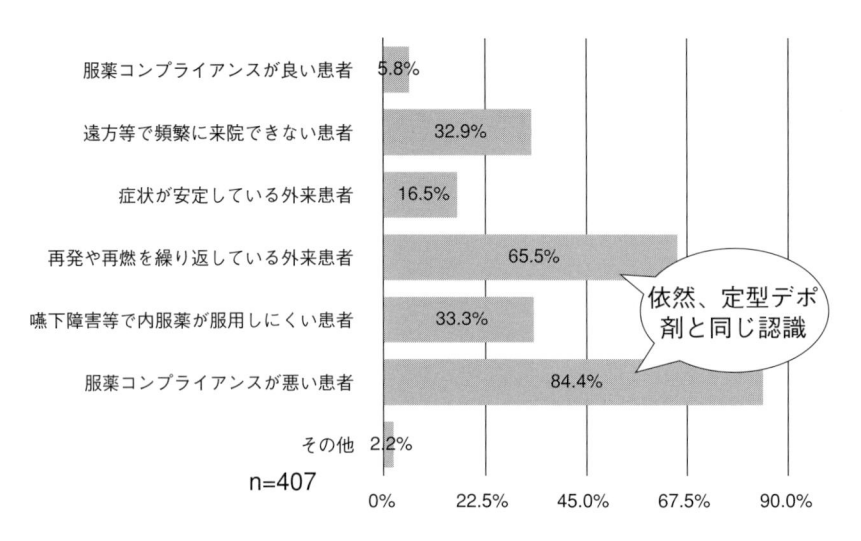

図5 非定型持効性注射剤はどのような患者さんに投与する予定ですか？（外来・複数選択可）

- 服薬コンプライアンスが良い患者 5.8%
- 遠方等で頻繁に来院できない患者 32.9%
- 症状が安定している外来患者 16.5%
- 再発や再燃を繰り返している外来患者 65.5%
- 嚥下障害等で内服薬が服用しにくい患者 33.3%
- 服薬コンプライアンスが悪い患者 84.4%
- その他 2.2%

n=407

依然、定型デポ剤と同じ認識

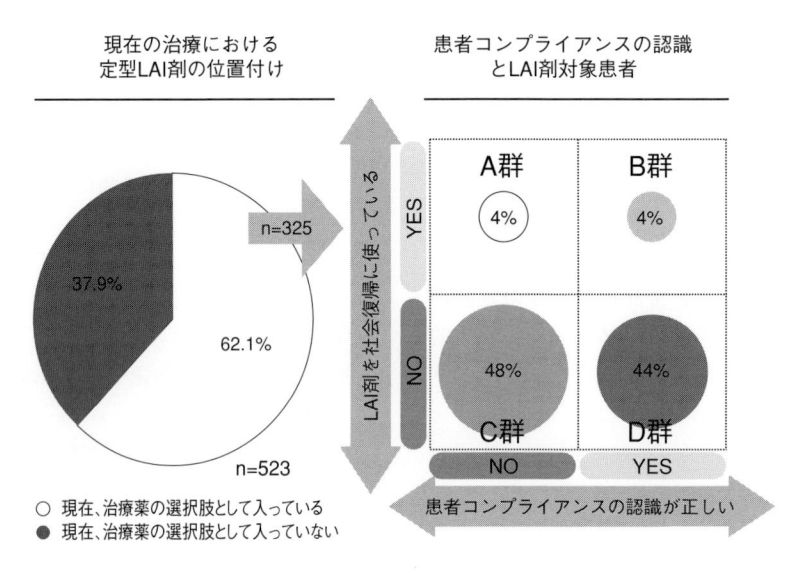

図6 セグメントチャートⅠ（定型LAI）

ているかどうか」を配し，セグメントチャートを作成した（図6）。母数は「治療の選択肢として現在デポ剤が入っている」に縦軸を限定したため325名（62.1%）である。最大ボリュームは「LAI剤を社会復帰のために使用せずに，コンプライアンスの認識も現実に即しきれていない（C群）」群で48%に達していた。約半数の回答者はコンプライアンスを現実的に捉えてはいたが，縦軸を考慮すると現在のデポ剤の処方対象患者を社会復帰群にまで拡げているのは4%のみに留まった（B群）。

続いて，縦軸に「非定型LAI剤が発売された場合，それらを社会復帰のために使用する意向があるか否か（処方対象患者が服薬コンプライアンスの良い外来患者or病状が安定している外来患者）」を配し，同様のセグメントチャートを図7に作成した。母数は販売後使用意向のある群418名（80.4%）とした。非定型LAI剤の未来図と

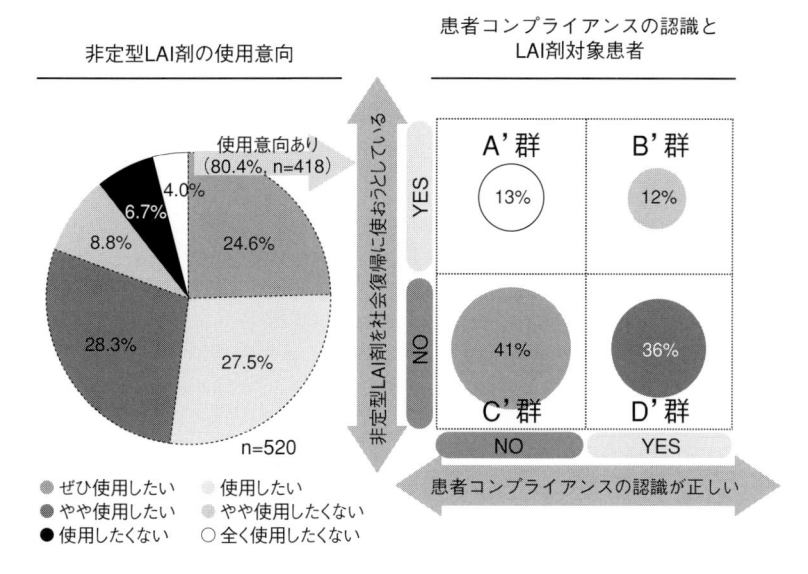

図7 セグメントチャートⅡ（非定型LAI）

も呼べるこの図において，最大ボリューム41％が「非定型LAI剤を社会復帰のために積極的には用いようとせず，また患者コンプライアンスの認識も現実的ではない（C'群）」群で，25％存在する「非定型LAI剤を社会復帰に使用しようとする（A'群，B'群）」群でもコンプライアンスの認識が現実的である群は約半分で，全体として「現実的にコンプライアンスを認識し，かつ販売される非定型LAI剤を社会復帰のために活用しようという意向がある（B'群）」群は12％であった。

また，42の質問の回答結果から因子分析を行った結果，5つの因子が抽出された（表2）。これらの因子のうちセグメントチャートとの関連が示唆された「コンプライアンスに対する意識」と名付けうる因子に着目し，以下にその関連性を述べる。すなわち因子として抽出された6つの問いを相加的に扱い平均得点を各群で比較し，分散分析で有意差を検定した。図7のセグメントチャートで左に位置する2群間では当然ではあるが，有意差は認められず（p=0.73），また右の2群間でも有意差は見られなかった（p=1.00）。ところが「コンプライアンスを現実的に認識しておらず，また非定型LAI剤の社会復帰場面での使用に消極的な群（C'群）」とセグメントチャート上の他の2グループ（B'，D'群）とではコンプライアンスに対する意識に相違が認められた（p=0.085，p<0.001）。同因子に対する他グループ間での比較でもこのセグメントチャートの蓋然性を支持する結果となった（A' vs. D'；p<0.001，A' vs. B'；p=0.008）。

今回の調査におけるセグメントチャートや他の設問に対する回答が示唆するものは，群間でいくらかの隔たりが存在し，LAI剤治療におけるイメージや認識の相違がこれらを規定し，最終的に患者に対する情報制御やアドヒアランスの発生における重要な要因になりうるということであった。例えば非定型LAI剤での治療を患者が希望しても12.9％の医師が「あまり処方しないと思う」，14.9％の医師が「処方しないと思う」と回答していた。

デポ剤が経口剤以上に再発防止効果が高いことは，フィンランドで1995年から2001年にかけて実施された2230名の統合失調症，統合失調感情障害を対象にperfenazineを用いて行われた大規模調査[18]を始めとするいくつかのデータから実証されており，この点はわれわれの臨床経験と矛盾するものではない。また，SGAsで初となるrisperidone LAI剤のスペインにおける大規模調査の結

表2 精神科医師の治療に対する意識についての因子分析結果

項目	I	II	III	IV	V
I　薬価に対する意識（α=0.71）					
薬価は処方内容の決定に影響を及ぼす	.80	.07	-.08	-.04	-.01
効果があっても薬価が高い薬剤には抵抗がある	.69	-.11	-.06	-.04	-.07
患者の負担割合を考慮して処方薬剤を選択	.65	-.03	.09	.09	.06
自立支援医療法適応で選択薬剤が変わる	.45	-.09	-.03	.02	.17
薬価が安い後発品は同じ効果なら処方	.33	.20	-.01	-.01	-.04
II　薬剤の効果・継続への意識（α=0.53）					
薬剤の本当の効果は処方しないと分からない	.08	.61	-.10	-.01	-.10
同じ薬理学的物質でも投与経路で効果が違う	.01	.52	-.06	.05	.08
薬理学的プロファイルと患者の満足度は一致しない	.05	.51	.05	.00	-.05
心理・社会療法的アプローチは薬物療法と相互関係	-.12	.40	.06	-.04	.10
侵襲性が高くても効果や継続率が高ければ処方	-.19	.33	-.13	.10	.13
III　コンプライアンスに対する意識（α=0.56）					
患者に対して服薬の重要性を説明	-.04	.00	.69	-.08	-.05
再発抑制率の高い薬剤を処方すべき	-.02	.12	.52	.02	-.15
患者の家族にコンプライアンスを指導する	.04	.19	.40	.02	.05
患者の家族に残量・服薬の確認	.02	-.15	.36	.08	.10
患者は医者の指示通りに服薬している	-.11	-.15	.34	.06	.06
患者の社会復帰レベルによって処方形態を変更	.22	.07	.32	.01	.12
IV　治験・市販後調査への協力意識（α=0.71）					
臨床治験にはできるだけ協力する	.04	-.05	-.01	.91	-.10
市販後調査にはできるだけ協力している	-.04	.10	.07	.62	.08
V　処方形態の意識（α=0.73）					
家族教室の患者には処方の変更を意識している	.02	.07	-.05	-.02	.75
デイケア・作業所の患者は処方を変更する	.03	-.01	.09	-.02	.70
全分散に対する説明率（%）	12.3	8.8	6.4	4.5	3.5
全分散に対する累積説明率（%）	12.3	21.1	27.6	32.1	35.6
I	1.00	.11	.18	.06	.28
II	—	1.00	.48	-.02	-.06
III	—	—	1.00	.09	.05
IV	—	—	—	1.00	.18

因子抽出法：主因子法，回転法：Kaiser の正規化を伴うプロマックス法

果でも，経口抗精神病薬の2年間での治療継続率が63％であったのに対し，risperidone LAI 剤は82％という高い数値を示している[13]（図8）。

今回の調査の結果，多くの精神科医のデポ剤に対する認識が，「副作用リスク」が高く，「コンプライアンス改善」を目的として処方されるものの，「患者コンプライアンスに関しては楽観的」であることが本邦においてデポ剤が浸透する際の心理的障害になっていることが示された。また，非定型抗精神病薬の持効性注射剤に対する期待は高いものの，その理由は副作用リスクの低減とコンプライアンス改善を目的としたものであり，現在のデポ剤に対する認識の枠を大きく超えるものではなかった。

しかし，統合失調症が慢性疾患である以上，服薬の継続が再発防止の必要条件になるのは自明である一方，中断の許されない服薬継続という過酷な作業を想像した場合，この持効性注射剤という剤型が治療上の「出口」になりうる可能性を秘めていることも想像に難くない。勿論，持効性注射

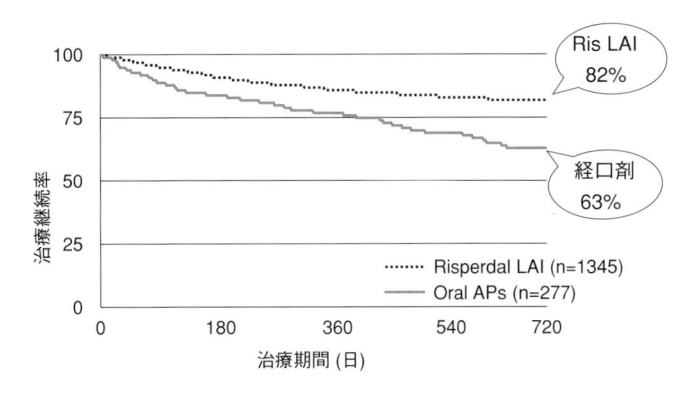

図8 治療継続率に対する2年間のフォローアップ研究
Olivares, J. M. Appl. Health Econ. Health Policy, 6(1): 41-53, 2008.

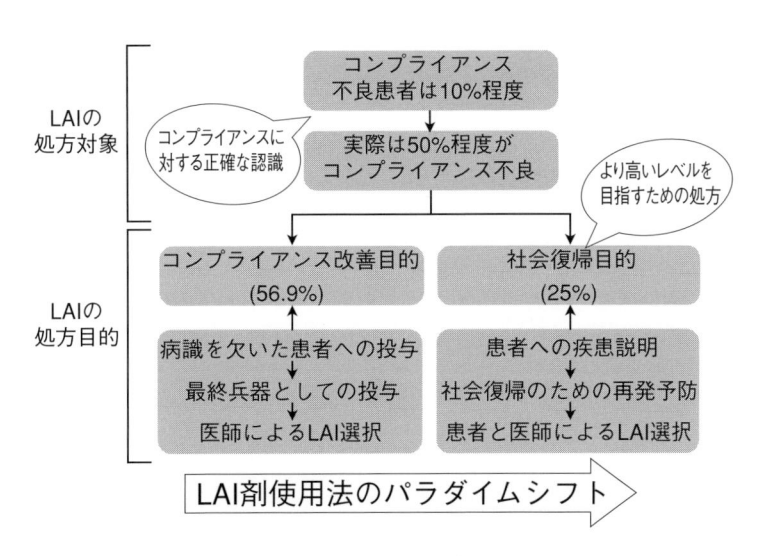

図9 LAI剤に関するパラダイムシフト

剤を治療の出口と位置付けるためには，単に持効性注射剤を処方すればよいというものではなく，充分な情報提供やソフト・ハード面での整備も必要であろう。澤らは民間精神科病院の調査を通し[16]，デポ剤を用いた治療技法の上で，最も重要なこととして社会復帰を推進させるハードやソフトの充実を挙げている。同様の指摘は三浦らによっても約40年前に行われており[9]，最近では樋口によっても同様の指摘が行われている[4]。そして，それらの前提となるのが精神科医の持効性注射剤に対する認識の改革であり，持効性注射剤，殊に今後上市される非定型持効性注射剤の対象患者は拒薬者に限定するべきものではないといった

パラダイムシフト（図9）を，医療者と患者間の両者で促進していくことが，上市を前にして肝要であるものと考えられた。

謝　辞

多忙な臨床の合間をぬって長大なアンケートにご協力いただいた500余名の先生方に感謝すると共に，その実査・解析にご尽力いただいた株式会社EPOCAマーケティングの方々に厚く御礼申し上げます。

文　献

1) Byerly, M., Fisher, R., Whatley, K. et al.: A comparison of electronic monitoring vs. clinician rat-

1) ing of antipsychotic adherence in outpatients with schizophrenia. Psychiatry Res., 133：129-133, 2005.
2）藤井康男：デポ剤による分裂病外来治療—日仏地方公立精神病院での調査結果から. 精神医学, 31：145-151, 1989.
3）藤井康男, 功刀 弘 編：デポ剤による精神科治療技法の全て. 星和書店, 東京, 1995.
4）樋口輝彦：統合失調症患者の社会復帰とアドヒアランス向上. 臨床精神薬理, 11：491-499, 2008.
5）岩波 明, 上島国利：抗精神病薬デポ剤の副作用と対策. 精神科治療学, 11：42-48, 1996.
6）上島国利, 椎名健一, 林 光輝 他：向精神薬非経口投与の現況と問題点. 精神経誌, 88：952-960, 1986.
7) Keith, S. J., Kane, J. M., Turner, M. et al.：Academic highlights：guidelines for the use of long-acting injectable atypical antipsychotics. J. Clin. Psychiatry, 65：120-131, 2004.
8）功刀 弘：精神科外来治療の向上のためにデポ(持効性抗精神病薬)療法の点数化を. 精神経誌, 87：898, 1985.
9）三浦岱栄, 伊藤 斉, 八木剛平 他：Fluphenazine enanthate の臨床経験—生活療法との併用の見地よりみた評価. 精神医学, 8(10)：855-865, 1966.
10）宮平良尚, 屋宜盛秀, 新垣 均：ハロペリドールデポ剤による悪性症候群で予後不良であった1例. 九州神経精神医学, 44：322-323, 1998.
11）中嶋 啓, 森本保人：抗精神病薬デポ剤の海外における使用状況. 精神科治療学, 11：49-53, 1996.
12) Olivares, J. M., Rodriguez-Martinez, A., Buron, J. A. et al.：Cost-effectiveness analysis of switching antipsychotic medication to long-acting injectable risperidone in patients with schizophrenia：a 12- and 24-month follow-up from the e-STAR database in Spain. Appl. Health Econ. Health Policy, 6(1)：41-53, 2008.
13) Olivares, J. M., Rodriguez-Morales, A., Diels, J. et al.：Long-term outcomes in patients with schizophrenia treated with risperidone long-acting injection or oral antipsychotics in Spain：results from the electronic Schizophrenia Treatment Adherence Registry (e-STAR). Eur. Psychiatry, 20：1-10, 2009.
14) Robinson, D., Woerner, M. G., Alvir, J. M. et al.：Predictors of relapse following response from a first episode of schizophrenia or schizoaffective disorder. Arch. Gen. Psychiatry, 56：241-247, 1999.
15）阪本 淳 他：持効性抗精神病薬 haloperidol decanoate の外来および地域における使用の実態と問題点に関する研究. 精神経誌, 93：965, 1991.
16）澤 温, 門矢規久子, 坂元秀実：民間精神病院の中でのデポ剤の役割. 精神科治療学, 11：25-31, 1996.
17) Seeman, P., Schwarz, J., Chen, J. F. et al.：Psychosis pathways converge via D2high dopamine receptors. Synapse, 60：319-346, 2006.
18) Tiihonen, J., Walhbeck, K., Lönnqvist, J. et al.：Effectiveness of antipsychotic treatments in a nationwide cohort of patients in community care after first hospitalisation due to schizophrenia and schizoaffective disorder：observational follow-up study. BMJ, 333：224, 2006.
19) Tsuang, M.：Schizophrenia：genes and environment. Biol. Psychiatry, 47：210-220, 2000.
20）渡辺一平, 三浦寛高, 吉田 拓 他：デカン酸フルフェナジンにより悪性症候群が遷延し, 修正型電気けいれん療法が著効した1例. 精神科, 5：71-75, 2004.
21）山口 充, 間藤 卓, 井口浩一 他：筋肉注射で使用される持効性ハロペリドール使用中に発生した悪性症候群の1例. 日救急医会誌(JJAAM), 13：269-273, 2002.
22）(財)全国精神障害者家族会連合会(現在解散)・聖マリアンナ医科大学による合同調査結果(2005年)

特集 第二世代抗精神病薬の持効性注射製剤の意義

司法精神医療における持効性注射製剤の意義

永田貴子* 平林直次*

抄録:服薬アドヒアランスの改善には,「精神障害および治療法の理解」「薬物療法の動機付けと自己決定」「服薬行動の習慣化」が重要である。医療観察法における指定入院医療機関では,多職種チームが疾病教育や服薬心理教育など治療プログラムを実施し,対象者(医療観察法の対象になった者は「対象者」と呼ばれる)が精神障害や服薬の必要性を認識し,服薬を自ら継続できるようアプローチしている。しかし,認知機能障害が著しい対象者では,治療プログラムによる効果は限定的で,「薬の飲み忘れ」および「自己判断による中断」が懸念される。医療観察法における持効性注射製剤の使用は,上記のような対象者に対し,対象者本人の治療における自己決定のプロセスを援助し,服薬アドヒアランスを補助するという観点から,適応を考えるべきであろう。

Key words: *depot neuroleptics, adherence, forensic psychiatry, insight, cognitive dysfunction*

I. はじめに

服薬アドヒアランスの改善には,「精神障害および治療法の理解」「薬物療法の動機付けと自己決定」「服薬行動の習慣化」が重要である。医療観察法(心神喪失等の状態で重大な他害行為を行った者の医療および観察等に関する法律)における指定入院医療機関の多職種チームは,疾病教育や服薬心理教育,服薬自己管理など治療プログラムを実施している。治療プログラムではテキストやワークブックを用いて,対象者(医療観察法の対象になった者は「対象者」と呼ばれる)が精神障害に関する知識を深め,服薬の必要性を認識できるように工夫している。このような治療プログラムの効果を予測する場合,「認知機能」と「病識」は最も重要な指標のひとつとなる。認知機能障害が著しい場合,疾病の理解や服薬の必要性の認識がなかなか高まらないことがある。また,認知機能障害が目立たず,正確な疾病理解と服薬の必要性の認識を持つことができた場合でも,その疾病に関する知識を自分自身の体験に当てはめ,病気の体験として振り返ることができない,つまり病識を持つことができない対象者もしばしば経験される。言うまでもなく,認知機能障害が目立つ代表的疾患は破瓜型統合失調症であり,病識が得られにくいのは妄想型統合失調症や妄想性障害である。

持効性注射製剤の効果を考えた場合,病識の改善はあまり期待できず,認知機能障害に伴う"飲み忘れ"の予想される患者に対して確実な効果が期待できる。つまり,持効性注射製剤の適応は,疾病教育や服薬心理教育により一定の病識を獲得し服薬必要性の認識を持っており,持効性注射製剤の投与に同意の得られた患者に限られ,"飲み

The significance of depot neuroleptics in forensic psychiatry.
*国立精神・神経センター病院
〔〒187-8551 東京都小平市小川東町4−1−1〕
Takako Nagata, Naotsugu Hirabayashi : National Center Hospital of Neurology and Psychiatry. 4-1-1, Ogawahigashi-cho, Kodaira, Tokyo, 187-8551, Japan.

忘れ"をはじめとする服薬アドヒアランス改善目的の投与を中心に考えるべきであろう。また，病識の曖昧な対象者に対して持効性注射製剤を導入するには，倫理会議などでの慎重な検討が必要である。医療観察法による医療に限らず，持効性注射製剤の導入に際しては，疾病教育や服薬心理教育など心理社会的アプローチを十分に実施し，患者からの同意を得ることが必須である。

本稿では，このような視点から医療観察法病棟における多職種チームの試みを見たうえで，司法精神医療における持効性注射製剤の意義を検討したい。なお，医療観察法の対象者のおよそ80％は統合失調症であるため，統合失調症治療における持効性注射製剤の役割を中心に述べる。しかし，全対象者の34％が物質使用障害を併発していること[7,8]，精神遅滞やパーソナリティ障害の重複もまれではないことから，重複障害における持効性注射製剤の役割についても言及したい。

II. 医療観察法医療における服薬アドヒアランス向上のためのアプローチ

1. 治療継続の重要性

我々は，医療観察法入院対象者の生活歴や，現病歴および治療歴における特徴を明らかにするために，2005年8月2日～2008年3月31日までに当院へ入院した77名の対象者の医療観察法鑑定書および生活環境調査の内容を後方視的に調査した。その結果，図1に示す通り，入院対象者の79％（61名）に過去に精神科受診歴が認められた。最終受診日のわかった者のうち，約8割が最終受診から半年以内に対象行為に至っていた（図2）。対象行為時に服薬を中断していた対象者は，服薬を継続しながら対象行為に至ったと思われる者の約3～4倍であった。再発予防に関連する因子の中で，最も明確な証左があるのは治療中断であり，治療中断が統合失調症の再発リスクを約5倍上昇させることが立証されている[13]。対象者においても服薬中断が病状の再燃，増悪をもたらし，対象行為につながった症例が多いと考えられた。今回の結果から，薬物治療継続の重要性が示唆された。

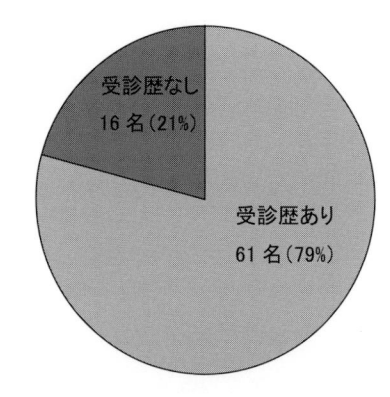

図1　精神科受診歴

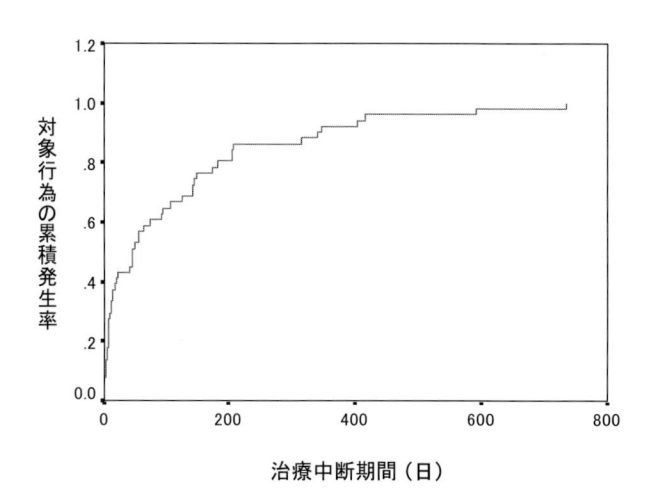

図2　対象行為の発生と治療中断期間

2．治療プログラムと服薬アドヒアランス

村上[10]は医療観察法による入院治療の特徴を次のように総括している。医療観察法による入院治療の特徴は，疾病と対象行為との関係性（内省・洞察），安全な社会復帰の促進，多職種チームによる多様な治療，アメニティとセキュリティの両立した環境，個別性を重視した。急性期・回復期・社会復帰期における目標設定，処遇の決定プロセスへの対象者の参加，などを治療システムに組み込んでいる点である。また，平林[3]は，指定入院医療機関における医療観察法病棟の医療の特徴を，医師・看護師中心の医療から多職種チーム医療への転換であるとしている。精神障害の治療の中心が薬物療法であることに変わりはないが，医療観察法による医療では多職種チームによる様々な治療プログラムが開発・導入され，その重要性を増している[6]。

服薬アドヒアランスを考える場合，対象者自身が罹患している精神障害の原因，主な精神症状，必要な治療法，再発の徴候と対処，再発予防のためのコーピングスキルなどについて十分に理解し（精神障害および治療法の理解），自ら治療法を選択し（薬物療法の動機付けと自己決定），服薬行動を習慣化（服薬行動の習慣化）することが大切である。この過程は，対象者にとっては自己決定のプロセスと見なすことができ，一方で医療者には十分な説明と理解に基づく同意の取得，いわゆるインフォームド・コンセントが求められるのである。

医療観察法病棟における治療プログラムは，対象者の精神障害や薬物療法に関する詳細な情報を提供し，対象者が自己決定のプロセスを踏みやすいように援助している。このような自己決定の過程は，対象者の治療への主体的・能動的参加を促進し，服薬アドヒアランスの改善をもたらすことが期待される。

3．多職種チーム医療と服薬アドヒアランス

医療観察法病棟では，医師，看護師，臨床心理技術者，作業療法士，精神保健福祉士などによる多職種チーム医療が行われている[3]。

服薬に関して，それぞれの職種の対象者への関わりをみてみると，看護師は日常生活パターンの把握と評価を行い，それに基づく現実的な服薬計画の作成と服薬行動の習慣化を目的とした自己服薬管理を実施している。臨床心理士は面接や心理テストを通じ薬物療法に対する抵抗感や意向を聞き，服薬アドヒアランスを評価するとともに，対象者の持つ不安の内容を一緒に検討したりすることで服薬継続のための心理的援助を行っている。作業療法士は作業場面や生活の様子から認知機能や作業遂行能力を把握し，服薬がどれくらい支障なく実行できるかを評価している。精神保健福祉士は本人および地域ケアチームと連絡し服薬援助体制（ケア計画）の作成を行っている。なお，薬剤師は医療観察法病棟に専従で配置されていないため，薬物に対する薬理学的説明は医師が，服薬指導は医師と看護師が主に役割を担っている。

このように，多職種チームがそれぞれの職種の特性を発揮し，対象者の薬物治療に対する動機付けを高めるだけではなく，退院後の規則的日常生活の確立と，日常生活に合わせた服薬方法の決定，服薬自己管理を通しての服薬行動の習慣化など，退院後の実生活における行動レベルでの服薬アドヒアランス向上のためにアプローチしている。

III．医療観察法医療における持効性注射製剤の意義

1．持効性注射製剤による服薬アドヒアランスの補助

治療プログラムにより疾病と服薬の必要性や，服薬アドヒアランスを不良にする入院前の不規則な生活パターンに対する理解が進むと，対象者自身が「薬の飲み忘れ」について思い至ることがある。また，多職種チームと退院後の現実的な生活内容の検討を繰り返す中で，服薬の継続に不安を感じるとともに治療への動機付けの高まる対象者が認められる。中には，医療者から正確な情報提供を行うことで，「月に1，2回の注射で済む」「併用することで内服薬の量を減らすこともできる」と対象者が主体的・自発的に選択する声も聞かれる。

医療観察法における持効性注射製剤の適応は，このように疾病教育や服薬心理教育により一定の病識を獲得して服薬必要性の認識を持ち，持効性注射製剤の投与に同意の得られた対象者に限られ，「飲み忘れ」をはじめとする対象者本人の服薬アドヒアランスを補助するという観点から投与を考えるべきである。

指定入院医療機関で実施されている評価尺度および社会資源調査に関するデータベース解析[4]では，直接，服薬アドヒアランスをアウトカムとした研究ではないが，「入院期間を延長させる要因が『陰性症状が強いこと』『日常生活能力が低いこと』『特性不安が低いこと』『仕事・課題の遂行能力が低いこと』」であるとし，これらの結果から，「治療プログラムには限界が存在し，陰性症状に配慮した地域支援体制の構築も重要であると予想される」と指摘されている。

医療観察法病棟の中に，陰性症状が強く，認知機能や遂行能力に限界のある対象者や，病的体験が強固に持続し病識が得られにくい対象者がいることは事実である。このような対象者では，治療プログラムの効果が限定的であることが示唆されている。このような対象者に対して持効性注射製剤は，治療プログラムの限界を相補的に補完し，服薬アドヒアランスの向上のために有効な治療手段のひとつとなり得るであろう。

2．重複障害と持効性注射製剤

医療観察法病棟で多い重複障害は，精神遅滞，パーソナリティ障害，物質使用障害である。当院における合併率はそれぞれ，12.8％，3.5％，34％である（2008年9月19日時点）。特に物質使用障害については，法律施行当初予想されていたより併発している対象者の割合が多く，物質使用障害に特化した治療プログラムが必要とされている状況にある[7]。

精神遅滞の衝動性の制御困難や，パーソナリティ障害の不安定な対人関係などは，医療者との治療関係を築きにくく医療中断に結びつきやすい。また，物質使用障害を併発する対象者では，それが容認されていた生活環境や器質的な認知機能の低下等からも医療中断につながりやすいといえ

る。さらに，一度でもアルコール・規制物質の再使用があれば，同様に服薬の不規則化や中断が起こり，病状悪化と自己治療的な薬物の使用という悪循環も起こり得る。

以上のように重複障害の対象者は，治療継続においても複数の問題を有している。これらの点を考慮すると，持効性注射製剤は重複障害の対象者においては特に有効な補助手段のひとつになると考えられる。必ずしも重複障害の存在が持効性注射製剤の使用を決定するものではないが，対象者および医療に関わる者が，重複障害の存在により医療中断の可能性が高まることを認識しておくことは重要である。

Ⅳ．医療観察法医療における持効性注射製剤使用の実際

1．持効性注射製剤の導入と条件

医療観察法医療で対象者の服薬の継続に対する不安が明らかになった場合に，多職種チーム会議（Multidisciplinary meeting）において持効性注射製剤導入の必要性が検討される。

対象者本人を交え，現在の経口の薬物療法を継続することに対する問題点を共有した後，薬物治療の選択肢のひとつとして持効性注射製剤について情報提供を行い，使用について対象者の意向を尋ねる。多職種で検討を重ねることで，服薬中断の可能性を複数の視点で検討でき，さらに施設管理者の主催する運営会議や外部委員を交えた倫理会議などで評価，承認を受けることで，持効性注射製剤投与の透明性が確保されている。

藤井は持効性注射製剤の導入にあたり，次の3つの原則を述べている[1]。第1にその患者が慢性精神病であること，第2にその病院やクリニックで一定期間治療を継続する意志の確認があること，第3に高力価抗精神病薬による経口治療歴があり，このようなタイプの薬物が有効で錐体外路症状もコントロール可能なことである。医療観察法医療の中でこの原則を考えると，第1に関しては，鑑定入院における疾病性の診断を基に，医療観察法入院中の診察，心理・身体検査，生活の様子などを総合し判断している。第2に関しては，

表1　持効性注射製剤投与に対する姿勢[14]

	件数
積極的に投与	1
かなり積極的に投与	5
どちらとも言えない	4
かなり消極的に投与	1
投与しない	0
回答なし	1
その他	0

表2　持効性注射製剤の投与率[14]

	入院対象者数	比率
あり	11	3.3%
なし	326	96.7%
計	337	100.0%

表3　持効性注射製剤投与の理由と件数[14]

	件数
内服薬の拒否	2
内服薬だけでは効果不十分	4
退院後のアドヒアランスの不良を予測	3
対象者の希望	0
指定通院医療機関の要請	0
回答なし	5
そのほか	0

医療観察法入院対象者は，退院時に処遇終了となる場合を除いて退院後は通院処遇に移行し，帰住地から指定通院医療機関に通院することが多い。よって，必然的に第2の原則を満たすことになる。第3に関しては，あくまで持効性注射製剤の使用は経口薬の内服に不安のある場合，もしくは対象者自らが望む場合に限り，薬物への反応性，副作用の出現などについては前述のように多職種により詳細に検討されている。したがって，藤井の示す原則には合致しているといえる。

2．全国指定入院医療機関での持効性注射製剤の実施率と病棟医の意識調査

2007年9月30日までに設置された全国14の医療観察法病棟に従事する医師（病棟責任者）を対象として，医療の実態に関するアンケート調査が実施された[14]。その調査では，持効性注射製剤に関する医師の意識と投与率も調査された。その結果，表1のように持効性注射製剤の投与について，消極的と回答したのは12施設中1施設のみであり，指定入院医療機関の医師は持効性注射製剤の使用に概ね積極的な考えを持っていた。しかし，持効性注射製剤の投与率は，表2に示した通り，入院対象者の3.3%に過ぎなかった。また，投与の理由については，表3のように，「内服薬だけでは効果が不十分」（4件），「退院後のアドヒアランスの不良を予測」（3件），「内服薬の拒否」（2件）が挙げられた。この結果から，指定入院医療機関の医師は持効性注射製剤の投与について積極的な考えを持っているが，実際の投与率は3.3%と低い数値にとどまっていることが明らかとなった。

我が国の一般精神科医療における持効性注射製剤の使用は2%前後（全抗精神病薬における売り上げで5%前後）と推定されている。諸外国と比較すると，1994年時点で統合失調症の維持治療を受けている患者のうち持効性注射製剤の投与を受けている比率は，イギリス，オーストラリアで60%，ベルギー，スイスで20〜25%，スウェーデン，デンマークで40〜50%，副作用に対する懸念から使用率が低いと言われるアメリカでも10〜20%であり[11]，我が国における使用率の低さがうかがえる。

藤井[1]はこの背景として，我が国の精神科医療が入院中心であり，退院後のフォローアップの責任の所在が不明確で，体制が不備であった点を指摘している。

医療観察法入院において持効性注射製剤の必要性の認識が高いにもかかわらず実際の使用率が低い理由としては，藤井の指摘する我が国の歴史的背景に加え，強制医療という側面を持つ医療制度の中で，人権に対する配慮から，医療者から患者への一方向的治療イメージを持つ持効性注射製剤の使用に対し慎重な姿勢になっていることが考えられる。しかし，今回のアンケートには数字として現れていないが，多職種による服薬アプローチや服薬心理教育の結果，主体的・能動的に持効性注射製剤を選択する対象者の存在は，持効性注

射製剤の父権的イメージを軽減し，今後，精神科医の意識や役割をも変化させる可能性があると思われる。

3．地域ケア資源と持効性注射製剤

医療観察法入院対象者は，そもそも治療環境が不十分で服薬が継続できなかった者や，対象行為の重大性から家族や親類の実際的な援助を受けにくい状況となっている場合など，支援体制に問題を抱えている場合が多い。退院後，通院治療の中では，限られた社会資源を活用し生活を行うため持効性注射製剤を安全策として使用したり，医療観察法の処遇が終了した後も引き続き安定した生活を送れるよう，家族やケア資源など周囲の現状を鑑みて導入したりすることも想定される。このため，地域の指定通院医療機関や関係機関からは，作用・副作用のモニタリングしやすい入院中の積極的な導入を望む声も多い。指定通院制度は，我が国で初めて開始された，責任体制が明確な地域治療の試みと考え得るとも指摘されており，そこでの持効性注射製剤の意義は少なくない[2]。言うまでもなく，持効性注射製剤は服薬アドヒアランスの向上を援助するものであり，通院医療においても服薬心理教育や疾病教育を継続して行っていくことが必要であろう。

V．諸外国との比較

既に欧米各国では2002年頃より順次，非定型抗精神病薬である risperidone の持効性注射製剤が市販されている。医療観察法入院処遇ガイドラインでは，非定型抗精神病薬単剤による薬物療法が推奨されており，非定型抗精神病薬で治療されている場合が多い。このため，現状での持効性注射製剤使用は薬剤の変更や追加を意味することになり，導入にスタッフ側の心理的抵抗があることが指摘されている[5]。この点でも，我が国において非定型抗精神病薬の持効性注射製剤が発売されれば，持効性注射製剤使用への抵抗感が変化する可能性があると期待される。

また，諸外国と現状の薬物療法を比較する際，最も大きな相違のひとつが clozapine の使用可否であるといえる。海外の薬物療法ガイドライン[9,12]では，clozapine は他の2剤以上の抗精神病薬の単剤による治療が無効であった場合に使用することになっており，いわゆる治療抵抗性の統合失調症患者に対する「最後の切り札」的位置付けである。司法分野では，海外の触法精神病患者に対して clozapine を使用した結果，行動制限の頻度が低下したり，高度保安施設からセキュリティの低い施設へ移動可能となったなどの報告もある。このため，逆に持効性注射製剤の使用に至らずに済んでいる症例がある可能性がある。我が国で clozapine は現在，治験段階にあるが，導入されれば他の非定型抗精神病薬の使用にも影響を及ぼす可能性が考えられる。

VI．まとめ

医療観察法入院治療における持効性注射製剤の使用の意義について，アンケートおよび対象者の治療歴調査の結果を踏まえながら考察した。種々の治療プログラムにより対象者が自らの生活状況や治療歴を振り返り，疾病理解を深化させた結果，主体的に持効性注射製剤を使用する場合もみられている。また服薬アドヒアランスが不確かな対象者では，持効性注射製剤は医療観察法入院の長期化を意識的に防止させ，円滑に地域社会に移行させる手段としても期待される。

文　献

1) 藤井康男：持続性抗精神病薬(デポ剤)を用いた分裂病治療．精神科治療学，15(増)：151-156, 2000.
2) 藤井康男：重大な犯罪を犯した統合失調症患者とデポ剤治療．臨床精神薬理，10：759-771, 2007.
3) 平林直次：医療観察法病棟における多職種チーム医療．精神科臨床サービス，7：500-507, 2007.
4) 平林直次：重度精神障害者に対する地域でのモニタリング体制，支援方法の開発に関する研究．厚生労働科学研究費補助金(障害保健福祉総合研究事業)「重度精神障害者の治療及び治療効果等のモニタリングに関する研究(H16-障害-019」(主任研究者 吉川和男)，平成18年度 分担研究報告書, 2007.
5) 川上宏人：わが国の司法精神医療における治療

抵抗性統合失調症—Clozapine に期待される役割. 臨床精神薬理, 10：741-749, 2007.
6) 菊池安希子, 岩崎さやか, 朝波千尋 他：統合失調症患者の再他害行為防止のための心理学的介入—医療観察法指定入院医療機関における介入構造. 臨床精神医学, 36(9)：1107-1114, 2007.
7) 松本俊彦, 今村扶美, 吉澤雅弘 他：物質使用障害を併発した触法精神病例の薬物治療・心理社会的治療. 臨床精神薬理, 10：751-758, 2007.
8) 松本俊彦, 今村扶美, 吉澤雅弘 他：国立精神・神経センター武蔵病院医療観察法病棟の対象者に併発する物質使用障害について—評価と介入の必要性をめぐって. 司法精神医学, 3(1)：2-9, 2008.
9) Moore, T. A., Buchanan, R. W., Buckley, P.F.：The Texas Medication Algorithm Project antipsychotic algorithm for schizophrenia：2006 update. J. Clin. Psychiatry, 68(11)：1751-1762, 2007.
10) 村上 優：医療観察法における治療環境の進歩と問題点. 臨床精神薬理, 10：727-734, 2007.
11) 中嶋 啓, 森本保人：抗精神病薬デポ剤の海外における使用状況. 精神科治療学, 11：49-53, 1996.
12) National Collaborating Center for Mental Health：Schizophrenia. Full National Clinical Guideline on Core Interventions in Primary and Secondary Care, Gaskell and the British Psychological Society, London, 2003.
13) Robinson, D., Woerner, M. G., Alvir, J. M.：Predictors of relapse following response from a first episode of schizophrenia or schizoaffective disorder. Arch. Gen. Psychiatry, 56：241-247, 1999.
14) 武井 満：他害行為を行った精神障害者の入院医療に関する研究. 医療観察法指定入院医療機関の実態調査と今後のあり方に関するアンケート調査 (研究班員 平林直次 樽矢敏広). 厚生労働科学研究費補助金 （こころの健康科学研究事業）「他害行為を行った精神障害者の診断, 治療及び社会復帰支援に関する研究」 （主任研究者 山上 皓） 平成19年度 総括・分担研究報告書, p213-238, 2008.

原著論文

統合失調症患者を対象としたrisperidone持効性注射剤とrisperidone錠の比較試験

上島 国利[1]　石郷岡 純[2]　駒田 裕二[3]

抄録：[目的] risperidone持効性注射剤であるR064766LAI（RIS-LAI）の有効性及び安全性をrisperidone錠（RIS-Tab）を対照として多施設共同ランダム化非盲検並行群間比較試験にて検討した。[方法] 経口抗精神病薬で治療を受けている統合失調症患者205例をRIS-LAI群（RIS-LAI 25〜50mg/2週を筋肉内投与）またはRIS-Tab群（RIS-Tab 2〜6mg/日を経口投与）に3：1の比率にてランダムに割付け24週間投与した。[結果] 有効性解析対象は198例で，RIS-LAI群147例，RIS-Tab群51例であった。陽性・陰性症状評価尺度総スコアの最終評価時のベースラインからの変化量は，RIS-LAI群で−6.7（95％信頼区間：9.2, 4.1），RIS-Tab群で−6.4（10.8, 2.0）であり，薬剤群間の差は−0.3（−5.35, 4.82）と，95％信頼区間の上限値は事前に規定した非劣性マージンを下回った。また，RIS-LAIとRIS-Tabの安全性プロファイルには大きな違いは認められなかった。[結論] RIS-LAIはRIS-Tabと同様な治療効果を示し，さらに，服薬の煩雑さの回避が可能な持効性製剤でありアドヒアランスの向上が期待できることから，統合失調症薬物療法の有用な選択肢になると考えられる。

Key words: *R064766LAI, depot, long-acting injectable, schizophrenia*

I. 緒　言

Risperidone（RIS）は，ドパミンD_2受容体及びセロトニン$5-HT_2$受容体に対する強力な親和性を有するセロトニン・ドパミンアンタゴニスト

2009年4月6日受理
Comparison study between risperidone long-acting injectable and risperidone tablets in patients with schizophrenia.
[1] 国際医療福祉大学医療福祉学部
〔〒324-8501　栃木県大田原市北金丸2600-1〕
Kunitoshi Kamijima: Department of Health and Social Service, International University of Health and Welfare. 2600-1, Kitakanemaru, Otawara-shi, Tochigi, 324-8501, Japan.
[2] 東京女子医科大学精神医学教室
Jun Ishigooka: Department of Psychiatry, Tokyo Women's Medical University, School of Medicine.
[3] ヤンセン ファーマ株式会社
Yuji Komada: Department of Research and Development, Janssen Pharmaceutical K.K.

（SDA）に分類される第二世代抗精神病薬として，既に世界各国で統合失調症治療に広く用いられている。経口剤として錠剤（RIS-Tab），口腔内崩壊錠（OD錠），細粒及び内用液の4剤形があり，広い剤形選択が可能であるという点において，長期に及ぶ薬物療法が必要とされる統合失調症患者の服薬アドヒアランスを向上させる役割を果たしている[13]。しかしながら，経口剤のみによる薬物療法では，服薬という行為自体によって統合失調症であることを再認識させられるという苦痛，医療従事者や家族から服薬について確認される煩わしさ，服薬忘れ，病識の欠如に起因する内服の自己中断等を改善するには限界がある。

このようなアドヒアランス不良に関連する問題を解決する選択肢のひとつに持効性注射剤の投与がある。持効性注射剤の最大のメリットは薬剤投与の確実性であり，一定の間隔で投与することに

より薬効を維持することが可能である。また，経口剤のように服薬管理の必要がなく，患者及び家族等の負担が少ない。しかしながら，現在，国内で使用可能な持効性注射剤は第一世代抗精神病薬に分類される haloperidol decanoate 及び fluphenazine decanoate のみであり，錐体外路系副作用への懸念等から，その使用頻度は低い[36]。

RIS 徐放性製剤である R064766LAI（Risperidone long-acting injectable：RIS-LAI）は米国の Johnson & Johnson Pharmaceutical Research & Development, L.L.C. により開発された世界で最初の第二世代抗精神病薬の持効性注射剤である。RIS-LAI は RIS を生体分解ポリマーである乳酸・グリコール酸共重合体（PLGA）を用いてマイクロスフェアとし，投与時に懸濁用液にて懸濁して臀部筋肉内投与することで，この共重合体が注射部位で加水分解を受けて RIS を数週間にわたり緩徐に放出させることを可能にした[6]。海外では1999年から，統合失調症患者を対象として大規模な第Ⅲ相臨床試験を実施し，RIS-LAI の有効性及び安全性を確認した[4,16]。これらの臨床試験データに基づき，2002年4月にドイツで統合失調症を適応として本剤25mg，37.5mg 及び50mgの2週間隔投与が承認された。その後，同年8月に英国で，2003年10月には米国で承認され，2008年12月までに92の国と地域で同適応症及び同用法・用量にて承認されている[19]。

国内においては，第Ⅰ相単回投与薬物動態試験により，日本人の統合失調症患者における RIS-LAI 75mg 単回投与までの忍容性，並びに25～75mg の範囲で用量依存的な血漿中濃度の上昇が確認された[14]。次いで，統合失調症患者を対象として RIS-LAI 25mg，37.5mg または50mg を2週間隔で12週間投与する第Ⅰ/Ⅱ相反復投与薬物動態試験が実施された[15]。その結果，活性成分（未変化体 RIS 及び活性代謝物 9-OH RIS）の薬物動態をみると，RIS-LAI 25～50mg 投与時の C_{max}，AUC 及び平均血漿中濃度推移は用量相関性を示した。また，副次評価として実施した有効性の検討では，いずれの用量においても最終評価時の陽性・陰性症状評価尺度（Positive and Negative Syndrome Scale：PANSS）[17]総スコアがベースライン時に比べて減少した。安全性において，試験期間中に発現した有害事象の種類や頻度は，RIS 経口剤でこれまでに報告されている事象，もしくは本剤の海外臨床試験で報告されている事象と大きく異なるものではなかった。これらの結果から，第Ⅲ相臨床試験として，統合失調症患者に対する RIS-LAI の有効性及び安全性の検証を目的として RIS-Tab と RIS-LAI の比較試験を実施することとした。

Ⅱ．治験方法

本治験は全国57医療機関（表1）の治験審査委員会の承認を受け，ヘルシンキ宣言及び GCP を遵守して，2004年6月から2006年4月にかけて実施した。

1．対象

DSM-Ⅳ（精神疾患の診断・統計マニュアル第4改訂版）[2,35]の診断基準を満たす20歳以上の統合失調症患者で，入院・外来は問わないが，同意取得前28日間に RIS 換算[10]で6mg/日以下の抗精神病薬を用法・用量を変更せずに服用しており，かつ，スクリーニング時において，PANSS 総スコアが60以上120未満の患者を対象とした。

他の精神疾患やパーキンソン病を合併する患者，脳血管障害，てんかん等のけいれん性疾患や糖尿病の合併または既往歴のある患者，悪性症候群の既往または脱水・栄養不良状態を伴う身体的疲弊のある患者，高血糖（随時血糖≧200mg/dL・早朝空腹時血糖≧126mg/dL・ヘモグロビンA1c［HbA1c］≧5.9％）等の糖尿病の危険因子を有する患者，肝障害・腎障害・心血管系障害を有する患者，妊婦・授乳婦・妊娠している可能性または治験期間中に妊娠を希望する患者，治験開始前60日以内に他の持効性抗精神病薬剤の投与を受けた患者，リスパダール®の禁忌に該当する患者（昏睡状態，epinephrine 投与中，バルビツール酸誘導体等中枢抑制剤の強い影響下にある患者，リスパダール®に対し過敏症の患者）薬物アレルギー・薬物過敏症を有する患者，同意取得日前90日以内に他の治験に参加した患者，治験責任

表1　治験実施医療機関及び治験責任医師[*]

医療機関名	治験責任医師	医療機関名	治験責任医師
国立大学法人北海道大学病院	久住一郎	独立行政法人国立病院機構　東尾張病院	八木深
医療法人社団朋友会石金病院	石金朋人	特別医療法人居仁会　総合心療センターひなが	可知敏明
独立行政法人国立病院機構　帯広病院	松原繁廣	奈良県立医科大学附属病院	中村祐／宮本敏雄
医療法人中江病院	中山誠	独立行政法人国立病院機構　舞鶴医療センター	和多田裕
市立稚内病院	千秋勉	関西医科大学附属滝井病院	奥川学
独立行政法人国立病院機構　花巻病院	水野和久	国立大学法人　大阪大学医学部附属病院	池尻義隆
福島県立医科大学　医学部附属病院	丹羽真一	医療法人社団桐葉会　木島病院	原田智行
医療法人安積保養園附属　あさかホスピタル	新国茂	医療法人養心会国分病院	木下秀一郎
財団法人磐城済世会　舞子浜病院	馬目太永	医療法人北斗会さわ病院	深尾晃三
独立行政法人国立病院機構　霞ヶ浦医療センター	日高真	医療法人長尾会　寝屋川サナトリウム	長尾喜一郎
国立大学法人　千葉大学医学部附属病院	渡辺博幸	医療法人清心会山本病院	山本幸良
医療法人社団静和会浅井病院	高橋英彦／伊藤逸生	独立行政法人国立病院機構　鳥取医療センター	助川鶴平
国立精神・神経センター　国府台病院	榎本哲郎	財団法人慈圭会慈圭病院	堀井茂男
独立行政法人国立病院機構　下総精神医療センター	岩崎弘一	医療法人梁風会高梁病院	原田俊樹
医療法人グリーンエミネンス　中村古峡記念病院	久保田統	独立行政法人国立病院機構　呉医療センター	新野秀人
医療法人社団光友会逸見病院	松薗理英子	早川クリニック	早川浩
医療法人永寿会恩方病院	堤祐一郎	山口県立総合医療センター	兼行浩史
社会福祉法人桜ヶ丘社会事業協会桜ヶ丘記念病院	中谷真樹	国立大学法人　高知大学医学部附属病院	下寺信次
財団法人高尾保養院　東京高尾病院	鶴田康	産業医科大学病院	吉村玲児
医療法人社団根岸病院	松村英幸	久留米大学病院	恵紙英昭
国立精神・神経センター　武蔵病院	齋藤治	独立行政法人国立病院機構　小倉病院	三浦智史／山下法文
独立行政法人国立病院機構　久里浜アルコール症センター	樋口進	医療法人社団幸明会　新船小屋病院	三根浩一郎
独立行政法人国立病院機構　相模原病院	田野尻俊郎／安藤寛美	独立行政法人国立病院機構　肥前精神医療センター	橋本喜次郎
独立行政法人国立病院機構　横浜医療センター	小澤篤嗣	国立大学法人長崎大学医学部・歯学部附属病院	小澤寛樹
独立行政法人国立病院機構　さいがた病院	湯浅悟／天金秀樹／武内廣盛	長崎県立精神医療センター	高橋克朗
独立行政法人国立病院機構　北陸病院	白石潤	独立行政法人国立病院機構　菊池病院	下原宣彦／橋本加代
国立大学法人　金沢大学医学部附属病院	越野好文	医療法人佐藤会弓削病院	西山浩介
名古屋大学医学部附属病院	尾崎紀夫		
藤田保健衛生大学病院	岩田仲生		
医療法人静心会桶狭間病院	藤田潔		

[*]：治験実施時

医師または治験分担医師が被験者として不適当と判断した患者等は除外した。

2．ヘルシンキ宣言及びGCPの遵守

本治験は，ヘルシンキ宣言に基づく倫理的原則を尊重し，薬事法第14条第3項及び第80条の2に規定する基準，「医薬品の臨床試験の実施の基準に関する省令」厚生省令第28号（平成9年3月27日付）及びその他関連通知（以下，GCP）を遵守して実施した。

3．被験者の同意

治験責任医師または治験分担医師は，本治験の実施に先立ち，自由意思による同意を被験者本人から文書で得ることとした。ただし，被験者本人からの同意取得が客観的に困難であると判断される場合は，代諾者からの同意取得でも可能とした。この場合は，被験者本人からの同意取得が困難であると判断した根拠を記録した。

4．治験薬

被験薬として RIS-LAI 25mg, 37.5mg, 50mg, RIS としてそれぞれ25mg, 37.5mg, 50mg を含有する持効性注射剤（ヤンセン ファーマ株式会社製造），対照薬として RIS 1 mg を含有する錠剤（ヤンセン ファーマ株式会社製造）を使用した。

5．治験デザイン及び目標例数の設定

本治験は，多施設共同，ランダム割付け，並行群間，オープン試験で行った。RIS-LAI は投与後3週間は血漿中濃度が上昇せず，増量した場合も増量効果が速やかに発現しない。そのため服薬後速やかに血漿中薬物濃度が上昇する RIS-Tab との比較において盲検性の維持が困難であり，また盲検下における用量調整及びレスキュー薬剤の使用が極めて困難となることが予想された。さらに倫理的側面から，二重盲検法で実施する場合，注射剤と経口剤という異なる剤形でのダブルダミー法となるため，経口剤に割付けられた被験者も2週間隔でプラセボ注射剤を投与し続ける必要があり，被験者に苦痛を強いる不利益な行為と考えられた。以上より本試験では非盲検法での実施が適切と判断した。ただし，被験者の選択バイアスを排除する目的でランダム割付けとした。

症例数は，RIS-LAI の安全性及び有効性に関する情報をより多く収集するため，RIS-LAI 群と RIS-Tab 群の例数比を3：1とした。RIS-LAI 群における投与前後の PANSS 総スコアの変化量が RIS-Tab 群の変化量に比べて劣らないことを検証するために，国内外の RIS 錠の臨床試験成績をもとに[7,24]非劣性マージンを7，PANSS 総スコアの変化量の群間差を0，その標準偏差を14とすると，検出力80％，片側2.5％の有意水準において，必要な被験者数は RIS-LAI 群126例及び RIS-Tab 群42例となり，解析除外例を考慮して目標登録例数をそれぞれ150例及び50例とした。

6．治験薬の投与方法及び併用薬

1）治験薬の投与方法

RIS-LAI 群では RIS-LAI を初回投与量25mg より開始し，2週間間隔で左右交互になるよう臀部筋の深部に筋肉内投与し，RIS-Tab 群では RIS-Tab を初回投与量2 mg/日を1日2回に分けて経口投与した。投与開始後の簡易精神症状評価尺度（Brief Psychiatric Rating Scale；BPRS）[26]スコアがベースラインより1ポイント以上悪化した場合，RIS-LAI は12.5mg 単位で最高50mg まで，RIS-Tab は2 mg 単位で最高6 mg/日まで増量した。いずれの薬剤も，必要に応じて減量を認めたが，18週以降は投与量の変更はせずに24週まで同一用量を継続した。治験薬の最終投与後，RIS-LAI 群は8週間，RIS-Tab は1週間の経過観察を行った（図1）。

2）併用薬

観察期間中の抗精神病薬・向精神薬（抗うつ薬，lorazepam を除く抗不安薬，抗躁薬，抗てんかん薬等）・epinephrine・他の治験薬の併用は禁止としたが，RIS-LAI 群では前治療薬として用いられていた抗精神病薬を，RIS-LAI の初回投与から3週間継続投与した。また，治験薬の初回投与から18週までに精神症状が悪化し，主治医がやむを得ず必要と判断した場合は，レスキュー薬として lorazepam を頓用で1日3 mg まで投与可能とした。抗パーキンソン薬は，治験薬初回投与時

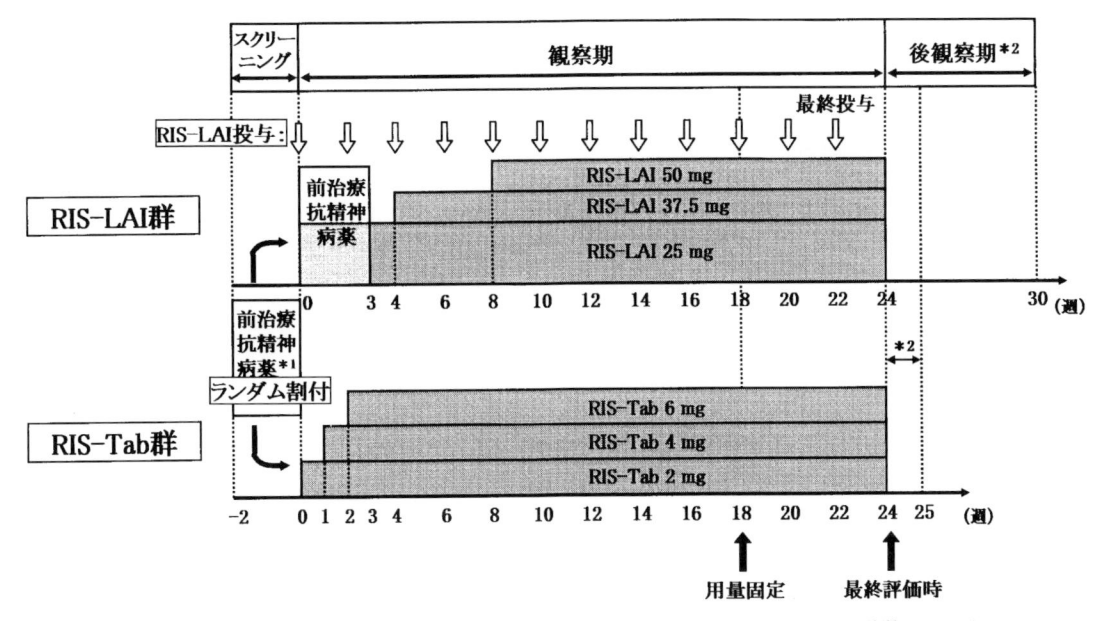

*1：前治療抗精神病薬（risperidoneを含む）は単剤，多剤は問わない．ただし，総用量をrisperidoneに換算し，6mg/日以下とする（ただし，頓用は除く）．
*2：薬剤の特性（半減期）により，RIS-LAI群は最終投与後8週間，RIS-Tab群は最終投与後1週間の後観察期を設けた．

図1　治験デザイン及び治験薬剤投与パターン

に併用している場合，投与開始から4週までに中止することとしたが，治験期間中の錐体外路症状の出現によりやむを得ない場合は，症状が発現している期間のみ併用を認めた．睡眠薬及びその他の合併症治療薬は，治験薬の初回投与時に併用されていた薬剤の用法・用量を変更せずに併用可能とした．

7．中止基準

有害事象の発現または原疾患の悪化により試験の継続が不可能な場合，空腹時血糖が規定の値を超えた場合，被験者または代諾者が同意を撤回あるいは治験の中止を希望した場合，本治験の対象として不適格であることが判明した場合，あるいは29日以上治験薬の投与を受けなかった場合，被験者の都合（転居・転院）により継続が困難となった場合，その他，治験の継続が好ましくないと治験責任医師または治験分担医師が判断した場合等は，当該被験者における治験を中止した．

8．評価項目

有効性の主要評価項目は，ベースラインからのPANSS総スコアの変化量とし，副次評価項目はPANSSの下位尺度（陽性症状尺度，陰性症状尺度，総合精神病理尺度），Marderらの分類によるPANSS下位評価尺度（陽性症状，陰性症状，思考解体，敵意/興奮，不安/抑うつ）[23]，BPRS，Clinical Global Impression Change（CGI-C）[31]等として評価した．全般的評価は，患者の総合的な臨床状態を医師の全般的な印象で評価する医師の印象（CGI）を用いて，ベースラインは重症度（CGI-S）を評価し，その後はベースラインと比較した状態の変化（CGI-C）を「著明改善」「中等度改善」「軽度改善」「不変」「軽度悪化」「中等度悪化」「著明悪化」の7段階で評価した．

安全性は，有害事象（MedDRA/J Ver.9.0）及び薬原性錐体外路症状評価尺度（Drug-Induced Extrapyramidal Symptoms Scale：DIEPSS）[8]，臨床検査（血液学的，血液生化学的，尿，内分泌学的），理学的検査（体重，血圧，脈拍数，体温），安静時12誘導心電図により評価した．また，RIS

-LAI群では毎回の投与時に注射部位の反応を評価した。

治験薬の投与量について，投与量固定後の投与量の分布を群間で比較するとともに，RIS-LAI群については，投与直前に使用していた抗精神病薬の投与量とRIS-LAI投与量固定後の最終投与量の分布を比較した。

9．解析集団の取り扱い及び統計的手法
1）解析対象

有効性は治験薬の投与後に有効性の評価が一度でも行われた集団を最大の解析対象集団（Full Analysis Set：FAS）とし，安全性は治験薬を一度でも投与された集団を対象としてそれぞれ解析した。

2）主要評価項目及び有効性の副次評価項目

有効性の主要評価項目は，最終評価時のPANSS総スコアのベースラインからの変化量とし，Last Observation Carried Forward（LOCF）法により欠測値を補完した。

主要評価項目の副次解析として，評価時期ごとのPANSS総スコア及びベースラインからの変化量の比較をLOCF法とObserved Case（OC）法について実施し，PANSS総スコアの20％改善率等も解析した。また有効性評価に影響を与えると考えられる被験者背景因子の偏りに対しては調整解析を行った。

3）統計的手法

主要評価項目であるPANSS総スコアの変化は，ベースラインのPANSS総スコアを共変量とした共分散分析にて，各群の変化量の最小二乗平均値（LSM）の差の95％信頼区間を算出し，その上限値が非劣性の限界値である7を超えないことを基準とした。

副次的に行った同一群内の時系列の比較はpaired t testにて，また2群間の比較はパラメータの特性に応じ共分散分析，Wilcoxon順位和検定，Fisherの正確確率検定のいずれかにて評価した。これら副次解析は仮説の検証を目的としたものではないため多重性の調整は行わず，有意水準は5％とした。値はLSM（95％信頼区間の下限値，上限値），平均±標準誤差（SE），平均±標準偏差（SD），及び中央値［最小値～最大値］にて表記した。

なお，人口統計学的特性及びその他の基準値の特性で投与群間に分布の違い（15％）が認められた場合には，その因子を固定効果または共変量として追加して共分散分析を実施し，調整した各群の変化量のLSMの差の95％信頼区間を算出し，その上限が非劣性マージンである7を超えないことを検討した。

III．結　果

1．症例の内訳

本治験には統合失調症患者205例が登録され，RIS-LAI群153例，RIS-Tab群52例にランダムに割付けられた。治験薬の投与を一度も受けることがなかった被験者7例を除いた198例（RIS-LAI群147例，RIS-Tab群51例）に治験薬が1回以上投与され，有効性の評価が行われた。治験期間中にRIS-LAI群37例，RIS-Tab群12例の計49例が試験を中止し，治験薬の投与開始から18週以降の用量固定期に至った被験者はそれぞれ115例及び42例，試験を完了した被験者はそれぞれ110例及び39例であった（図2）。有効性解析対象及び安全性解析対象例はともに198例であった。

2．人口統計学的特性及び他の基準値の特性及び前治療薬の状況

有効性及び安全性解析対象例の人口統計学的特性及び他の基準値の特性を表2に示した。ベースライン時において2群間で，体重，BMIと診療区分（外来・入院）の割合に若干の不均衡があることを除いて，大きな差はみられなかった。解析対象集団全体では，男性が61.6％，年齢は42.7歳，初発エピソードが48.7％，罹病期間は14.9年であり，直近の発症から治験薬を投与されるまでの期間は7.3年であった。病型は妄想型が42.9％と最も多く，初発と再発の割合はほぼ同じであった。PANSS総スコアは77.1，CGI-Sは中等度と軽度がともに約40％であった。

前治療薬の状況を表3に示した。RIS単剤でコントロールされていた被験者は61.1％であり，

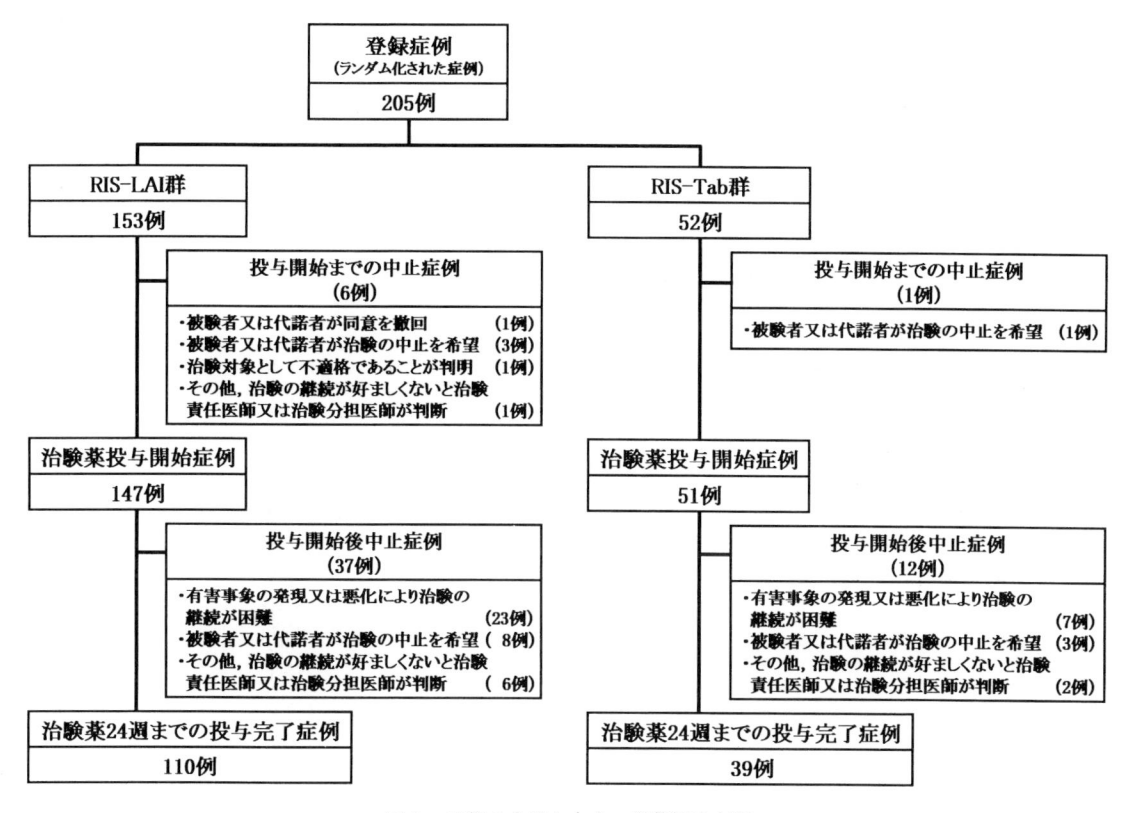

図2 症例の内訳と中止・脱落例の内訳

RIS以外の抗精神病薬単剤投与を受けていた被験者が23.7％，多剤による薬物療法を受けていた被験者が15.2％であった。RIS換算した前治療抗精神病薬の投与量は，RIS-LAI群3.9mg/日，RIS-Tab群3.9mg/日であった。

3．治験薬の用量と治験期間中の併用薬

治験薬の投与量の分布を表4に示した。最終投与量は，RIS-LAIで25mg 86例(58.5％)，37.5mg 36例(24.5％)，50mg 25例(17.0％)であり，RIS-Tabで2mg 21例(41.2％)，4mg 23例(45.1％)，6mg 7例(13.7％)であった。最頻投与量は，RIS-LAI群は25mg製剤（2週間隔投与）が最も多く57.4％，RIS-Tabは2mg/日と4mg/日がほぼ同程度でそれぞれ45.2％，40.5％であった。前治療薬投与量別での最頻投与量は，RIS-LAI群では「≦2mg」と「2mg＜，≦4mg」で25mg製剤が最も多く，「4mg＜」で3製剤（25mg製剤，37.5mg製剤，50mg製剤）がほぼ均等に分布した。RIS-Tab群は前治療薬投与量「≦2mg」と「2mg＜，≦4mg」で2mg/日投与が最も多く，「4mg＜」では4mg/日投与が最も多かった（図3）。RIS-LAI群の経時的な投与量の分布を図4に示した。投与規定に従って50mg/2週に最短で到達できる5回目以降は，最終投与の12回目まで投与量の分布はほぼ同様の割合で推移した。固定用量以降の最頻投与量は，25mg製剤が最も多く66/115例（57.4％），37.5mg製剤が30/115例（26.1％），50mg製剤が19/115例（16.5％）であった。

観察期間中にレスキュー薬剤としてlorazepamが必要となった被験者は，RIS-LAI群33例（22.4％），RIS-Tab群10例（19.6％）であり，両群間に統計学的な差はみられなかった（p=0.8439）。

4．有効性
1）主要評価項目

主要解析である最終評価時におけるPANSS総

表2 人口統計学的特性及び他の基準値の特性（例数，（％））

		RIS-LAI群	RIS-Tab群	全体	p値
解析対象被験者数		147	51	198	
性別	男性 女性	93 (63.3) 54 (36.7)	29 (56.9) 22 (43.1)	122 (61.6) 76 (38.4)	P=0.5202(CS)
年齢	30歳未満 30歳以上40歳未満 40歳以上50歳未満 50歳以上60歳未満 60歳以上 平均値（標準偏差）	17 (11.6) 49 (33.3) 36 (24.5) 23 (15.6) 22 (15.0) 43.3 (12.6)	11 (21.6) 13 (25.5) 12 (23.5) 12 (23.5) 3 (5.9) 41.1 (12.7)	28 (14.1) 62 (31.3) 48 (24.2) 35 (17.7) 25 (12.6) 42.7 (12.7)	P=0.2788(2T)
身長(cm)	平均値（標準偏差）	164.44 (8.28)	163.44 (8.88)	164.18 (8.42)	P=0.4646(2T)
体重(kg)	平均値（標準偏差）	66.21 (13.06)	62.31 (11.86)	65.21 (12.85)	P=0.0614(2T)
BMI	平均値（標準偏差）	24.42 (4.17)	23.23 (3.48)	24.11 (4.03)	P=0.0685(2T)
病型(DSM-IV)	妄想型 解体型（破瓜型） 緊張型 鑑別不能型 残遺型	68 (46.3) 29 (19.7) 1 (0.7) 15 (10.2) 34 (23.1)	17 (33.3) 12 (23.5) 1 (2.0) 7 (13.7) 14 (27.5)	85 (42.9) 41 (20.7) 2 (1.0) 22 (11.1) 48 (24.2)	P=0.5467(CS)
発症歴	初発 再発	69 (50.0) 69 (50.0)	23 (45.1) 28 (54.9)	92 (48.7) 97 (51.3)	P=0.6639(CS)
罹病期間(年)	5年未満 5年以上10年未満 10年以上20年未満 20年以上30年未満 30年以上 平均値（標準偏差）	28 (19.7) 27 (19.0) 44 (31.0) 25 (17.6) 18 (12.7) 15.41 (11.53)	13 (25.5) 11 (21.6) 14 (27.5) 7 (13.7) 6 (11.8) 13.43 (10.58)	41 (21.2) 38 (19.7) 58 (30.1) 32 (16.6) 24 (12.4) 14.89 (11.29)	P=0.2843(2T)
最近の発症から治験薬投与開始までの期間	6ヵ月未満 6ヵ月以上1年未満 1年以上3年未満 3年以上5年未満 5年以上 平均値（標準偏差）	15 (10.7) 11 (7.9) 25 (17.9) 22 (15.7) 67 (47.9) 7.83 (8.99)	9 (17.6) 1 (2.0) 17 (33.3) 4 (7.8) 20 (39.2) 5.89 (7.12)	24 (12.6) 12 (6.3) 42 (22.0) 26 (13.6) 87 (45.5) 7.31 (8.56)	P=0.1681(2T)
診療区分	入院 外来	36 (24.5) 111 (75.5)	20 (39.2) 31 (60.8)	56 (28.3) 142 (71.7)	P=0.0670(CS)
CGI-S	ごく軽度 軽度 中等度 やや重症 重度	4 (2.7) 63 (42.9) 59 (40.1) 17 (11.6) 4 (2.7)	2 (3.9) 19 (37.3) 22 (43.1) 6 (11.8) 2 (3.9)	6 (3.0) 82 (41.4) 81 (40.9) 23 (11.6) 6 (3.0)	P=0.6462(KW)
DIEPSS概括重症度	0（なし） 1（ごく軽度） 2（軽度） 3（中等度） 4（重度）	74 (50.3) 63 (42.9) 10 (6.8) 0 0	24 (47.1) 23 (45.1) 3 (5.9) 1 (2.0) 0	98 (49.5) 86 (43.4) 13 (6.6) 1 (0.5) 0	P=0.6587(KW)
PANSS総スコア	60以上80未満 80以上100未満 100以上 平均値（標準偏差）	95 (64.6) 40 (27.2) 12 (8.2) 76.7 (14.3)	30 (58.8) 15 (29.4) 6 (11.8) 78.3 (16.4)	125 (63.1) 55 (27.8) 18 (9.1) 77.1 (14.8)	P=0.5030(2T)

(2T) 2標本t検定　(CS) カイ2乗検定　(KW) Kruskal-Wallis検定

スコアのベースラインからの変化量の比較結果を表5に示した。RIS-LAI群及びRIS-Tab群のPANSS総スコアの変化量は，それぞれ－6.7（95％信頼区間：－9.25〜－4.10, p＜0.001），－6.4（－10.79〜－2.03, p＝0.0017）であった。2群間のPANSS総スコアのベースラインからの

表3 前治療抗精神病薬の投与状況及び投与量

項　目	RIS-LAI群	RIS-Tab群	全　体
解析対象被験者数	147	51	198
投与状況			
Risperidone単剤	93 (63.3%)	28 (54.9%)	121 (61.1%)
Risperidone以外の単剤	33 (22.4%)	14 (27.5%)	47 (23.7%)
多　剤	21 (14.3%)	9 (17.6%)	30 (15.2%)
投与量(mg/日)[a]			
≦2 mg	38 (25.9%)	13 (25.5%)	51 (25.8%)
2 mg<, ≦4 mg	54 (36.7%)	18 (35.3%)	72 (36.4%)
4 mg<, ≦6 mg	54 (36.7%)	20 (39.2%)	74 (37.4%)
6 mg<	1 (0.7%)	0	1 (0.5%)
平均(SD)	3.86 (1.72)	3.94 (1.56)	3.88 (1.67)
中央値(最小;最大)	4.00 (0.5 ; 9.5)	4.00 (0.8 ; 6.0)	4.00 (0.5 ; 9.5)

同意取得日に使用された抗精神病薬（ただし頓用の薬剤を除く）を集計の対象とした。
a：Risperidoneに換算した投与量を集計した

表4 治験薬の最終投与量及び最頻投与量

		RIS-LAI群 (n=147)		RIS-Tab群 (n=51)	
最終投与量 (mg)	n		147	n	51
	分類, 被験者数(%)			分類, 被験者数(%)	
	25 mg		86 (58.5%)	2 mg	21 (41.2%)
	37.5 mg		36 (24.5%)	4 mg[b]	23 (45.1%)
	50 mg		25 (17.0%)	6 mg	7 (13.7%)
	平均(SD)		32.31 (9.58)	平均(SD)	3.43 (1.39)
	中央値(最小値;最大値)		25.00 (25.0;50.0)	中央値(最小値;最大値)	4.00 (2.0 ; 6.0)
最頻投与量 (mg)[a]	n		115	n	42
	分類, 被験者数(%)			分類, 被験者数(%)	
	25 mg		66 (57.4%)	2 mg	19 (45.2%)
	37.5 mg		30 (26.1%)	4 mg[b]	17 (40.5%)
	50 mg		19 (16.5%)	6 mg	6 (14.3%)
	平均(SD)		32.39 (9.50)	平均(SD)	3.36 (1.43)
	中央値(最小値;最大値)		25.00 (25.0;50.0)	中央値(最小値;最大値)	4.00 (2.0 ; 6.0)

a：用量固定(18週)以降の最頻投与量。
b：3mgの1例を含めて集計した。

変化量の差は−0.3（−5.35〜4.82）で，95％信頼区間の上限値は4.82と，非劣性マージンである7を超えなかった。

PANSS総スコアの平均変化量の経時推移を図5に示した。データの取り扱い方法がFAS-LOCF及びFAS-OCのいずれの場合においても，RIS-LAI群及びRIS-Tab群とも治験薬の投与開始8週以降にPANSS総スコアの平均変化量は統計的に有意に低下したが，群間に統計学的な差はなかった。

最終評価時のPANSS総スコアがベースラインから20％以上減少した被験者の割合は，RIS-LAI群で38.8％（57/147例），RIS-Tab群で43.1％（22/51例）であり，統計学的な差はなかった。

人口統計学的特性及びその他の基準値の特性のうち，投与群間で分布の違い（有意水準15％）が認められた体重，BMI，診療区分について調整解析を行った。その結果，RIS-LAI群とRIS-Tab群のPANSS総スコアの変化量の群間差及び95％信頼区間は，体重を調整した場合は−0.1（−5.24

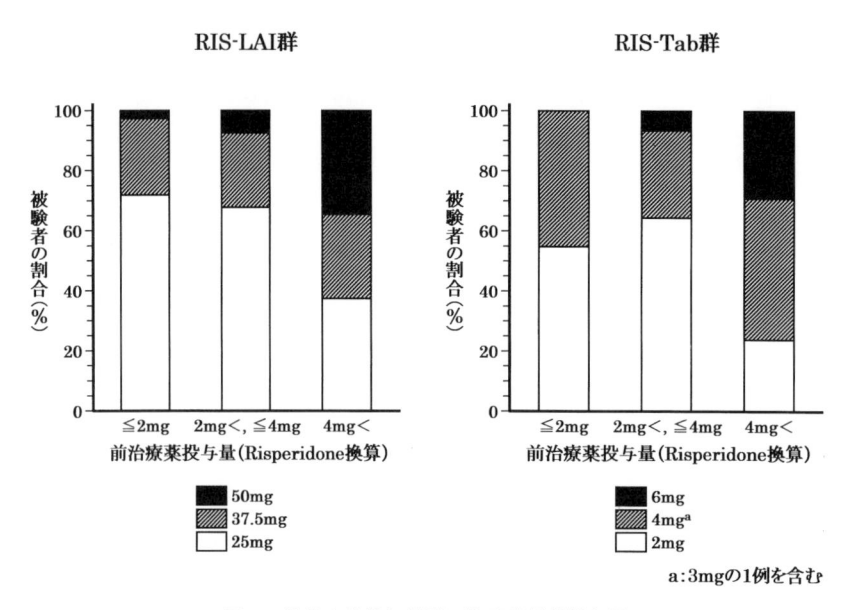

図3 前治療薬投与量別の治療薬最頻投与量

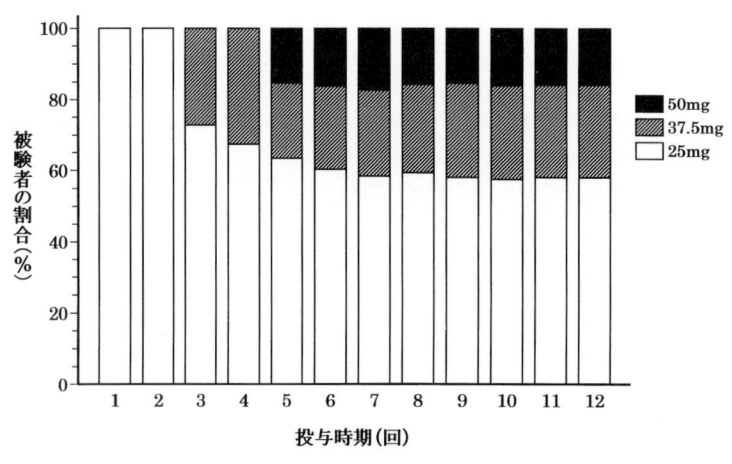

図4 RIS-LAI の投与量の分布

〜5.04），BMIを調整した場合は−0.4（−5.53〜4.74），診療区分を調整した場合は0.4（−4.74〜5.47）であり，非劣性マージンである7を超えなかった。

2）副次的評価項目

PANSSの下位尺度である陽性症状尺度，陰性症状尺度及び総合精神病理尺度はいずれも，RIS-LAI群及びRIS-Tab群ともベースラインに対して統計学的に有意に低下したが，群間に統計学的な差はなかった（表6，図6）。Marderらの分類によるPANSS下位評価尺度（陽性症状，陰性症状，思考解体，敵意/興奮，不安/抑うつ），及びBPRSスコアでも群間に統計学的な差はなかった（表7，表8）。また，部分集団の解析において，PANSS総スコアの変化量に両群間で差があるか否かを検討したが，いずれの部分集団においても明確な違いはなかった（表9）。

CGI-Cの最終評価時の内訳を図7に示したが，両群間の評価の内訳に統計学的な差はみられなかった。なお，CGI-Cが「軽度改善」以上であったのはRIS-LAI群53.7％及びRIS-Tab群45.1％で，「不変」以上であったのはそれぞれ

表5 PANSS総スコア及びベースラインからの変化量

	RIS-LAI群		RIS-Tab群		群間差[a]
	被験者数	平均値(標準誤差)	被験者数	平均値(標準誤差)	平均値(標準誤差)(95%信頼区間)
ベースラインスコア	147	76.7 (1.18)	51	78.3 (2.29)	
最終評価時のスコア	147	70.1 (1.69)	51	71.8 (3.08)	
ベースラインから最終評価時への変化量:平均値	147	-6.6 (1.36)	51	-6.5 (1.96)	-0.3 (2.58)
最小二乗平均値[a]		-6.7 (1.31)		-6.4 (2.22)	(-5.35; 4.82)

a:投与群を因子,ベースラインスコアを共変量とした共分散分析を用いて推定した。

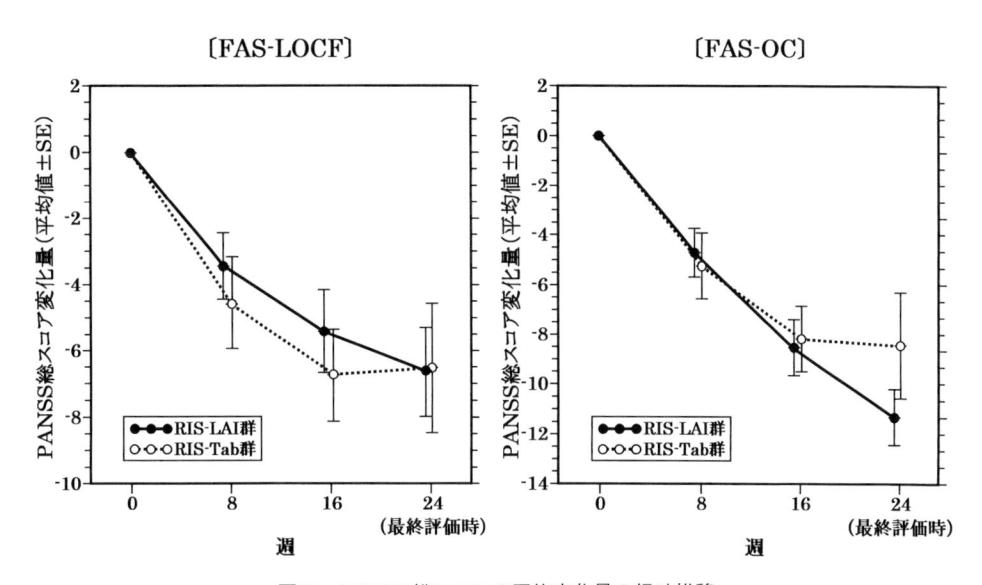

図5 PANSS総スコアの平均変化量の経時推移

83.7%及び86.3%であり,いずれの群においても,約85%の被験者で症状の維持または改善が認められた。

5.安全性

1)有害事象

有害事象の概要を表10に示した。有害事象発現率はRIS-LAI群93.2%(137/147例),RIS-Tab群96.1%(49/51例)であり,そのうち治験薬との因果関係が否定されなかった副作用発現率はそれぞれ78.9%,74.5%であった。主な有害事象は,RIS-LAI群及びRIS-Tab群でそれぞれ,血中プロラクチン増加32.0%及び49.0%,不眠症36.1%及び35.3%,鼻咽頭炎16.3%及び25.5%,体重増加12.9%及び11.8%,便秘10.2%及び13.7%であった(表11)。有害事象の時期別の発現は,いずれの群においても投与開始後4週間までが最も発現率が高く,それぞれ67%と73%であったが,9週以降はほぼ40%で推移した。

重篤な有害事象の発現率はRIS-LAI群11.6%(17/147例),RIS-Tab群5.9%(3/51例)でありそのうち,精神障害がそれぞれ8.8%及び5.9%にみられた。死亡例はなかった。有害事象による治験薬の投与中止がRIS-LAI群15.6%(23/147例),RIS-Tab群13.7%(7/51例)に生じたが,主として精神障害によるものであり,「精神症状の悪化」により投与中止に至ったのはRIS-LAI群12.2%(18/147例),RIS-Tab群9.8%(5/51

表6 PANSS下位評価尺度スコア及びベースラインからの変化量

	RIS-LAI群(n=147)				RIS-Tab群(n=51)				変化量の群間比較[a]	
	ベースライン平均値(SE)	最終評価時平均値(SE)	ベースラインからの変化量[c](SE)	p値[b]	ベースライン平均値(SE)	最終評価時平均値(SE)	ベースラインからの変化量[c](SE)	p値[b]	平均値(SE)(95%信頼区間)	p値
陽性症状尺度スコア	15.8(0.42)	14.8(0.55)	-0.9(0.41)	0.0284	15.3(0.71)	13.7(0.91)	-1.6(0.69)	0.0179	0.7(0.81)(-0.91;2.26)	0.4032
陰性症状尺度スコア	23.0(0.50)	20.4(0.53)	-2.6(0.34)	<0.0001	22.8(0.85)	20.8(0.95)	-2.1(0.58)	<0.0001	-0.5(0.68)(-1.84;0.84)	0.4615
総合精神病理尺度スコア	37.9(0.66)	34.8(0.89)	-3.2(0.70)	<0.0001	40.2(1.23)	37.3(1.62)	-2.7(1.20)	0.0142	-0.5(1.40)(-3.27;2.23)	0.7102

SE:標準誤差
a:投与群を因子,ベースラインスコアを共変量とした共分散分析
b:対応のあるt検定によるベースラインとの比較
c:最小二乗平均値

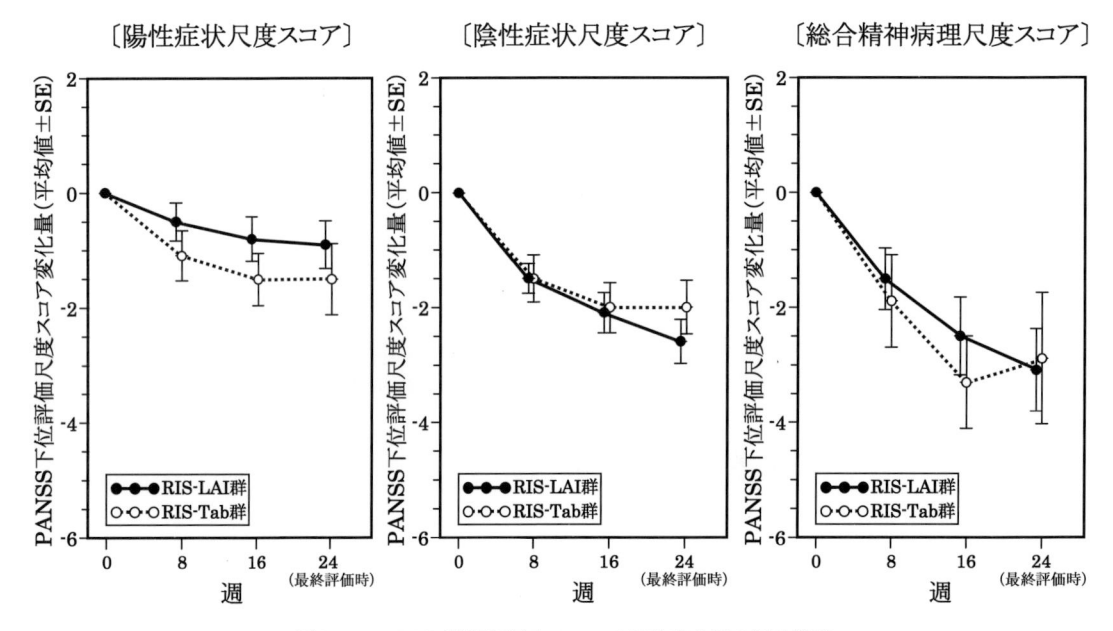

図6 PANSS下位評価尺度スコアの平均変化量の経時推移

例)であった。また,前治療抗精神病薬の服用中止以降に中止した被験者15例のうち,中止時RIS-LAI投与量での投与回数が3回以下であった被験者は12例であり,用量調整の漸増段階において増量後早期に中止した被験者が多かった。錐体外路症状関連の有害事象発現率はRIS-LAI群18.4%(27/147例),RIS-Tab群25.5%(13/51例)であった(表12)。程度はRIS-LAI群で「軽度」28件及び「中等度」10件,RIS-Tab群でそれぞれ7件及び6件であり,薬剤による処置を要したのはRIS-LAI群19/38件,RIS-Tab群13/13件であった。DIEPSSスコアの変化量を表13に示した。RIS-LAI群,RIS-Tab群ともいずれの項目の変化量も僅かに増加し,その程度はRIS-LAI群でより小さかったが,全ての項目で群間に統計学的な差は確認されなかった。また,錐体外路症状

表7 Marderらの分類によるPANSS下位評価尺度スコア及びベースラインからの変化量

	RIS-LAI群(n=147)				RIS-Tab群(n=51)				変化量の群間比較[a]	
	ベースライン平均値(SE)	最終評価時平均値(SE)	ベースラインからの変化量[c](SE)	p値[b]	ベースライン平均値(SE)	最終評価時平均値(SE)	ベースラインからの変化量[c](SE)	p値[b]	平均値(SE)(95%信頼区間)	p値
陽性症状	20.8(0.47)	19.1(0.58)	-1.6(0.41)	0.0001	20.5(0.81)	18.4(1.02)	-2.2(0.69)	0.0019	0.6(0.81)(-1.02;2.16)	0.4778
陰性症状	22.7(0.49)	19.9(0.51)	-2.8(0.35)	<0.0001	22.8(0.94)	20.5(0.99)	-2.3(0.59)	<0.0001	-0.4(0.69)(-1.80;0.91)	0.5166
思考解体	17.6(0.39)	16.3(0.46)	-1.2(0.33)	0.0006	17.7(0.75)	16.8(0.82)	-0.9(0.56)	0.0771	-0.4(0.65)(-1.65;0.91)	0.5668
敵意/興奮	7.0(0.23)	6.9(0.31)	-0.2(0.25)	0.4609	7.3(0.41)	7.2(0.51)	-0.1(0.42)	0.7598	-0.1(0.49)(-1.08;0.83)	0.7976
不安/抑うつ	8.6(0.23)	7.8(0.28)	-0.9(0.23)	0.0009	10.0(0.55)	9.0(0.55)	-0.7(0.40)	0.0290	-0.2(0.46)(-1.12;0.71)	0.6578

SE:標準誤差
a:投与群を因子,ベースラインスコアを共変量とした共分散分析
b:対応のあるt検定によるベースラインとの比較
c:最小二乗平均値

表8 BPRS総スコア及びベースラインからの変化量

	RIS-LAI群(n=147)				RIS-Tab群(n=51)				変化量の群間比較[a]	
	ベースライン平均値(SE)	最終評価時平均値(SE)	ベースラインからの変化量[c](SE)	p値[b]	ベースライン平均値(SE)	最終評価時平均値(SE)	ベースラインからの変化量[c](SE)	p値[b]	平均値(SE)(95%信頼区間)	p値
BPRSスコア	41.9(0.69)	38.6(0.98)	-3.4(0.78)	<0.0001	43.1(1.24)	39.3(1.66)	-3.7(1.32)	0.0014	0.3(1.53)(-2.68;3.36)	0.8227

SE:標準誤差
a:投与群を因子,ベースラインスコアを共変量とした共分散分析
b:対応のあるt検定によるベースラインとの比較
c:最小二乗平均値

関連の有害事象によりRIS-LAI群2例(ジストニー,嚥下障害各1例),RIS-Tab群4例(錐体外路障害3例,注視麻痺1例)が治験薬の投与を中止したが,いずれの事象も中止後に回復が確認された。このうち,RIS-LAI群の2例は,治験開始前に服用していた抗パーキンソン薬を治験プロトコールに従って中止したところ当該症状が発現しており,抗パーキンソン薬の再開により回復した。抗パーキンソン薬の併用率は,RIS-LAI群15.0%,RIS-Tab群23.5%で,RIS-LAI群で低かったが,群間に統計学的な差は認められなかった(表14)。

プロラクチン関連の有害事象発現率はRIS-LAI群34.0%,RIS-Tab群51.0%で,両群ともプロラクチン増加が最も多かったが,生殖系及び乳房障害に分類される臨床症状としての有害事象の発現割合はRIS-LAI群2.7%,RIS-Tab群2.0%と低かった(表15)。

血糖関連の有害事象発現率は,RIS-LAI群4.8%,RIS-Tab群3.9%であったが,いずれも臨床検査値である血中ブドウ糖増加,尿中ブドウ糖陽性及びグリコヘモグロビン増加が異常変動を呈

表9 部分集団におけるベースラインからのPANSS総スコアの変化量の群間差

副次的集団		症例数		群間差	95%信頼区間
		RIS-LAI群	RIS-Tab群		
性別	男性	93	29	1.6	-4.60 ~ 7.87
	女性	54	22	-3.0	-11.90 ~ 5.91
PANSS総スコア	60≦ <80	95	30	0.6	-5.79 ~ 7.09
	80≦ <100	40	15	0.4	-9.03 ~ 9.90
	100≦	12	6	-6.5	-30.11 ~ 17.10
罹病期間	<5年	28	13	-5.1	-16.10 ~ 5.88
	5≦ <10年	27	11	3.5	-8.41 ~ 15.49
	10≦ <20年	44	14	0.3	-10.49 ~ 11.04
	≦20年	43	13	-1.4	-9.66 ~ 6.81
診療区分	入院	36	20	-2.2	-11.75 ~ 7.26
	外来	111	31	2.1	-4.04 ~ 8.18
前治療薬	RIS単剤	93	28	2.4	-4.65 ~ 9.36
	RIS以外の単剤	33	14	-0.4	-9.39 ~ 8.51
	多剤	21	9	-10.6	-24.70 ~ 3.54
前治療薬投与量	≦2mg	38	13	0.3	-9.31 ~ 9.81
(Risperidone換算)	2mg< ≦4mg	54	18	-6.4	-15.80 ~ 3.06
	4mg<	55	20	4.6	-3.26 ~ 12.48
Lorazepamの併用	あり	33	10	4.0	-8.95 ~ 17.04
	なし	114	41	-1.6	-7.08 ~ 3.81

RIS: risperidone
群間差：RIS-LAI群のPANSS総スコアの変化量 － RIS-Tab群のPANSS総スコアの変化量

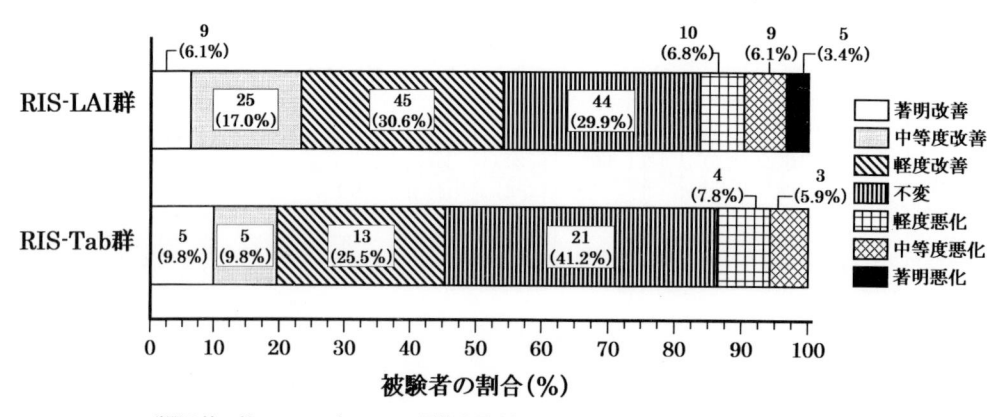

図7 CGI-Cの最終評価

RIS-LAI群: 9 (6.1%) 著明改善、25 (17.0%) 中等度改善、45 (30.6%) 軽度改善、44 (29.9%) 不変、10 (6.8%) 軽度悪化、9 (6.1%) 中等度悪化、5 (3.4%) 著明悪化

RIS-Tab群: 5 (9.8%) 中等度改善、5 (9.8%) 軽度改善、13 (25.5%) 不変、21 (41.2%) 軽度悪化、4 (7.8%) 中等度悪化、3 (5.9%) 著明悪化

群間比較；p値＝0.6357（Wilcoxon順位和検定）

した。発現した事象はいずれも臨床検査値異常であり，臨床的な異常所見を伴う有害事象は認めなかった。

心血管系関連の有害事象のうち，「心臓障害」に分類される有害事象は，RIS-LAI群に4.8%（7/147例）みられ，その内訳は心室性期外収縮4例，上室性期外収縮2例，動悸1例であった。重篤な有害事象はなく，程度は心室性期外収縮の2例が「中等度」，その他は全て「軽度」であった。「心臓障害」または「心電図異常」の有害事象とされた症例は10例で，その多くが25mg投与で発現し，37.5mgまたは50mg投与で発現したのは3例であった。25mgで発現した事象のほとんどは同用量継続または増量後に回復しており，用量依存性は示唆されなかった。「血管障害」に分類される有害事象は，RIS-LAI群1.4%（2/147例），RIS-Tab群2.0%（1/51例）で，その内訳はRIS-LAI群で起立性低血圧及び高血圧が各

表10 有害事象の概要

	RIS-LAI群			RIS-Tab群			全体		
	例数	(%)	件数	例数	(%)	件数	例数	(%)	件数
解析対象例数	147			51			198		
有害事象発現例数	137	(93.2)	643	49	(96.1)	203	186	(93.9)	846
副作用発現例数	116	(78.9)	372	38	(74.5)	98	154	(77.8)	470
重篤な有害事象発現例数	17	(11.6)	22	3	(5.9)	3	20	(10.1)	25
投与中止に至った有害事象発現例数	23	(15.6)	29	7	(13.7)	12	30	(15.2)	41
錐体外路症状関連の有害事象発現例数	27	(18.4)	38	13	(25.5)	13	40	(20.2)	51
プロラクチン関連の有害事象発現例数	50	(34.0)	53	26	(51.0)	27	76	(38.4)	80
血糖関連の有害事象発現例数	7	(4.8)	8	2	(3.9)	2	9	(4.5)	10
注射部位反応関連の有害事象発現例数	20	(13.6)	46	0		0	20	(10.1)	46

表11 いずれかの群で5%以上発現した有害事象,及び関連性が否定できない有害事象(副作用)

	有害事象			副作用		
	RIS-LAI群 (147例)	RIS-Tab群 (51例)	計 (198例)	RIS-LAI群 (147例)	RIS-Tab群 (51例)	計 (198例)
事象名	n (%)	n (%)	n (%)	n (%)	n (%)	n (%)
血中プロラクチン増加	47 (32.0%)	25 (49.0%)	72 (36.4%)	47 (32.0%)	25 (49.0%)	72 (36.4%)
不眠症	53 (36.1%)	18 (35.3%)	71 (35.9%)	34 (23.1%)	9 (17.6%)	43 (21.7%)
鼻咽頭炎	24 (16.3%)	13 (25.5%)	37 (18.7%)	0	0	0
体重増加	19 (12.9%)	6 (11.8%)	25 (12.6%)	18 (12.2%)	6 (11.8%)	24 (12.1%)
便秘	15 (10.2%)	7 (13.7%)	22 (11.1%)	10 (6.8%)	6 (11.8%)	16 (8.1%)
精神症状	15 (10.2%)	5 (9.8%)	20 (10.1%)	13 (8.8%)	4 (7.8%)	17 (8.6%)
ALT増加	14 (9.5%)	5 (9.8%)	19 (9.6%)	12 (8.2%)	4 (7.8%)	16 (8.1%)
血中トリグリセリド増加	15 (10.2%)	3 (5.9%)	18 (9.1%)	9 (6.1%)	2 (3.9%)	11 (5.6%)
CK増加	13 (8.8%)	3 (5.9%)	16 (8.1%)	6 (4.1%)	3 (5.9%)	9 (4.5%)
上気道の炎症	12 (8.2%)	4 (7.8%)	16 (8.1%)	0	0	0
注射部位疼痛	14 (9.5%)	0	14 (7.1%)	14 (9.5%)	0	14 (7.1%)
白血球数増加	10 (6.8%)	3 (5.9%)	13 (6.6%)	5 (3.4%)	1 (2.0%)	6 (3.0%)
湿疹	9 (6.1%)	3 (5.9%)	12 (6.1%)	2 (1.4%)	0	2 (1.0%)
γGTP増加	11 (7.5%)	1 (2.0%)	12 (6.1%)	9 (6.1%)	0	9 (4.5%)
頭痛	8 (5.4%)	4 (7.8%)	12 (6.1%)	5 (3.4%)	2 (3.9%)	7 (3.5%)
アカシジア	6 (4.1%)	3 (5.9%)	9 (4.5%)	6 (4.1%)	3 (5.9%)	9 (4.5%)
下痢	4 (2.7%)	5 (9.8%)	9 (4.5%)	0	1 (2.0%)	1 (0.5%)
発熱	8 (5.4%)	1 (2.0%)	9 (4.5%)	2 (1.4%)	0	2 (1.0%)
AST増加	5 (3.4%)	3 (5.9%)	8 (4.0%)	4 (2.7%)	2 (3.9%)	6 (3.0%)
齲歯	3 (2.0%)	4 (7.8%)	7 (3.5%)	0	0	0
錐体外路障害	4 (2.7%)	3 (5.9%)	7 (3.5%)	4 (2.7%)	3 (5.9%)	7 (3.5%)
嘔吐	2 (1.4%)	3 (5.9%)	5 (2.5%)	1 (0.7%)	0	1 (0.5%)

ALT:アラニン・アミノトランスフェラーゼ,CK:クレアチンホスホキナーゼ,γGTP:γグルタミンルトランスフェラーゼ,
AST:アスパラギン酸アミノトランスフェラーゼ
有害事象はMeddRA/J Ver.9.0の基本語(Preferred Terms)にて集計した。

1例,RIS-Tab群が低血圧1例であった。いずれの事象も「軽度」であった。

RIS-LAIに特有の有害事象である注射部反応関連の有害事象発現率は13.6%(20/147例)で,注射部位疼痛9.5%(14例),注射部位硬結2.7%(4例),注射部位紅斑2.0%(3例),注射部位瘙痒感,注射部位反応,注射部位不快感が各0.7%(1例)であった。最も高頻度に発現した注射部

表12 錐体外路症状関連の有害事象

事象名	RIS-LAI群 例数	(%)	件数	RIS-Tab群 例数	(%)	件数	全体 例数	(%)	件数
解析対象例数	147			51			198		
事象発現例数	27	(18.4)	38	13	(25.5)	13	40	(20.2)	51
神経系障害	22	(15.0)	27	10	(19.6)	10	32	(16.2)	37
アカシジア	6	(4.1)	6	3	(5.9)	3	9	(4.5)	9
ジスキネジー	7	(4.8)	7	0		0	7	(3.5)	7
錐体外路障害	4	(2.7)	4	3	(5.9)	3	7	(3.5)	7
ジストニー	4	(2.7)	5	1	(2.0)	1	5	(2.5)	6
振戦	4	(2.7)	4	1	(2.0)	1	5	(2.5)	5
パーキンソニズム	1	(0.7)	1	2	(3.9)	2	3	(1.5)	3
眼障害	2	(1.4)	2	1	(2.0)	1	3	(1.5)	3
注視麻痺	2	(1.4)	2	1	(2.0)	1	3	(1.5)	3
胃腸障害	7	(4.8)	8	0		0	7	(3.5)	8
流涎過多	6	(4.1)	7	0		0	6	(3.0)	7
嚥下障害	1	(0.7)	1	0		0	1	(0.5)	1
筋骨格系及び結合組織障害	1	(0.7)	1	2	(3.9)	2	3	(1.5)	3
筋固縮	1	(0.7)	1	2	(3.9)	2	3	(1.5)	3

位疼痛の程度は「中等度」の1例を除きいずれも「軽度」であり，多くの事象（7.5％；11例）は治験開始初期「0～4週」に発現しており，その後発現率は低下し，「5～24週」ではいずれの時期においても3％以下となった。これら有害事象の発現持続時間は多くの場合短期間であり，注射部位瘙痒感を発現し「未回復」のまま長期試験に移行した1例及び28～70日間持続した注射部位硬結5件を発現した1例を除く全ての被験者は1ヵ月以内に「回復」した。

２）臨床検査値異常

いずれかの群で発現率5％以上の「異常変動あり」とされた項目は，白血球，中性脂肪，AST，ALT，γ-GTP，CK，プロラクチン及び体重であり，両群とも同様な発現傾向を示した（表16）。

血中プロラクチン濃度は両群とも高値を示したが，全般的にRIS-Tab群で高かった（RIS-LAI群：19.79～33.64ng/ml，RIS-Tab群：27.19～44.17ng/ml）。プロラクチンのベースライン及び24週時の測定値（平均値±SD）は，RIS-LAI群28.96±35.47及び28.09±30.62ng/ml，RIS-Tab群27.19±28.10及び36.13±35.84ng/mlで，24週時におけるベースラインからの変化量の平均値はRIS-LAI群−1.82ng/ml，RIS-Tab群5.80ng/mlであった（表17）。

体重のベースライン及び24週時の測定値（平均値±標準偏差）はRIS-LAI群66.23±12.94及び67.80±13.17kg，RIS-Tab群62.34±11.88及び65.01±12.80kgで，24週時におけるベースラインからの変化量の平均値はRIS-LAI群0.97kg，RIS-Tab群1.59kgであった。ベースラインより7％を超える体重増加が認められたのは，24週時においてRIS-LAI群21.6％（24/111例），RIS-Tab群14.6％（6/41例）であった。

心電図パラメータの平均値の推移は，いずれのパラメータにおいても両群ともに臨床的に重要な変動は認めなかった。QTc（接線法）のベースラインからの変化量は，RIS-LAI群においては−0.7msであり，RIS-Tab群においては5.5msであった。また，QTcの各評価時期におけるベースラインからの変化量が60msを超える被験者は8週時にRIS-LAI群において認められた2例のみであった。

表13 薬原性錐体外路症状評価尺度（DIEPSS）スコアの変化量

項目	RIS-LAI群				RIS-Tab群				変化量の群間比較[a]	
	ベースライン平均値(SD)	投与後最大値平均値(SD)	ベースラインからの変化量(SD)	p値[b]	ベースライン平均値(SD)	投与後最大値平均値(SD)	ベースラインからの変化量(SD)	p値[b]	平均値(SE)(95%信頼区間)	p値
歩行	0.29(0.59)	0.34(0.65)	0.05(0.44)	0.2544	0.41(0.80)	0.47(0.76)	0.06(0.42)	0.5078	—	0.7810
動作緩慢	0.59(0.78)	0.62(0.83)	0.03(0.53)	0.4421	0.71(1.01)	0.82(1.05)	0.12(0.55)	0.2188	—	0.3304
流涎	0.12(0.40)	0.20(0.53)	0.08(0.38)	0.0161	0.10(0.36)	0.25(0.56)	0.16(0.64)	0.1367	—	0.4164
筋強剛	0.11(0.35)	0.12(0.37)	0.01(0.26)	0.7539	0.20(0.49)	0.33(0.62)	0.14(0.53)	0.1133	—	0.0808
振戦	0.24(0.51)	0.31(0.54)	0.07(0.38)	0.0519	0.25(0.56)	0.39(0.70)	0.14(0.53)	0.1191	—	0.3399
アカシジア	0.14(0.39)	0.21(0.54)	0.07(0.40)	0.0378	0.20(0.63)	0.33(0.84)	0.14(0.72)	0.2656	—	0.7413
ジストニア	0.04(0.28)	0.12(0.41)	0.07(0.35)	0.0156	0.02(0.14)	0.16(0.50)	0.14(0.49)	0.1250	—	0.5421
ジスキネジア	0.03(0.22)	0.13(0.44)	0.10(0.36)	0.0010	0.06(0.31)	0.12(0.33)	0.06(0.31)	0.3750	—	0.7164
概括重症度	0.56(0.62)	0.66(0.74)	0.10(0.51)	0.0236	0.63(0.69)	0.84(0.99)	0.22(0.86)	0.0795	—	0.4452
DIEPSS合計スコア[c]	1.54(1.95)	1.79(2.31)	0.25(1.25)	0.0186	1.94(2.46)	2.63(2.99)	0.69(2.00)	0.0181	-0.45(0.24)(-0.93;0.02)	0.0624

SD：標準偏差、SE：標準誤差
a：DIEPSS合計スコアの検定は、投与群を因子、ベースラインスコアを共変量とした共分散分析。それ以外の項目の検定は、Wilcoxon符号付順位検定によるベースラインとの比較。
b：DIEPSS合計スコアの検定は、対応のあるt検定によるベースラインとの比較。それ以外の項目の検定は、Wilcoxon順位和検定。
c：概括重症度を除いた8項目の合計

Ⅳ．考　察

RIS-LAI の統合失調症における有効性及び安全性を RIS-Tab と比較検討した。方法はランダム割付けによるオープン並行群間比較であり、RIS-LAI は25～50mg の範囲で 2 週間間隔にて24週間（計12回）臀部筋に投与し、RIS-Tab は 2 ～ 6 mg/日の範囲を 1 日 2 回に分けて24週間経口投与した。

1．被験者特性

本治験の解析対象集団における、人口統計学的特性及び他の基準値の特性は既存の第二世代抗精神病薬の第Ⅲ相比較試験[11,12,20-22,25,27-30]とほぼ一致していた。DSM-Ⅳによる病型分類においても、妄想型、残遺型、解体型が80％以上を占め、国内の統合失調症患者の病型分布を反映するものと考えられた。重症度については、RIS換算で 6 mg以下（RISの推奨用量）の抗精神病薬の用法・用量を 4 週間変更せずに服用している患者を選択基準とし、精神症状が比較的安定している患者層を対象としたことから、CGI-Sは「軽度」及び「中等度」が大部分を占めた。またベースラインのPANSS総スコア（77.1）は既存の第二世代抗精神病薬の比較試験（80.5～88.3）と比べて低い値であった。前治療抗精神病薬の投与状況は、6 割がRIS単剤、それ以外の抗精神病薬単剤また

表14 抗パーキンソン薬の併用率

抗パーキンソン薬の使用状況		RIS-LAI群	RIS-Tab群	群間比較
		被験者数(%)	被験者数(%)	p値[a]
解析対象被験者		147	51	
観察期4週以降の併用あり		22 (15.0%)	12 (23.5%)	0.1960
観察期4週以降の併用なし		125 (85.0%)	39 (76.5%)	
治験薬投与前の使用	観察期4週以降の併用			
あり	あり	18 (12.2%)	8 (15.7%)	
あり	なし	59 (40.1%)	21 (41.2%)	
なし	あり	4 (2.7%)	4 (7.8%)	
なし	なし	66 (44.9%)	18 (35.3%)	

治験薬投与前の使用：治験薬投与開始14日前から投与開始前日までの使用
観察期4週以降の併用：観察期4週（29日目）から観察期終了日までの併用
a：Fisherの正確検定

表15 プロラクチン関連の有害事象

事象名	RIS-LAI群			RIS-Tab群			全体		
	例数	(%)	件数	例数	(%)	件数	例数	(%)	件数
解析対象例数	147			51			198		
事象発現例数	50	(34.0)	53	26	(51.0)	27	76	(38.4)	80
内分泌障害	2	(1.4)	2	0		0	2	(1.0)	2
高プロラクチン血症	2	(1.4)	2	0		0	2	(1.0)	2
生殖系及び乳房障害	4	(2.7)	4	1	(2.0)	1	5	(2.5)	5
乳汁漏出症	2	(1.4)	2	0		0	2	(1.0)	2
月経障害	1	(0.7)	1	1	(2.0)	1	2	(1.0)	2
無月経	1	(0.7)	1	0		0	1	(0.5)	1
臨床検査	47	(32.0)	47	26	(51.0)	26	73	(36.9)	73
血中プロラクチン増加	47	(32.0)	47	25	(49.0)	25	72	(36.4)	72
血中プロラクチン減少	0		0	1	(2.0)	1	1	(0.5)	1

は他剤併用が約4割であり，維持治療されている被験者が対象となった。

本治験でRIS-LAI群に割付けられた147例のうち，115例が用量固定期（18週以降）に至り，110例が本治験を完了した。用量固定期に至った被験者は，RIS-LAI群に割付けられた被験者全体の約80％にのぼり，大部分の被験者において，本治験で規定したRIS-LAIの用法・用量によって前治療抗精神病薬（以下，前治療薬）からRIS-LAIへの切替えが適切に行えることが示された。精神症状の悪化で中止に至った被験者はRIS-Tab群9.8％に比べてRIS-LAI群12.2％とやや高かった。RIS-LAI群における中止例は，用量調節段階において中止された被験者が多かった。RIS-LAI特有の血漿中薬物濃度プロファイルを考慮すると，精神障害の重篤な有害事象を発現した被験者及び精神症状の悪化により治験を中止した被験者の多くは，投与開始初期において至適用量に達していなかったことにより精神症状が一時的に悪化した可能性が考えられた。

表16 臨床検査値の異常変動

検査項目	RIS-LAI群(n=147) 異常変動例あり	(%)	RIS-Tab群(n=51) 異常変動例あり	(%)	全体(n=198) 異常変動例あり	(%)
ヘモグロビン	1	(0.7)	0		1	(0.5)
ヘマトクリット	1	(0.7)	0		1	(0.5)
赤血球数	0		0		0	
白血球数	10	(6.8)	3	(5.9)	13	(6.6)
血小板	1	(0.7)	0		1	(0.5)
Neutro	4	(2.7)	0		4	(2.0)
Eosino	1	(0.7)	0		1	(0.5)
Baso	1	(0.7)	0		1	(0.5)
Lympho	4	(2.7)	0		4	(2.0)
Mono	0		0		0	
総蛋白	1	(0.7)	0		1	(0.5)
総コレステロール	1	(0.7)	1	(2.0)	2	(1.0)
中性脂肪	15	(10.2)	4	(7.8)	19	(9.6)
ALP	3	(2.0)	0		3	(1.5)
AST (GOT)	5	(3.4)	3	(5.9)	8	(4.0)
ALT (GPT)	14	(9.5)	5	(9.8)	19	(9.6)
γ-GTP	11	(7.5)	1	(2.0)	12	(6.1)
総ビリルビン	0		0		0	
尿素窒素	0		0		0	
尿酸	4	(2.7)	0		4	(2.0)
クレアチニン	0		0		0	
LDH	2	(1.4)	0		2	(1.0)
CK	12	(8.2)	3	(5.9)	15	(7.6)
Na	0		0		0	
K	0		0		0	
Cl	0		0		0	
Ca	0		0		0	
HbA1c	2	(1.4)	0		2	(1.0)
血糖	5	(3.4)	1	(2.0)	6	(3.0)
プロラクチン	47	(32.0)	26	(51.0)	73	(36.9)
体重	20	(13.6)	7	(13.7)	27	(13.6)
血圧	0		2	(3.9)	2	(1.0)
脈拍数	0		0		0	
体温	6	(4.1)	1	(2.0)	7	(3.5)

2．有効性

最終評価時におけるベースラインからのPANSS総スコア変化量はRIS-LAI群－6.7，RIS-Tab群－6.4と同程度であった。このことから抗精神病薬で一定期間安定して治療されている統合失調症患者において，その治療薬をRIS-LAIに切替えた場合の治療効果はRIS-Tabに切替えた場合の治療効果に比べて劣らないことが示された。なお，既存の第二世代抗精神病薬の比較試験におけるPANSS総スコアのベースライン値及び変化量は，それぞれ80.5～88.3及び－2.0～－11.84であり[11,12,21,22,25,27-29]，ベースライン値を考慮しても本治験における変化量は低い値ではなく妥当な結果であると考えられた。

PANSS下位評価尺度である陽性尺度，陰性尺度，総合精神病理評価尺度のスコアはベースラインから有意な減少を示したが，群間で統計学的な差はなかった。このことはPANSS総スコアの減少は全ての下位評価尺度の変化が寄与した結果と考えられた。MarderらのによるPANSS下位評価尺度（陽性症状，陰性症状，思考解体，敵意/興奮，不安/抑うつ）では，RIS-LAI群の敵意/興奮，RIS-Tab群の思考解体と敵意/興奮を除く項目でベースラインから有意な減少を示したが，いずれの項目でも群間で統計学的な差はなかった。両群とも敵意/興奮の症状がほとんどみられなかったことが反映したと推察され，同様な傾向が海外のRIS-LAIの臨床試験でも確認されてい

表17 プロラクチン値の経時推移

		ベースライン	4週	8週	12週	16週	20週	24週
RIS-LAI群	n	147	147	132	126	120	118	112
	実測値 平均値:ng/mL (標準偏差)	28.96 (35.47)	19.79 (23.96)	29.64 (30.46)	33.64 (36.69)	31.46 (31.29)	30.64 (30.31)	28.09 (30.62)
	ベースラインからの変化量 平均値:ng/mL (標準偏差)	—	-9.17 (23.35)	-0.42 (23.10)	2.91 (18.91)	1.26 (24.88)	-0.04 (22.78)	-1.82 (18.27)
	[95%CI]	—	[-12.98; -5.37]	[-4.40; 3.55]	[-0.43; 6.24]	[-3.24; 5.76]	[-4.19; 4.12]	[-5.25; 1.60]
RIS-Tab群	n	51	50	44	42	42	42	41
	実測値 平均値:ng/mL (標準偏差)	27.19 (28.10)	35.39 (29.08)	44.17 (60.88)	38.92 (37.10)	40.56 (39.76)	39.05 (36.31)	36.13 (35.84)
	ベースラインからの変化量 平均値:ng/mL (標準偏差)	—	8.36 (27.04)	15.41 (47.38)	9.18 (34.69)	10.83 (34.60)	9.32 (38.10)	5.80 (32.99)
	[95%CI]	—	[0.67; 16.04]	[1.01; 29.82]	[-1.63; 19.99]	[0.05; 21.61]	[-2.56; 21.19]	[-4.62; 16.21]

る[4,16]。また，海外臨床試験[16]で汎用されるPANSS総スコア20%以上減少例を症状改善例として改善率をみた結果，両群とも約40%の値を示した。さらに，CGI-Cでも最終評価時に「軽度改善」以上と評価されたのはRIS-LAI群53.7%，RIS-Tab群45.1%で，「不変」以上と評価されたのは両群とも8割以上であった。本治験では，治療薬に切替えても前治療薬による症状改善効果を維持できることが重要であったが，RIS-LAI群においてCGI-Cで「軽度改善」以上と評価された被験者が約半数に及んだ。これら副次評価項目における結果は，RIS-LAIの有効性がRIS-Tabに劣らないことを示唆する主要評価の結果を支持するとともに，RIS-LAIへの切替えは前治療薬の効果を維持するだけでなく，症状の比較的安定した患者においてもさらなる症状改善効果を期待できる可能性を示唆するものであり，意義のある結果と考えられた。

3．安全性

有害事象及び副作用の発現率は，RIS-LAI群で93.2%及び78.9%，RIS-Tab群96.1%及び74.5%と同程度であり，他の第二世代抗精神病薬の治験における発現率[11,12,21,22,25,27-29]93.0～99.2%及び77.5～97.9%とも同程度であった。

1）錐体外路症状関連の有害事象

錐体外路症状関連の有害事象の発現率及び重症度は，RIS-Tab群に比べRIS-LAI群で低く，抗パーキンソン薬の併用割合がRIS-LAI群で低かったこともそれを裏付けた。これらのことから，RIS-LAIはRIS-Tabに比べ錐体外路系副作用の発現リスクを軽減し，二次的に抗パーキンソン薬併用による有害事象発現リスクを軽減する可能性も示唆された。

2）プロラクチン関連の有害事象

プロラクチン関連の有害事象の発現率は，RIS-Tab群に比べRIS-LAI群で低かった。血中プロラクチン濃度は両群とも高値を示したが，全般的にRIS-Tab群で高かった（RIS-LAI群：19.79～33.64 ng/ml，RIS-Tab群：27.19～44.17 ng/ml）。第二世代抗精神病薬の中でも，RISはプロラクチン濃度を増加させるとの報告が多い[5]が，RIS-Tabを対照とした本治験及び海外の試験[4]では，いずれもRIS-Tab群に比べてRIS-LAI群で有害事象発現率が低かった。これはRIS-Tabに比べてRIS-LAI投与時の血中プロラクチン濃度

が低値で推移した結果を反映したものと考えられた。また，血中プロラクチン増加は，必ずしも無月経や乳汁分泌等の身体合併症の発現に関連していないとの報告もあり[18]，本治験においてそれを示唆する結果が得られた。

　3）体重・血糖関連の有害事象

体重増加の変化量の平均値はRIS-LAI群0.97kg，RIS-Tab群1.59kgで，この値はこれまでに報告されている範囲内の値であった[1,37]が，7％以上の体重増加がみられたのはRIS-LAI群の方が多かった。抗精神病薬服用患者における体重増加は糖尿病や体重増加等の身体合併症へのリスクが問題となる。本治験で体重増加を認めた被験者では，2例に血中ブドウ糖増加がみられたが，特に臨床的に問題となる異常値ではなく他の患者で高血糖を示す所見は認められなかったこと，また，血糖関連の有害事象も少なかったことから，適切な食事・運動療法でコントロール可能な範囲の事象であり，RIS-Tabに比べてRIS-LAIで糖尿病発症リスクが高まるとは判断されなかった。

　4）心血管系の有害事象

心血管系の有害事象発現はRIS-LAI群で多かったが，用量依存性は示唆されず，問題となるQT延長作用は認められなかった。また，海外におけるプラセボ注射剤との二重盲検比較試験[16]においてQTc延長の症例が25mg群2.1％，50mg群1.1％，75mg群1.1％，プラセボ群1.1％であったことなどを踏まえても，RIS-LAIはRIS-Tabと同様，心血管系の有害事象発現リスクは少ないと考えられた。

　5）注射部位反応

注射部位反応は，第一世代抗精神病薬持効性注射剤で6～30.3％と報告され[32-34]，持効性製剤の問題点として重要視されている。注射部位反応には薬物の投与量や薬物濃度，溶媒等が関与しているとの報告があり[9]，haloperidol decanoateがゴマ油を溶媒としているのに対して，RIS-LAIは水性の懸濁用液に懸濁して投与することから注射部位反応の有害事象は少ないことが期待されたが，その発現率は13.6％と予想より高かった。その理由として有害事象の取扱い方の相違などが影響している可能性が考えられるが定かではない。しかしながら，RIS-LAIと第一世代抗精神病薬の持効性注射剤を投与した際の注射部位疼痛の強度をVisual Analog Scale（VAS）を用いて比較した結果，haloperidolやfluphenazineの持効性製剤に比べてRIS-LAIの痛みは軽度であるとの報告[3]，及びプラセボ注射剤との比較でRIS-LAIとプラセボ注射剤の注射部位有害事象発現は同程度であるとの報告[4]などから，RIS-LAIの注射部位発現リスクは既存の持効性注射剤と比べて高いものではないと考えられる。

4．前治療薬投与量とRIS-LAIの用量

前治療薬の投与量別及び投与状況（使用薬剤）別にみたときの用量固定期に至った被験者の割合は，いずれの分類においてもほぼ同程度であり，前治療薬の投与量及び投与状況にかかわらず，大部分の被験者において前治療薬からRIS-LAIへの切替えは適切に行えることが示された。

本治験におけるRIS-LAIの投与量は，前治療薬の投与量にかかわらず，全ての被験者で開始投与量を25mgとし，ベースラインと比較してBPRS総スコアが1ポイント異常悪化した場合には，12.5mg単位で最高50mgまで増量することとした。そのため，本治験を完了した被験者におけるRIS-LAIの最終投与量は，各被験者の精神症状を少なくとも治験開始前と同程度に維持することが可能な最低用量であった。本治験において前治療薬の投与量とRIS-LAIの維持用量の関係を検討するため，RIS-LAIの固定用量（18週以降）の最頻投与量を集計した結果，用量固定期に至った被験者のうちRIS-LAIの最頻投与量が25mgであった被験者の割合は約60％であり，前治療薬の用量がRIS換算4mg/日以下であった被験者においては約70％に達した。一方，前治療薬の投与量がRIS換算4mg/日を超える場合も約40％の被験者においてRIS-LAI 25mgによる治療が可能であった。最頻投与量別でみた最終評価時のPANSS総スコアのベースラインからの平均変化量は，いずれの分類においても改善を示した。このように前治療薬の投与量にかかわらず大半の被験者において開始用量25mgで24週にわたって治療効果を維持することが可能であった。また一部

の患者では25mg開始後，37.5mgまたは50mgまで漸増することで，治療効果が維持できることが示された。

観察期に精神症状の悪化に対してレスキュー薬剤としてlorazepamを併用した被験者の割合はRIS-LAI群とRIS-Tab群で同程度であった。このことからRIS-LAI投与量が固定する前の精神症状の変動には，lorazepam等のレスキュー薬剤使用により対応が可能であることが考えられた。一方で，RIS-LAIの用量調節段階で投与量不足により精神症状が悪化した可能性がある被験者を認めたことを考慮すると，本治験で規定した用法・用量による用量調整段階においては，RIS経口剤等の抗精神病薬または抗不安薬等の追加投与も考慮すべき被験者がいることに留意する必要がある。実際の臨床現場におけるRIS-LAI導入初期にも同様の注意が必要であろう。

なお，本試験は二重盲検法ではなく非盲検法で実施したことから結果に及ぼすバイアスの可能性は否定できない。

V. 結　語

統合失調症に対するRIS-LAIの有効性と安全性を検討するため，RIS-Tabを対照として多施設共同ランダム化非盲検並行群間試験を実施した。主要評価項目のPANSS総スコア変化量でRIS-LAIのRIS-Tabに対して劣らないことが確認され，精神症状の各下位評価尺度においても同様の効果を認めた。有害事象の発現率は同程度であり，錐体外路系有害事象とプロラクチン関連有害事象はRIS-Tabに比べてRIS-LAIで発現リスクが低い可能性が示唆された。それに加えて，RIS-LAIは2週間に一度の投薬で服薬の煩雑さを回避することが可能であり，アドヒアランス向上が期待されることから，統合失調症の治療薬として有用であると考えられた。

文　献

1) Allison, D. B., Mentore, J. L., Heo, M. et al.: Antipsychotic-induced weight gain: a comprehensive research synthesis. Am. J. Psychiatry, 156: 1686-1696, 1999.
2) American Psychiatric Association: Diagnostic and Statistical Manual of Mental Disorders, Fourth Edition. American Psychiatric Association, Washington, D. C., 1997.
3) Bloch, Y., Mendlovic, S., Strupinsky, S. et al.: Injections of depot antipsychotic medications in patients suffering from schizophrenia: do they hurt? J. Clin. Psychiatry, 62: 855-859, 2001.
4) Chue, P., Eerdekens, M., Augustyns, I. et al.: Comparative efficacy and safety of long-acting risperidone and risperidone oral tablets. Eur. Neuropsychopharmacol., 15: 111-117, 2005.
5) David, S. R., Taylor, C. C., Kinon, B. J. et al.: The effects of olanzapine, risperidone and haloperidol on plasma prolactin levels in patients with schizophrenia. Clin. Ther., 22: 1085-1096, 2000.
6) Ereshefsky, L. and Mannaert, E.: Pharmacokinetic profile and clinical efficacy of long-acting risperidone: potential benefits of combining an atypical antipsychotic and a new delivery system. Drugs R D., 6: 129-137, 2005.
7) 藤井康男，山下　格，山内俊雄　他：慢性分裂病入院患者に対するリスペリドンの効果と安全性―PANSS (Positive and Negative Syndrome Scale) を用いた薬効評価の試み．臨床精神医学，22: 101-116, 1993.
8) 稲田俊也（八木剛平　監修）：薬原性錐体外路症状の評価と診断―DIEPSSの解説と利用の手引き．星和書店，東京，1996.
9) 稲垣　中：デポ剤の注射部位反応．精神科治療学，11: 12-18, 1996.
10) 稲垣　中，稲田俊也，藤井康男　他：向精神薬の等価換算．星和書店，東京，2005.
11) Ishigooka, J., Inada, T., Miura, S.: Olanzapine versus haloperidol in the treatment of patients with chronic schizophrenia: results of the Japan multicenter double-blind olanzapine trial. Psychiatry Clin. Neurosci., 55: 403-414, 2001.
12) 石郷岡純，三浦貞則，小山　司　他：統合失調症に対するaripiprazoleの臨床評価―Haloperidolを対照とした第Ⅲ相二重盲検比較試験．臨床精神薬理，9: 295-329, 2006.
13) 岩田仲生，亀井浩行，山之内芳雄　他：常用薬としてのrisperidone液剤分包の患者評価と客観評価―抗精神病薬の剤形は服薬アドヒアランスにどう影響するか？　臨床精神薬理，9: 1647-1652, 2006.
14) ヤンセンファーマ株式会社：社内資料　R06477

LAI-第I相単回投与薬物動態試験.
15) ヤンセンファーマ株式会社：社内資料　R06477 LAI-第I/II相反復投与薬物動態試験
16) Kane, J. M., Eerdekens, M., Lindenmayer, J. P. et al.: Long-acting injectable risperidone: efficacy and safety of the first long-acting atypical antipsychotic. Am. J. Psychiatry, 160: 1125-1132, 2003.
17) Kay, S. R., Opler, L. A., and Fiszbein, A.: 陽性・陰性症状評価尺度(PANSS)マニュアル(山田　寛, 増井寛治, 菊本弘次　訳). 星和書店, 東京, 1991.
18) Kleinberg, D. L., Davis, J. M., Coster, R. et al.: Prolactin levels and adverse events in patients treated with risperidone. J. Clin. Psychopharmacol., 19: 57-61, 1999.
19) Knox, E. D., Stimmel, G. L.: Clinical review of a long-acting, injectable formulation of risperidone. Clin. Ther., 26: 1994-2002, 2004.
20) 工藤義雄, 中嶋照夫, 西村　健　他：精神分裂病に対する抗精神病薬risperidoneの臨床評価―clocapramineを対照薬とした二重盲検比較試験. 臨床精神医学, 23: 233-249, 1994.
21) 工藤義雄, 中嶋照夫, 斎藤正己　他：セロトニン2・ドパミン2受容体拮抗薬(SDA)塩酸perospironeの精神分裂病に対する臨床評価―塩酸mosapramineを対照薬とした第III相試験. 臨床評価, 24: 207-248, 1997.
22) 工藤義雄, 野村純一, 井川玄朗　他：フマル酸クエチアピンの精神分裂病に対する臨床評価―塩酸モサプラミンを対照薬とした二重盲検比較試験. 臨床医薬, 16: 1807-1842, 2000.
23) Marder, S. R., Davis, J. M., Chouinard, G.: The effects of risperidone on the five dimensions of schizophrenia derived by factor analysis: combined of results of the North American trials. J. Clin. Psychiatry, 58: 538-546, 1997.
24) Marder, S. R., Meibach, R. C.: Risperidone in the treatment of schizophrenia. Am. J. Psychiatry, 151: 825-835, 1994.
25) 三浦貞則：統合失調症に対するblonanserinの臨床評価―Risperidoneを対照とした二重盲検比較試験. 臨床精神薬理, 11: 297-314, 2008.
26) 宮田量治, 藤井康男, 稲垣　中　他：Brief Psychiatric Rating Scale (BPRS)日本語版の信頼性の検討. 臨床評価, 23: 357-367, 1995.
27) 村崎光邦：統合失調症に対するblonanserinの臨床評価―Haloperidolを対照とした二重盲検法による検証的試験. 臨床精神薬理, 10: 2059-2079, 2007.
28) 村崎光邦, 小山　司, 福島　裕　他：精神分裂病に対するフマル酸クエチアピンの臨床評価―Haloperidolを対照薬とした二重盲検比較試験. 臨床精神薬理, 4: 127-155, 2001.
29) 村崎光邦, 小山　司, 町山幸輝　他：新規抗精神病薬塩酸perospironeの精神分裂病に対する臨床評価―haloperidolを対照薬とした第III相試験. 臨床評価, 24: 159-205, 1997.
30) 村崎光邦, 山下　格, 町山幸輝　他：精神分裂病に対する新規抗精神病薬risperidoneの臨床評価―haloperidolを対照薬とした第III相試験. 臨床評価, 21: 221-259, 1993.
31) National Institute of Mental Health: CGI: Clinical Global Impression. In: Manual for the ECDEU Assessment Battery (eds. by Guy, W., Bonato, R. R.), National Institute of Mental Health, revised 2nd ed. chevy chase (md) edition, 1970.
32) 大熊輝雄, 八木剛平, 山下　格　他：精神分裂病に対するKD-136(デカン酸ハロペリドール：持効剤)の第III相試験―ハロペリドール経口剤を対照とした多施設二重盲検比較試験に関する解析の詳細. 臨床評価, 15: 37-72, 1987.
33) 奥村幸夫, 高柴哲次郎, 梅田征夫　他：精神分裂病に対するデカン酸ハロペリドールの臨床経験―血中濃度の臨床的意義の検討も含めて. 臨床と研究, 68: 325-336, 1991.
34) 阪本　淳, 猪俣好正：Haloperidol decanoateによる精神分裂病の外来維持療法に関する研究. 精神医学, 33: 935-944, 1991.
35) 佐藤光源, 井上新平, 精神医学講座担当者会議：Diagnostic and Statistical Manual of Mental Disorders, Fourth Edition. 医学書院, 東京, 1994.
36) 高橋明比古, 石郷岡純：Risperidoneのデポ剤. 臨床精神薬理, 5: 401-408, 2002.
37) Wetterling, T.: Bodyweight gain with atypical antipsychotics. A comparative review. Drug Saf., 24: 59-73, 2001.

abstract

Comparison study between risperidone long-acting injectable and risperidone tablets in patients with schizophrenia

Kunitoshi Kamijima[1], Jun Ishigooka[2], and Yuji Komada[3]

OBJECTIVE : The purpose of this study was to evaluate the efficacy and safety of R064766 LAI, a long-acting injectable formulation of risperidone (RIS-LAI) by comparing with risperidone tablets (RIS-Tab) in Japanese patients with schizophrenia.

METHODS : Two hundred and five patients who met "Diagnostic and Statistical Manual of Mental Disorder-IV" criteria for schizophrenia, 60 to 119 points on Positive and Negative Syndrome Scale (PANSS) score, age 20 to 64 and under treatment with anti-psychotics were enrolled. They were randomly assigned to RIS-LAI group or RIS-Tab group (ratio = 3 : 1). RIS-LAI was administered intramuscularly every two weeks with a dosage of 25 mg up to 50 mg for 12 times. In the RIS-Tab group, RIS-Tabs were administrated at 2 mg/day up to 6 mg/day for 24 weeks. All were evaluated with PANSS at week 8, 16 and 24.

RESULTS : The PANSS total score improved at the endpoint compared from the baseline in both treatment groups. The difference in changes between two groups was -0.3 (95% confidence interval [- 5.35 , 4.82]). The upper limit of the 95% confidence interval was lower than pre-defined non-inferiority margin. The improvement in the Clinical Global Impression was observed in RIS-LAI treatment group as well as RIS-Tab group. In addition, there was no difference between these groups in the incidence of adverse events and its profile, except adverse events at injection area in RAS-LAI group.

CONCLUSION : These results suggest that the antipsychotic effect of RIS-LAI should be similar to the effects of RIS-Tab. Long-acting formulations would improve adherence and be useful for patients with schizophrenia who need long-term pharmacotherapy and/or insufficient adherence in the Japanese clinical setting.

Jpn. J. Clin. Psychopharmacol., 12 : 1199−1222, 2009

1) Department of Health and Social Service, International University of Health and Welfare. 2600-1, Kitakanemaru, Otawara-shi, Tochigi, 324-8501, Japan.
2) Department of Psychiatry, Tokyo Women's Medical University, School of Medicine. 8-1, Kawada-cho, Shinjuku-ku, Tokyo, 162-8666, Japan.
3) Department of Research and Development, Janssen Pharmaceutical K.K. 3-5-2, Nishikanda, Chiyoda-ku, Tokyo, 101-0065, Japan.

原著論文

統合失調症患者を対象とした
risperidone 持効性注射剤の長期投与試験

上 島 国 利[1]　　石 郷 岡　純[2]　　駒 田 裕 二[3]

抄録：[目的] Risperidone 持効性注射剤である R064766LAI（RIS-LAI）を48週間投与したときの安全性及び有効性を検討した。[方法] 24週間の risperidone 錠との比較試験において，RIS-LAI の投与が完了した110例のうち，継続投与を希望した83例の統合失調症患者に，RIS-LAI（25～50mg/ 2 週間隔）を計48週間継続投与した。[結果] 安全性では，何らかの有害事象が97.6％（81/83例）に認められ，重篤な有害事象が 6 例 7 件に発現したが，いずれも既知の事象であり回復またはほぼ改善した。投与期間並びに投与量と有害事象発現割合との関連性は認められなかった。有効性では，陽性・陰性症状評価尺度総スコア等により精神症状に対する効果が48週間安定して維持されることが示唆された。[結論] RIS-LAI は，長期投与時においても忍容性が高く，精神症状に対する効果が維持されることが示唆された。

Key words : *depot, risperidone long-acting injectable, schizophrenia*

I. 緒　　言

統合失調症薬物療法は第二世代抗精神病薬の時代に入った。この薬物療法の進歩に伴い，第一世代抗精神病薬の時代に重視された短期間の幻覚妄想状態改善作用や興奮状態の鎮静作用に替わって，より長期のアウトカムの重要性がクローズアップされている[5]。長期にわたる治療においては，症状，治療に伴う負担，疾病自体の負担，健康度とウェルネスなどの領域の評価が必要であり，これらの領域全ての改善に必須とされるのは良好なアドヒアランスである。海外の研究報告では，怠薬による統合失調症再発のリスクは，アドヒアランスの良好な場合に比べて約 5 倍高く[18]，また，抗精神病薬を継続的に服薬した場合と症状発現時のみ断続的に服薬した場合を比較すると，1 年後の再発率はそれぞれ 7 ～33％及び29～55％と継続的に服薬した場合で低い値を示すことが報告されている[10]。これらの知見は，アドヒアランス向上が統合失調症における維持治療を成功に導く要因となっていることを示唆している。第二世代抗精神病薬は，第一世代抗精神病薬に比べて精神症状を良好にコントロールでき，治療効果の自覚や服薬の必要性に対する認識の向上をもたらしている[7]。また，副作用の面でも第一世代抗精神病薬に比べて錐体外路症状が軽減されるなど服薬しやすい薬剤といえる。一方，国内で最近実施された患者への調査結果では，飲み忘れや症状改善・副作用発現による自己判断での服薬量の調整・中断等が多くみられ，アドヒアランスが不良な患

2009年 4 月 7 日受理
Long term treatment with risperidone long-acting injectable in patients with schizophrenia.

1) 国際医療福祉大学医療福祉学部
〔〒324-8501　栃木県大田原市北金丸2600-1〕
Kunitoshi Kamijima : Department of Health and Social Service, International University of Health and Welfare. 2600-1, Kitakanemaru, Otawara-shi, Tochigi, 324-8501, Japan.

2) 東京女子医科大学精神医学教室
Jun Ishigooka : Department of Psychiatry, Tokyo Women's Medical University, School of Medicine.

3) ヤンセン ファーマ株式会社
Yuji Komada : Department of Research and Development, Janssen Pharmaceutical K.K.

者が認められていることも報告されており[21]，患者が自主的に服薬することを前提とする経口剤治療では，アドヒアランス向上という点において限界があることを示している。持効性注射剤はアドヒアランスを向上させる選択肢のひとつであるが，これまで国内で使用できる持効性注射剤は第一世代抗精神病薬のみであり，第二世代抗精神病薬の持効性注射剤の開発が期待されていた。

Risperidone（RIS）徐放性製剤であるR064766 LAI（Risperidone long-acting injectable：RIS-LAI）は米国のJohnson & Johnson Pharmaceutical Research & Development, L.L.C.により開発された世界で最初の第二世代抗精神病薬の持効性注射剤である[2]。海外では1999年から，統合失調症患者を対象として大規模な第Ⅲ相臨床試験が実施され[1,11]，2002年4月にドイツで統合失調症を適応として本剤25mg，37.5mg及び50mgの2週間隔投与が承認された。その後，同年8月に英国で，2003年10月には米国で承認され，2008年12月までに92の国と地域で同適応症及び同用法・用量にて承認されている[13]。

国内では統合失調症患者を対象とした第Ⅰ/Ⅱ相反復投与薬物動態試験の副次評価として実施した有効性の検討において，RIS-LAI 25mg，37.5mgまたは50mgのいずれの用量も陽性・陰性症状評価尺度（Positive and Negative Syndrome Scale：PANSS）[12]総得点はベースラインより減少した[8]。また，安全性において，試験期間中に発現した有害事象の種類や頻度は，RIS経口剤でこれまでに報告されている事象，もしくはRIS-LAIの海外臨床試験で報告されている事象と大きく異なるものではなかった。統合失調症患者に対するRIS-LAIの有効性及び安全性の検証を目的として実施した第Ⅲ相臨床試験では，RIS-LAI群（25mg，37.5mg，または50mgを2週間隔投与で12回（24週間）投与）とRIS錠（RIS-Tab）群（2mg，4mgまたは6mg/日を24週間投与）との臨床効果の比較を行った[9]。その結果，主要評価である最終評価時のPANSS総スコアのベースラインからの変化量において，RIS-LAI群はRIS-Tab群に比して劣らないことが示唆された。また，安全性において，試験期間中に発現した有害事象は，RIS-LAI群とRIS-Tab群でその発現事象及び発現割合に大きな違いはなく，また，これまでのRIS経口剤で報告されている安全性プロファイルを逸脱する事象もなかった。そこで本試験では，第Ⅲ相比較試験でRIS-LAIに割付けられ試験を終了した被験者を対象として，48週間までの長期継続投与を行い，RIS-LAI長期投与時の有効性と安全性を検討した。

Ⅱ．治験方法

本治験は，全国55医療機関（表1）において，治験審査委員会の承認を受け，ヘルシンキ宣言及び「医薬品の臨床試験の実施に関する基準（GCP）」を遵守して，2004年11月から2006年10月にかけて実施した。

1．対象

本治験では，24週間のRIS-LAIとRIS-Tabとの多施設共同ランダム化非盲検並行群間比較試験[9]に参加した統合失調症患者で，RIS-LAI群に割付けられ，RIS-LAIの投与期間を完了し，さらに継続投与を希望する患者を対象とした。先行する24週間の比較試験での対象は，DSM-Ⅳ（精神疾患の診断・統計マニュアル第4改訂版）[19]の診断基準を満たす20歳以上の統合失調症患者で，入院・外来は問わないが，同意取得前28日間にRIS換算[4]で6mg/日以下の抗精神病薬を用法・用量を変更せずに服用しており，かつ，スクリーニング時において，PANSS総スコアが60以上120未満の患者であった。

2．被験者の同意

治験責任医師または治験分担医師は，本治験の実施に先立ち，自由意思による同意を被験者本人から文書で得た。具体的には，本治験に先行する24週間の比較試験において，治験薬投与開始から20週以降（本治験の開始4週前以降）に取得した。ただし，被験者本人からの同意取得が客観的に困難であると判断される場合は，代諾者からの同意取得でも可能とした。この場合は，被験者本人からの同意取得が困難であると判断した根拠を

表1 治験実施医療機関及び治験責任医師[*]

医療機関名	治験責任医師	医療機関名	治験責任医師
国立大学法人北海道大学病院	久住一郎	独立行政法人国立病院機構東尾張病院	八木深
医療法人社団朋友会石金病院	石金朋人	藤田保健衛生大学病院	岩田仲生
独立行政法人国立病院機構帯広病院	松原繁廣	特別医療法人居仁会総合心療センターひなが	可知敏明
医療法人中江病院	中山誠	奈良県立医科大学附属病院	中村祐／宮本敏雄／森川将行
市立稚内病院	千秋勉		
独立行政法人国立病院機構花巻病院	水野和久／渋谷治男	独立行政法人国立病院機構舞鶴医療センター	和多田裕／木造茂行
福島県立医科大学医学部附属病院	丹羽真一	関西医科大学附属滝井病院	奥川学
医療法人安積保養園附属あさかホスピタル	新国茂	国立大学法人大阪大学医学部附属病院	池尻義隆
財団法人磐城済世会舞子浜病院	馬目太永	医療法人社団桐葉会木島病院	原田智行
		医療法人養心会国分病院	木下秀一郎
国立大学法人千葉大学医学部附属病院	渡辺博幸	医療法人北斗会さわ病院	深尾晃三
		医療法人長尾会寝屋川サナトリウム	長尾喜一郎
医療法人社団静和会浅井病院	高橋英彦／伊藤逸生	医療法人清心会山本病院	山本幸良
国立精神・神経センター国府台病院	榎本哲郎	独立行政法人国立病院機構鳥取医療センター	助川鶴平
独立行政法人国立病院機構下総精神医療センター	岩崎弘一	財団法人慈圭会慈圭病院	堀井茂男
医療法人グリーンエミネンス中村古峡記念病院	久保田統／石谷江美	医療法人梁風会高梁病院	原田俊樹
医療法人社団光友会逸見病院	松薗理英子	独立行政法人国立病院機構呉医療センター	新野秀人
医療法人永寿会恩方病院	堤祐一郎	早川クリニック	早川浩
国立精神・神経センター武蔵病院	齋藤治	山口県立総合医療センター	兼行浩史
社会福祉法人桜ヶ丘社会事業協会桜ヶ丘記念病院	中谷真樹	国立大学法人高知大学医学部附属病院	下寺信次
財団法人高尾保養院東京高尾病院	鶴田康	産業医科大学病院	吉村玲児
		久留米大学病院	恵紙英昭
医療法人社団根岸病院	松村英幸	独立行政法人国立病院機構小倉病院	三浦智史／山下法文
独立行政法人国立病院機構久里浜アルコール症センター	樋口進	医療法人社団幸明会新船小屋病院	三根浩一郎
独立行政法人国立病院機構横浜医療センター	小澤篤嗣／立山哲也	独立行政法人国立病院機構肥前精神医療センター	橋本喜次郎
独立行政法人国立病院機構さいがた病院	湯浅悟／天金秀樹／武内廣盛	国立大学法人長崎大学医学部・歯学部附属病院	小澤寛樹
独立行政法人国立病院機構北陸病院	白石潤	長崎県立精神医療センター	高橋克朗
国立大学法人金沢大学医学部附属病院	越野好文／長澤達也	独立行政法人国立病院機構菊池病院	下原宣彦／橋本加代
名古屋大学医学部附属病院	尾崎紀夫	医療法人佐藤会弓削病院	西山浩介
医療法人静心会桶狭間病院	藤田潔		

[*]：治験実施時

図1 試験デザイン

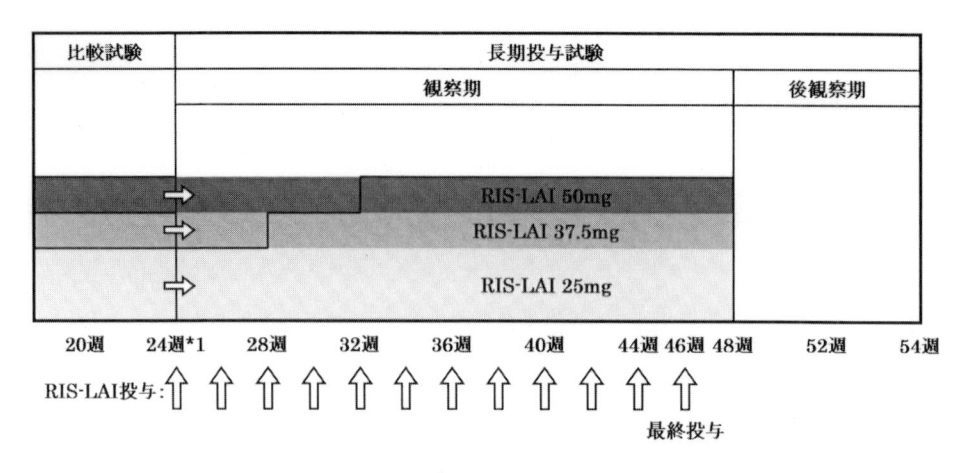

*1：比較試験の最終評価日までに同意を取得し，本治験に適格な被験者は，24週時の投与を実施する。

記録した。

3．治験薬

治験薬として RIS–LAI 25mg，37.5mg，50mg，RIS としてそれぞれ25mg，37.5mg，50mg を含有する持効性注射剤（ヤンセン ファーマ株式会社製造）を使用した。

4．投与方法

本治験に先行する比較試験では，RIS–LAI を初回投与量25mg より開始し，投与開始後の簡易精神症状評価尺度（Brief Psychiatric Rating Scale：BPRS)[16] スコアがベースラインより1ポイント以上悪化した場合に12.5mg 単位で最高50mg/2週間まで増量した。この間必要に応じて減量を認めたが，18週以降は投与量の変更はせず24週まで用量を固定した。本治験開始時の用量は先行試験の最終投与量と同一用量を継続投与した。また，比較試験時とは異なり，長期継続投与期間中は患者の状態に応じ，25mg，37.5mg，50mg/2週間のいずれかの用量に適宜増減することを可能とした。投与期間は，比較試験の24週間にさらに24週間（12回投与）を加えた合計48週間（24回投与）で，最終投与後8週間まで経過を観察した（図1）。なお，RIS–LAI 投与に際しては，注射部位痛や硬結などの有害事象を回避するため，臀部筋には2週間間隔で左右交互に投与した。

Epinephrine・他の治験薬の併用は禁止としたが，精神症状が悪化し治験担当医師がやむを得ず必要と判断して使用する併用制限薬は，比較試験時にレスキュー薬として選択した lorazepam のみに限定せず，他の抗不安薬及び抗精神病薬等も併用投与可能としたが，症状が回復または軽減した場合は中止することとした。抗パーキンソン薬は，治験期間中の錐体外路症状の出現によりやむを得ない場合は，症状が発現している期間のみ併用を認めた。睡眠薬及びその他の合併症治療薬は，先行する比較試験期間に併用されていた薬剤の用法・用量を変更せずに併用可能とした。

5．評価方法

本治験では，有害事象や薬原性錐体外路症状の評価尺度（Drug–Induced Extrapyramidal Symptoms Scale：DIEPSS)[3] 等により RIS–LAI の長期投与時の安全性を検討した。また，PANSS 及び Clinical Global Impression Change（CGI–C)[17] 等を用いて RIS–LAI の長期投与時の有効性を検討した。8週ごとに体重，血圧，脈拍数，体温，心電図，PANSS，CGI–C，DIEPSS，血液学的検査，血液生化学的検査，内分泌学的検査及び尿検査を行った。治験期間中に発現した全ての有害事象を記録し，試験中止時には全ての検査を行った。

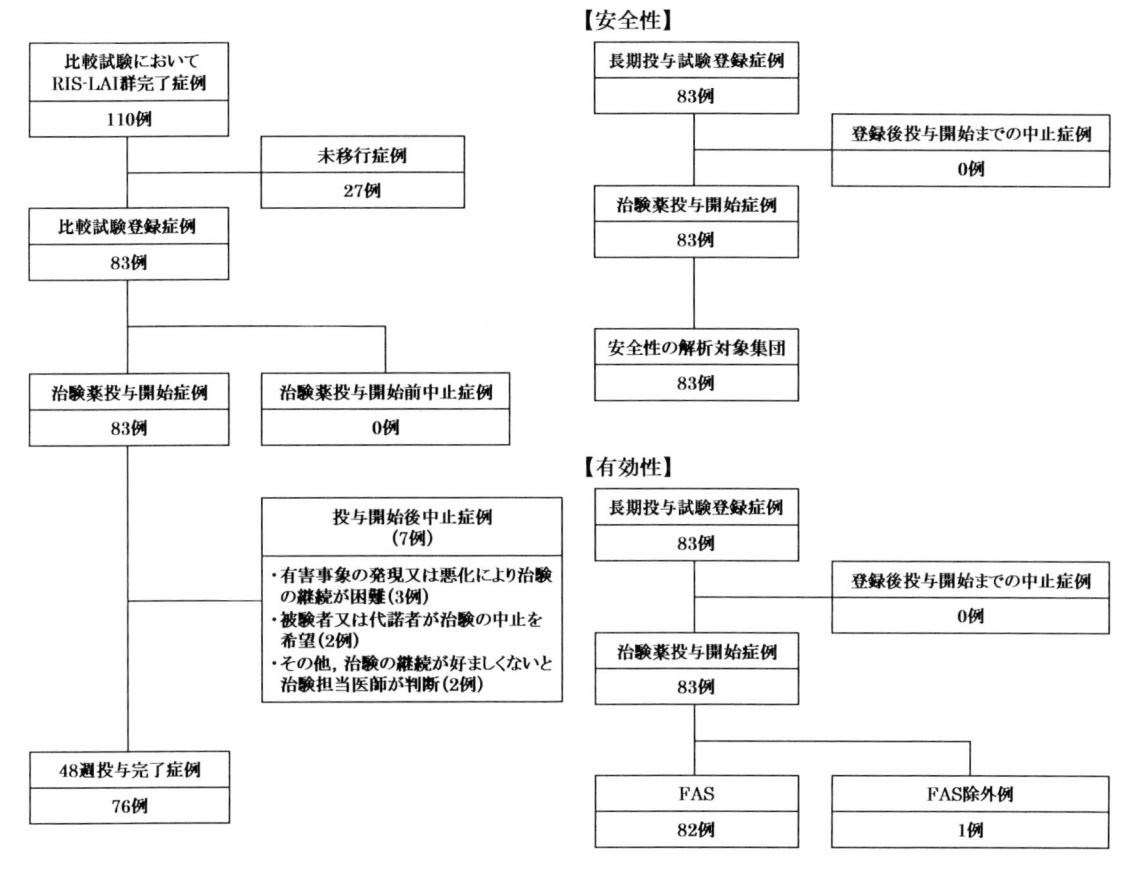

図2 症例の内訳と中止・脱落例の内訳

6. 解析方法

 安全性に関しては，RIS-LAIの投与を一度でも受けた集団を対象とし，有効性に関しては，有効性の評価が一度でも行われた集団（Full Analysis Set：FAS）を対象として解析を行った。途中で治験が中止された被験者のデータはlast observation carried forward（LOCF）法にて欠測値を補完した。先行した24週間の試験においてRIS-LAIの投与量が固定された18週以降での最頻投与量により，被験者を25mg群，37.5mg群及び50mg群に分類して用量別の集計を行い，結果を探索的に比較した。同一群内の時系列の比較はpaired t testを用いた。本試験における有意水準は全て5％とした。値は平均値（95％信頼区間の下限値～上限値），平均±標準偏差（SD），平均±標準誤差（SE）及び中央値［最小値～最大値］にて表記した。有害事象の発現について，時期別の集計は48週まで，それ以外は全期間で表示した。

Ⅲ．治験結果

1．症例の内訳

 先行した24週間の比較試験においてRIS-LAIの投与が完了した110例中，83例が本治験に登録され，全例が治験薬RIS-LAIの投与を開始した（図2）。安全性の解析対象集団は，本治験移行後にRIS-LAIを1回以上投与された患者83例であった。有効性の解析対象集団は，RIS-LAIを1回以上投与され，RIS-LAI投与後に有効性の評価が行われた82例であった。中止例は7例で，中止理由の内訳は「有害事象の発現・悪化」3例，「患者の希望」2例，「担当医師の判断」2例であった。有害事象により中止した3例（3.6％）はいずれも「精神障害」に分類される事象であった。

表2 人口統計学的特性及び他の基準値の特性（例数，（%））

		25mg群	37.5mg群	50mg群	全体
解析対象被験者数		47	23	13	83
性別	男性	30 (63.8)	13 (56.5)	6 (46.2)	49 (59.0)
	女性	17 (36.2)	10 (43.5)	7 (53.8)	34 (41.0)
年齢	30歳未満	7 (14.9)	4 (17.4)	2 (15.4)	13 (15.7)
	30歳以上40歳未満	16 (34.0)	7 (30.4)	4 (30.8)	27 (32.5)
	40歳以上50歳未満	15 (31.9)	5 (21.7)	2 (15.4)	22 (26.5)
	50歳以上60歳未満	4 (8.5)	4 (17.4)	4 (30.8)	12 (14.5)
	60歳以上	5 (10.6)	3 (13.0)	1 (7.7)	9 (10.8)
	平均値（標準偏差）	40.9 (11.6)	42.1 (13.8)	43.3 (11.2)	41.6 (12.1)
年齢（非高齢者/高齢者）	非高齢者(65歳未満)	46 (97.9)	21 (91.3)	13 (100.0)	80 (96.4)
	高齢者(65歳以上)	1 (2.1)	2 (8.7)	0	3 (3.6)
身長(cm)	平均値（標準偏差）	164.45 (6.86)	164.13 (10.10)	163.78 (7.14)	164.26 (7.83)
体重(kg)	平均値（標準偏差）	67.66 (13.12)	68.92 (14.59)	64.49 (9.39)	67.51 (12.98)
BMI	平均値（標準偏差）	24.94 (4.12)	25.46 (4.25)	24.05 (3.47)	24.94 (4.04)
病型	295.30妄想型	20 (42.6)	11 (47.8)	7 (53.8)	38 (45.8)
	295.10解体型(破瓜型)	7 (14.9)	5 (21.7)	5 (38.5)	17 (20.5)
	295.20緊張型	0	0	0	0
	295.90鑑別不能型	9 (19.1)	0	1 (7.7)	10 (12.0)
	295.60残遺型	11 (23.4)	7 (30.4)	0	18 (21.7)
発症歴	初発	30 (65.2)	10 (45.5)	6 (46.2)	46 (56.8)
	再発	16 (34.8)	12 (54.5)	7 (53.8)	35 (43.2)
罹病期間(年)	5年未満	13 (28.9)	5 (22.7)	1 (7.7)	19 (23.8)
	5年以上10年未満	12 (26.7)	3 (13.6)	2 (15.4)	17 (21.3)
	10年以上20年未満	14 (31.1)	6 (27.3)	3 (23.1)	23 (28.8)
	20年以上30年未満	3 (6.7)	5 (22.7)	5 (38.5)	13 (16.3)
	30年以上	3 (6.7)	3 (13.6)	2 (15.4)	8 (10.0)
	平均値（標準偏差）	11.02 (9.68)	15.35 (10.94)	19.45 (10.89)	13.58 (10.60)
最近の発症から治験薬投与開始までの期間	6ヵ月未満	5 (10.6)	2 (9.1)	1 (7.7)	8 (9.8)
	6ヵ月以上1年未満	2 (4.3)	2 (9.1)	2 (15.4)	6 (7.3)
	1年以上3年未満	10 (21.3)	4 (18.2)	2 (15.4)	16 (19.5)
	3年以上5年未満	9 (19.1)	7 (31.8)	1 (7.7)	17 (20.7)
	5年以上	21 (44.7)	7 (31.8)	7 (53.8)	35 (42.7)
	平均値（標準偏差）	6.15 (6.57)	6.72 (7.25)	8.15 (9.21)	6.62 (7.16)
診療区分（同意取得前）	入院	8 (17.0)	4 (17.4)	5 (38.5)	17 (20.5)
	外来	39 (83.0)	19 (82.6)	8 (61.5)	66 (79.5)
CGI-S	ごく軽度	3 (6.4)	0	0	3 (3.6)
	軽度	20 (42.6)	10 (43.5)	2 (15.4)	32 (38.6)
	中等度	19 (40.4)	9 (39.1)	7 (53.8)	35 (42.2)
	やや重症	4 (8.5)	4 (17.4)	3 (23.1)	11 (13.3)
	重度	1 (2.1)	0	1 (7.7)	2 (2.4)
DIEPSS概括重症度	0 (なし)	22 (46.8)	13 (56.5)	7 (53.8)	42 (50.6)
	1 (ごく軽度)	21 (44.7)	10 (43.5)	4 (30.8)	35 (42.2)
	2 (軽度)	4 (8.5)	0	2 (15.4)	6 (7.2)
	3 (中等度)	0	0	0	0
	4 (重度)	0	0	0	0
PANSS総スコア	60以上80未満	35 (74.5)	19 (82.6)	5 (38.5)	59 (71.1)
	80以上100未満	9 (19.1)	4 (17.4)	7 (53.8)	20 (24.1)
	100以上	3 (6.4)	0	1 (7.7)	4 (4.8)
	平均値（標準偏差）	74.7 (13.2)	72.5 (9.8)	82.6 (12.6)	75.3 (12.5)
前治療抗精神病薬*(%)	risperidone単剤	34 (72.3)	14 (60.9)	6 (46.2)	54 (65.1)
	非risperidone単剤	6 (12.8)	4 (17.4)	4 (30.8)	14 (16.9)
	多剤	7 (14.9)	5 (21.7)	3 (23.1)	15 (18.1)
	投与量 ≦2mg	15 (31.9)	5 (21.7)	0	20 (24.1)
	2mg <, ≦4mg	21 (44.7)	6 (26.1)	4 (30.8)	31 (37.3)
	4mg <, ≦6mg	11 (23.4)	12 (52.2)	9 (69.2)	32 (38.6)

*同意取得日に使用されていた頓用以外の抗精神病薬。投与量はrisperidone換算量。

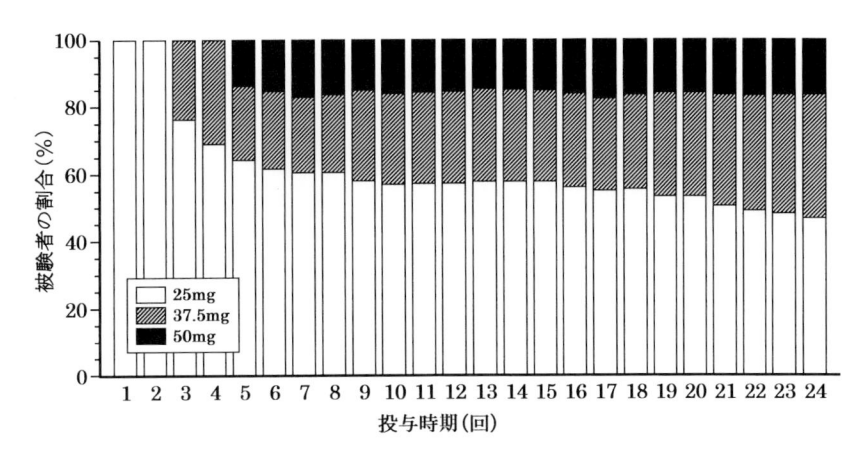

図3 RIS-LAI投与量の分布の推移

2．人口統計学的特性及び他の基準値の特性及び前治療薬の状況

安全性解析対象集団83例の人口統計学的特性及び他の基準値の特性を表2に示した。性別は男性59.0％，女性41.0％，年齢は41.6歳，病型は妄想型が45.8％と最も多く，初発エピソードが56.8％，罹病期間は13.6年，最近の発症から治験薬を投与されるまでの期間は6.6年，診療区分では外来が79.5％であった。CGI-Sは中等度と軽度が共に約40％でPANSS総スコアは75.3であった。

最頻投与量で分類した用量群別の被験者数の割合は，25mg群56.6％，37.5mg群27.7％，50mg群15.7％であり，各群間において年齢や体重に明らかな差はみられなかった。しかしながら，25mg投与群には初発（65.2％），外来（83.0％），CGI-Sで「軽度」以下（49.0％）が多く，前治療としてRIS換算で1日投与量4mg以下の抗精神病薬投与を受けていた被験者が76.6％であった。一方，50mg投与群では，再発（53.8％），解体型の病型（38.5％），CGI-Sで「やや重度」以上（30.8％）が多く，PANSS総スコアも82.6と他の投与量群に比べて高かった。また，前治療としてRIS換算で1日投与量4mgを超える抗精神病薬投与を受けていた被験者が69.2％であった。

前治療抗精神病薬の投与状況はRIS単剤が65.1％と大半を占めた。前治療抗精神病薬の平均投与量はRIS換算で3.9mg/日であり，RIS-LAIの最頻投与量別でみると25mg投与群3.4mg/日，37.5mg投与群4.1mg/日及び，50mg投与群5.2mg/日で，RIS-LAIの最頻投与量が高用量になった被験者においては，前治療抗精神病薬の平均投与量も高用量であった。

3．RIS-LAIの投与量と治験期間中の併用薬

RIS-LAI初回投与から最終投与に至るまでの投与量分布の推移を図3に示した。先行試験の最終投与である投与12回目においては25mgが57.3％，37.5mgが28.0％，50mgが14.6％であったのに対し，本治験の最終投与である投与24回目においてはそれぞれ47.4％，36.8％及び15.8％であった。また，長期投与に移行した後の最頻投与量の割合は25mgが56.1％，37.5mgが28.0％，50mgが15.9％であった。

前治療抗精神病薬投与量別のRIS-LAI最頻投与量を集計した結果，前治療抗精神病薬の投与量がRIS換算［≦2mg］の被験者では25mg群が75％，37.5mg群が25.0％で，［2mg＜，≦4mg］の被験者では25mg群が67.7％，37.5mg群が19.4％，50mg群が12.9％であり，これらの被験者（前治療抗精神病薬がRIS換算1日4mg以下）の約70％がRIS-LAI 25mgにて治療された。一方，［4mg＜］の患者では25mg群が32.3％，37.5mg群が38.7％，50mg群が29.0％とRIS-LAIの37.5mg及び50mg投与の割合が増加した（図4）。

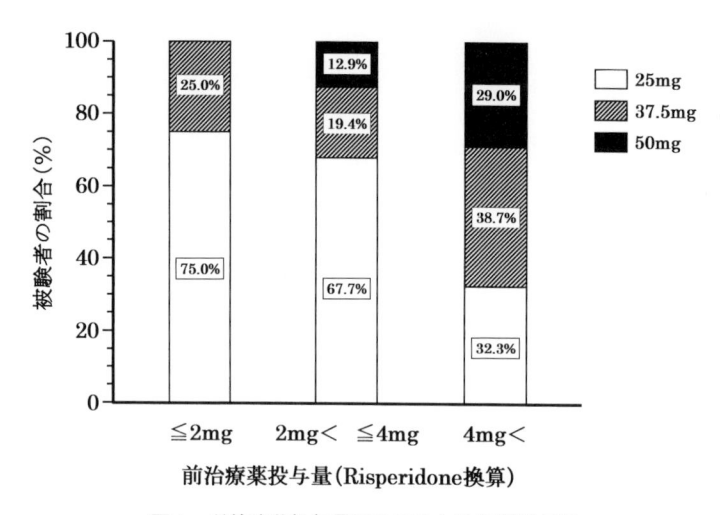

図4　前治療薬投与量別の RIS-LAI 最頻投与量

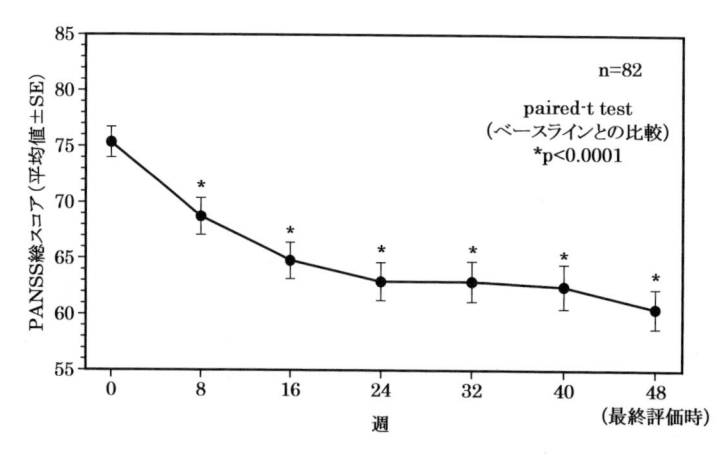

図5　PANSS 総スコアの平均値の経時推移

　先行比較試験から長期投与試験に移行後，投与量の変更が行われた被験者の割合は20.7％（17/82例）であった。このうち増量されたのは12例で，10例は医師により「効果不十分」と判断されたためであり，他の2例は有害事象（妄想及び異常行動）のためであった。効果不十分で増量された被験者は増量後も試験を継続し，本試験を完了した。
　併用制限薬剤として定義した抗精神病薬及び抗不安薬，抗うつ薬等を併用した被験者の割合は26.8％であった。RIS-LAI 投与量別で併用制限薬併用率をみると，25mg 群17.4％，37.5mg 群30.4％，50mg 群53.8％であり，RIS-LAI の投与量が高用量になるほど併用制限薬が高率に併用された。抗精神病薬の併用率は，25mg 群10.9％，37.5mg 群8.7％，50mg 群30.8％であり，ほとんどの症例において頓用使用された。2例以上に頓用処方された薬剤について，投与量，投与期間を第一世代および第二世代抗精神病薬別にみると，第一世代抗精神病薬では levomepromazine 10〜50mg/回；1〜128日，zotepine 50〜100mg/回；14〜84日，第二世代抗精神病薬では RIS 1〜2 mg/回；1〜28日であった。

4．有効性
　PANSS 総スコアの経時推移を図5及び表3に

表3 PANSS総スコア及びベースラインからの変化量

		25mg群 (n=46)			37.5mg群 (n=23)			50mg群 (n=13)			全体 (n=82)		
		総スコア平均値 (SE)	変化量平均値 (SE)	p値[a]	総スコア平均値 (SE)	変化量平均値 (SE)	p値[a]	総スコア平均値 (SE)	変化量平均値 (SE)	p値[a]	総スコア平均値 (SE)	変化量平均値 (SE)	p値[a]
PANSS総スコア	ベースライン	74.8 (1.96)	—	—	72.5 (2.05)	—	—	82.6 (3.49)	—	—	75.4 (1.39)	—	—
	24週	60.5 (2.38)	-14.3 (1.82)	<0.0001	62.2 (2.71)	-10.3 (2.28)	0.0002	74.5 (3.47)	-8.1 (2.51)	0.0074	63.2 (1.71)	-12.2 (1.29)	<0.0001
	48週 (最終評価時)	58.4 (2.76)	-16.4 (2.49)	<0.0001	59.6 (2.45)	-13.0 (2.46)	<0.0001	71.7 (3.81)	-10.9 (2.91)	0.0028	60.9 (1.86)	-14.5 (1.63)	<0.0001

SE:標準誤差,変化量:ベースラインからの変化量
a:対応のあるt検定によるベースラインとの比較

表4 PANSS下位評価尺度スコア及びベースラインからの変化量

		25mg群 (n=46)			37.5mg群 (n=23)			50mg群 (n=13)			全体 (n=82)		
		スコア平均値 (SE)	変化量平均値 (SE)	p値[a]	スコア平均値 (SE)	変化量平均値 (SE)	p値[a]	スコア平均値 (SE)	変化量平均値 (SE)	p値[a]	スコア平均値 (SE)	変化量平均値 (SE)	p値[a]
陽性尺度スコア	ベースライン	15.4 (0.68)	—	—	14.4 (0.92)	—	—	17.4 (1.49)	—	—	15.4 (0.52)	—	—
	24週	12.1 (0.65)	-3.3 (0.52)	<0.0001	13.0 (0.83)	-1.4 (0.65)	0.0372	15.6 (1.38)	-1.8 (1.29)	0.1943	12.9 (0.50)	-2.5 (0.40)	<0.0001
	48週 (最終評価時)	12.2 (0.77)	-3.2 (0.73)	<0.0001	13.0 (0.92)	-1.3 (0.81)	0.1099	15.5 (1.45)	-1.9 (1.39)	0.1927	12.9 (0.56)	-2.5 (0.52)	<0.0001
陰性尺度スコア	ベースライン	22.0 (0.84)	—	—	21.9 (1.09)	—	—	24.5 (1.22)	—	—	22.4 (0.59)	—	—
	24週	18.1 (0.81)	-4.0 (0.62)	<0.0001	18.0 (0.91)	-3.9 (0.70)	<0.0001	21.6 (1.17)	-2.9 (0.77)	0.0026	18.6 (0.57)	-3.8 (0.41)	<0.0001
	48週 (最終評価時)	17.3 (0.89)	-4.7 (0.77)	<0.0001	16.7 (1.01)	-5.2 (0.84)	<0.0001	20.2 (1.35)	-4.4 (0.57)	<0.0001	17.6 (0.62)	-4.8 (0.50)	<0.0001
総合尺度スコア	ベースライン	37.3 (1.18)	—	—	36.2 (1.29)	—	—	40.7 (1.87)	—	—	37.6 (0.82)	—	—
	24週	30.3 (1.39)	-7.0 (0.98)	<0.0001	31.2 (1.57)	-5.0 (1.46)	0.0024	37.3 (1.74)	-3.4 (1.46)	0.0385	31.7 (0.97)	-5.9 (0.73)	<0.0001
	48週 (最終評価時)	28.9 (1.48)	-8.4 (1.29)	<0.0001	29.8 (1.27)	-6.4 (1.36)	<0.0001	36.1 (1.97)	-4.6 (1.82)	0.0262	30.3 (0.99)	-7.3 (0.87)	<0.0001

SE:標準誤差
a:対応のあるt検定によるベースラインとの比較

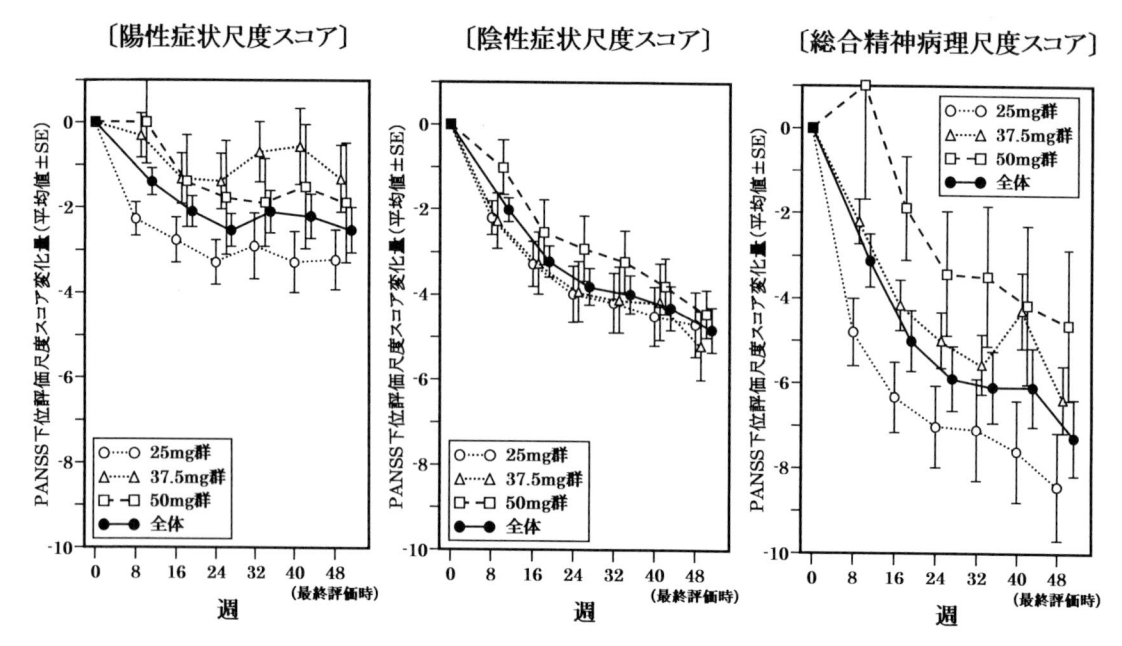

〔陽性症状尺度スコア〕　〔陰性症状尺度スコア〕　〔総合精神病理尺度スコア〕

図6　PANSS下位評価尺度スコア変化量の推移

示した。PANSS総スコア値（平均値）は，ベースライン75.4，24週時63.2，48週（最終評価）時60.9であり，24週まで徐々に減少し，それ以降は24週時の値がほぼ維持された。ベースラインからのPANSS総スコアの変化量でみると，24週時は−12.2，48週時は−14.5であり，いずれの評価時期においてもベースラインから有意な減少がみられた。最頻投与量別のPANSS総スコアの変化量（平均値）を24週時及び48週時でみると，25mg投与群では−14.3及び−16.4，37.5mg投与群では−10.3及び−13.0，50mg投与群では−8.1及び−10.9であった。PANSS総スコアがベースラインから20％以上減少した被験者の割合は，24週時54.9％，48週時61.0％であった。

PANSS下位評価尺度スコアの経時変化を（表4，図6）に示した。ベースライン，24週時，48週時の陽性尺度スコア（平均値）はそれぞれ15.4，12.9，12.9であった。同様に陰性尺度スコアは22.4，18.6，17.6であり，総合精神病理尺度スコアは37.6，31.7，30.3であった。いずれの下位尺度においても24週時及び48週時のスコアはベースラインから有意に減少した。

Marderらの分類[15]によるPANSS下位評価尺度スコアの経時変化の値を表5に示した。いずれの下位評価尺度においても，24週時及び48週時のスコアはベースラインから有意に減少した。また，BPRSも，24週時及び48週時のスコアはベースラインから有意に減少した（表6）。

CGI−Cの時期別の評価を図7に，投与量別の最終評価を表7に示した。時期別の評価において，「軽度改善」以上の割合は24週時69.5％及び48週時70.7％であり，「不変」以上の割合は24週時97.6％及び48週時96.3％であった。

5．安全性

安全性解析対象集団83例における有害事象発現率は97.6％であった。発現率が5％以上の有害事象を表8に示した。RIS−LAI投与量群別の有害事象発現率は25mg群95.7％，37.5mg群100％，50mg群100％であった。なお，未知の有害事象は認めなかった。

発現率が20％を上回った有害事象は，鼻咽頭炎48.2％，不眠症43.4％，血中プロラクチン増加28.9％及び体重増加20.5％であった。一方，副作用の発現率は84.3％であり，10％以上の事象は，血中プロラクチン増加27.7％，不眠症26.5％，体

表5 Marderらの分類によるPANSS下位評価尺度スコア及びベースラインからの変化量

		25mg群 (n=46)			37.5mg群 (n=23)			50mg群 (n=13)			全体 (n=82)		
		スコア平均値(SE)	変化量平均値(SE)	p値[a]	スコア平均値(SE)	変化量平均値(SE)	p値[a]	スコア平均値(SE)	変化量平均値(SE)	p値[a]	スコア平均値(SE)	変化量平均値(SE)	p値[a]
陽性症状スコア	ベースライン	19.8(0.78)	—	—	20.0(0.95)	—	—	23.5(1.49)	—	—	20.4(0.58)	—	—
	24週	16.0(0.87)	-3.8(0.51)	<0.0001	17.4(0.80)	-2.6(0.70)	0.0014	20.5(1.26)	-3.0(1.04)	0.0140	17.1(0.59)	-3.3(0.39)	<0.0001
	48週(最終評価時)	15.8(0.94)	-4.0(0.71)	<0.0001	16.7(0.89)	-3.3(0.89)	0.0013	19.6(1.19)	-3.8(1.09)	0.0042	16.7(0.62)	-3.7(0.50)	<0.0001
陰性症状スコア	ベースライン	22.1(0.83)	—	—	21.1(1.09)	—	—	23.7(1.28)	—	—	22.1(0.59)	—	—
	24週	17.9(0.81)	-4.2(0.66)	<0.0001	17.1(0.91)	-4.0(0.70)	<0.0001	20.8(1.20)	-2.9(0.69)	0.0012	18.2(0.56)	-3.9(0.43)	<0.0001
	48週(最終評価時)	17.0(0.85)	-5.1(0.80)	<0.0001	15.8(0.95)	-5.3(0.75)	<0.0001	19.3(1.39)	-4.4(0.71)	<0.0001	17.0(0.60)	-5.1(0.51)	<0.0001
思考解体スコア	ベースライン	17.1(0.71)	—	—	16.9(0.85)	—	—	18.5(1.15)	—	—	17.3(0.50)	—	—
	24週	14.1(0.69)	-3.0(0.48)	<0.0001	14.6(0.84)	-2.3(0.66)	0.0025	18.2(1.06)	-0.3(0.44)	0.5016	14.9(0.50)	-2.4(0.35)	<0.0001
	48週(最終評価時)	13.6(0.75)	-3.5(0.62)	<0.0001	14.2(0.86)	-2.7(0.74)	0.0014	17.3(1.12)	-1.2(0.68)	0.1145	14.3(0.53)	-2.9(0.43)	<0.0001
敵意/興奮スコア	ベースライン	6.8(0.39)	—	—	6.3(0.56)	—	—	7.6(0.60)	—	—	6.8(0.29)	—	—
	24週	5.5(0.34)	-1.3(0.30)	<0.0001	5.7(0.46)	-0.6(0.58)	0.3396	7.2(0.74)	-0.4(0.37)	0.3160	5.8(0.26)	-1.0(0.24)	0.0002
	48週(最終評価時)	5.4(0.48)	-1.3(0.46)	0.0057	5.8(0.43)	-0.5(0.56)	0.4038	7.6(0.88)	0.0(0.48)	1.0000	5.9(0.33)	-0.9(0.32)	0.0062
不安/抑うつスコア	ベースライン	9.0(0.39)	—	—	8.2(0.61)	—	—	9.4(0.65)	—	—	8.8(0.29)	—	—
	24週	6.9(0.38)	-2.1(0.37)	<0.0001	7.3(0.76)	-1.0(0.59)	0.1220	7.9(0.83)	-1.5(0.72)	0.0657	7.2(0.33)	-1.7(0.29)	<0.0001
	48週(最終評価時)	6.6(0.36)	-2.4(0.42)	<0.0001	7.0(0.57)	-1.2(0.41)	0.0073	7.8(0.93)	-1.5(0.91)	0.1168	6.9(0.30)	-1.9(0.30)	<0.0001

SE:標準誤差
a:対応のあるt検定によるベースラインとの比較

表6　BPRS総スコア及びベースラインからの変化量

		25mg群 (n=46)			37.5mg群 (n=23)			50mg群 (n=13)			全体 (n=82)		
		スコア平均値 (SE)	変化量平均値 (SE)	p値[a]	スコア平均値 (SE)	変化量平均値 (SE)	p値[a]	スコア平均値 (SE)	変化量平均値 (SE)	p値[a]	スコア平均値 (SE)	変化量平均値 (SE)	p値[a]
BPRSスコア	ベースライン	41.2 (1.12)	—	—	39.7 (1.32)	—	—	45.2 (2.22)	—	—	41.4 (0.82)	—	—
	24週	33.0 (1.33)	-8.2 (1.03)	<0.0001	34.3 (1.75)	-5.4 (1.47)	0.0013	40.8 (2.25)	-4.5 (1.59)	0.0157	34.6 (1.00)	-6.8 (0.77)	<0.0001
	48週 (最終評価時)	32.1 (1.51)	-9.1 (1.39)	<0.0001	33.4 (1.42)	-6.3 (1.38)	0.0001	39.3 (2.35)	-5.9 (1.85)	0.0076	33.6 (1.03)	-7.8 (0.92)	<0.0001

SE:標準誤差
a:対応のあるt検定によるベースラインとの比較

表7　CGI-Cの最終評価

CGI-C	25mg群 被験者数 (%)	37.5mg群 被験者数 (%)	50mg群 被験者数 (%)	全体 被験者数 (%)
解析対象被験者数	46	23	13	82
著明改善	6 (13.0)	2 (8.7)	2 (15.4)	10 (12.2)
中等度改善	15 (32.6)	8 (34.8)	3 (23.1)	26 (31.7)
軽度改善	13 (28.3)	4 (17.4)	5 (38.5)	22 (26.8)
不変	10 (21.7)	9 (39.1)	2 (15.4)	21 (25.6)
軽度悪化	1 (2.2)	0	1 (7.7)	2 (2.4)
中等度悪化	0	0	0	0
著明悪化	1 (2.2)	0	0	1 (1.2)
不変以上	44 (95.7)	23 (100.0)	12 (92.3)	79 (96.3)

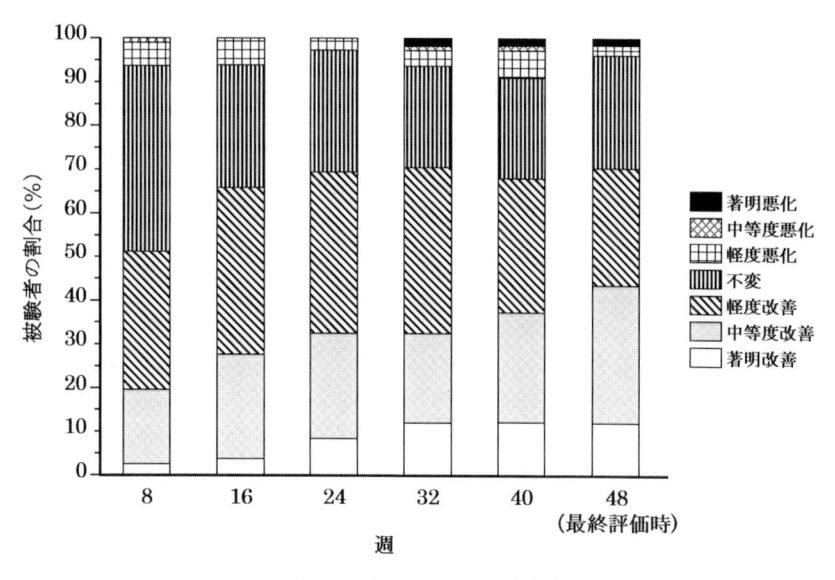

図7 時期別の CGI-C の評価

重増加19.3%,注射部位疼痛13.3%,アラニン・アミノトランスフェラーゼ増加13.3%及び便秘10.8%であった。

12週ごとの発現時期別の有害事象の発現率は,「0〜12週」80.7%,「13〜24週」74.7%,「25〜36週」66.3%,「37〜48週」64.1%であった。有害事象発現率はRIS-LAIの投与開始初期に高く,継続投与に伴い,新たな有害事象の発現割合は徐々に低下する傾向であった。

重篤な有害事象の発現率は,7.2%(6/83例,7件)であり,器官別大分類で「精神障害」に分類される精神症状2例,妄想1例,異常行動1例,不安1例及び「代謝及び栄養障害」に分類される多飲症1例(2件)であった。これらの事象の発現要因として,精神症状2例及び不安1例は,ライフイベント及び家族関係が関与しており,異常行動は薬物治療に対する反応不良が担当医師からのコメントとして指摘された。また,多飲症は,治験開始前から認められていた事象が治験中に悪化したものであった。RIS-LAI投与量群別の発現率は25mg群4.3%(2例/2件),37.5mg群4.3%(1例/1件),50mg群23.1%(3例/4件)であった。

有害事象の発現により治験薬の投与が中止された割合は3.6%(3/83例)であり,内容は精神症状(2例)及び異常行動(1例)で原疾患に関連した事象であった。転帰に関しては7件中6件が回復,1件が軽快と判断された。

錐体外路症状関連の有害事象の発現率は21.7%(18/83例)であり,発現率が高い事象はアカシジア7.2%,ジスキネジー7.2%及び流涎過多6.0%であった(表9)。有害事象の程度はいずれも「軽度」もしくは「中等度」であり,治験期間中に回復もしくは軽快した。発現時期別の錐体外路症状発現率は,「0〜12週」13.3%,「13〜24週」3.6%,「25〜36週」4.8%,「37〜48週」2.6%で,13週以降では新たな事象の発現率は5%未満と低かった。DIEPSSの合計スコア及び各項目スコアを表10に示す。抗パーキンソン薬併用率は14.5%(12/83例)であり,治験薬投与開始前に抗パーキンソン薬を併用していた50.6%(42/83例)に比べてその割合は低下した(表11)。また,治験薬投与前に抗パーキンソン薬を投与されていなかった被験者において,治験薬投与4週以降に新たに抗パーキンソン薬の併用を開始したものはいなかった。

プロラクチン関連の有害事象の発現率は32.5%(27/83例)であった。血中プロラクチン増加の発現率(28.9%)が最も高かったが,乳汁漏出,月経異常,射精障害など臨床所見を伴う有害事象の

表8 いずれかの群で5％以上発現した有害事象，及び関連性が否定できない有害事象（副作用）

項目	25mg群		37.5mg群		50mg群		全体	
	有害事象	副作用	有害事象	副作用	有害事象	副作用	有害事象	副作用
解析対象例数	47	47	23	23	13	13	83	83
事象発現例数	45 (95.7)	39 (83.0)	23 (100.0)	21 (91.3)	13 (100.0)	10 (76.9)	81 (97.6)	70 (84.3)
鼻咽頭炎	28 (59.6)	1 (2.1)	10 (43.5)	0	2 (15.4)	0	40 (48.2)	1 (1.2)
不眠症	19 (40.4)	11 (23.4)	11 (47.8)	9 (39.1)	6 (46.2)	2 (15.4)	36 (43.4)	22 (26.5)
血中プロラクチン増加	13 (27.7)	13 (27.7)	8 (34.8)	7 (30.4)	3 (23.1)	3 (23.1)	24 (28.9)	23 (27.7)
体重増加	12 (25.5)	12 (25.5)	2 (8.7)	2 (8.7)	3 (23.1)	2 (15.4)	17 (20.5)	16 (19.3)
アラニン・アミノトランスフェラーゼ増加	9 (19.1)	8 (17.0)	4 (17.4)	3 (13.0)	0	0	13 (15.7)	11 (13.3)
血中クレアチンホスホキナーゼ増加	6 (12.8)	2 (4.3)	6 (26.1)	4 (17.4)	1 (7.7)	1 (7.7)	13 (15.7)	7 (8.4)
便秘	6 (12.8)	5 (10.6)	2 (8.7)	2 (8.7)	4 (30.8)	2 (15.4)	12 (14.5)	9 (10.8)
注射部位疼痛	9 (19.1)	9 (19.1)	1 (4.3)	1 (4.3)	1 (7.7)	1 (7.7)	11 (13.3)	11 (13.3)
血中トリグリセリド増加	10 (21.3)	8 (17.0)	0	0	0	0	10 (12.0)	8 (9.6)
白血球数増加	8 (17.0)	3 (6.4)	0	0	2 (15.4)	1 (7.7)	10 (12.0)	4 (4.8)
上気道の炎症	5 (10.6)	0	4 (17.4)	0	1 (7.7)	0	10 (12.0)	0
γ-グルタミルトランスフェラーゼ増加	6 (12.8)	4 (8.5)	1 (4.3)	1 (4.3)	2 (15.4)	2 (15.4)	9 (10.8)	7 (8.4)
頭痛	4 (8.5)	3 (6.4)	4 (17.4)	1 (4.3)	1 (7.7)	1 (7.7)	9 (10.8)	5 (6.0)
筋痛	6 (12.8)	1 (2.1)	2 (8.7)	0	1 (7.7)	0	9 (10.8)	1 (1.2)
アカシジア	2 (4.3)	2 (4.3)	4 (17.4)	4 (17.4)	0	0	6 (7.2)	6 (7.2)
背部痛	4 (8.5)	1 (2.1)	2 (8.7)	1 (4.3)	0	0	6 (7.2)	2 (2.4)
ジスキネジー	5 (10.6)	5 (10.6)	0	0	1 (7.7)	1 (7.7)	6 (7.2)	6 (7.2)
精神症状	2 (4.3)	2 (4.3)	0	0	4 (30.8)	4 (30.8)	6 (7.2)	6 (7.2)
上腹部痛	2 (4.3)	0	3 (13.0)	1 (4.3)	0	0	5 (6.0)	1 (1.2)
アスパラギン酸アミノトランスフェラーゼ増加	3 (6.4)	2 (4.3)	2 (8.7)	1 (4.3)	0	0	5 (6.0)	3 (3.6)
下痢	1 (2.1)	0	2 (8.7)	0	2 (15.4)	0	5 (6.0)	0
悪心	3 (6.4)	1 (2.1)	1 (4.3)	0	1 (7.7)	1 (7.7)	5 (6.0)	2 (2.4)
流涎過多	2 (4.3)	1 (2.1)	3 (13.0)	2 (8.7)	0	0	5 (6.0)	3 (3.6)
挫傷	3 (6.4)	0	2 (8.7)	0	0	0	5 (6.0)	0
不安	1 (2.1)	1 (2.1)	2 (8.7)	1 (4.3)	1 (7.7)	0	4 (4.8)	2 (2.4)
関節痛	3 (6.4)	0	0	0	1 (7.7)	0	4 (4.8)	0
血中尿酸増加	4 (8.5)	3 (6.4)	0	0	0	0	4 (4.8)	3 (3.6)
齲歯	2 (4.3)	0	0	0	2 (15.4)	0	4 (4.8)	0
湿疹	3 (6.4)	2 (4.3)	1 (4.3)	1 (4.3)	0	0	4 (4.8)	3 (3.6)
胃炎	3 (6.4)	3 (6.4)	1 (4.3)	0	0	0	4 (4.8)	3 (3.6)
四肢痛	2 (4.3)	1 (2.1)	2 (8.7)	0	0	0	4 (4.8)	1 (1.2)
擦過傷	1 (2.1)	0	2 (8.7)	0	1 (7.7)	0	4 (4.8)	0
ざ瘡	0	0	2 (8.7)	2 (8.7)	1 (7.7)	1 (7.7)	3 (3.6)	3 (3.6)
眼精疲労	0	0	2 (8.7)	0	1 (7.7)	0	3 (3.6)	0
過角化	1 (2.1)	0	1 (4.3)	0	1 (7.7)	0	3 (3.6)	0
高尿酸血症	1 (2.1)	1 (2.1)	2 (8.7)	1 (4.3)	0	0	3 (3.6)	2 (2.4)
易刺激性	2 (4.3)	1 (2.1)	0	0	1 (7.7)	1 (7.7)	3 (3.6)	2 (2.4)
口内炎	1 (2.1)	1 (2.1)	1 (4.3)	0	1 (7.7)	0	3 (3.6)	1 (1.2)
口渇	1 (2.1)	0	1 (4.3)	0	1 (7.7)	1 (7.7)	3 (3.6)	1 (1.2)
心室性期外収縮	0	0	2 (8.7)	2 (8.7)	1 (7.7)	1 (7.7)	3 (3.6)	3 (3.6)
嘔吐	2 (4.3)	0	0	0	1 (7.7)	0	3 (3.6)	0
熱傷	0	0	2 (8.7)	0	1 (7.7)	0	3 (3.6)	0
ジストニー	1 (2.1)	1 (2.1)	0	0	1 (7.7)	1 (7.7)	2 (2.4)	2 (2.4)
毛包炎	0	0	2 (8.7)	0	0	0	2 (2.4)	0
痔核	0	0	2 (8.7)	1 (4.3)	0	0	2 (2.4)	1 (1.2)
注射部位硬結	0	0	1 (4.3)	1 (4.3)	1 (7.7)	1 (7.7)	2 (2.4)	2 (2.4)
胃不快感	1 (2.1)	1 (2.1)	0	0	1 (7.7)	1 (7.7)	2 (2.4)	2 (2.4)
蕁麻疹	1 (2.1)	0	0	0	1 (7.7)	0	2 (2.4)	0
注痛麻痺	0	0	1 (4.3)	1 (4.3)	1 (7.7)	0	2 (2.4)	1 (1.2)
血中アルカリホスファターゼ増加	1 (2.1)	1 (2.1)	0	0	1 (7.7)	1 (7.7)	2 (2.4)	2 (2.4)
貧血	0	0	0	0	1 (7.7)	0	1 (1.2)	0
口唇炎	0	0	0	0	1 (7.7)	0	1 (1.2)	0
皮膚炎	0	0	0	0	1 (7.7)	0	1 (1.2)	0
消化不良	0	0	0	0	1 (7.7)	0	1 (1.2)	0
浮腫	0	0	0	0	1 (7.7)	1 (7.7)	1 (1.2)	1 (1.2)
骨粗鬆症	0	0	0	0	1 (7.7)	0	1 (1.2)	0
血小板数減少	0	0	0	0	1 (7.7)	1 (7.7)	1 (1.2)	1 (1.2)
多飲症	0	0	0	0	1 (7.7)	1 (7.7)	1 (1.2)	1 (1.2)
腟カンジダ症	0	0	0	0	1 (7.7)	0	1 (1.2)	0
血小板数増加	0	0	0	0	1 (7.7)	1 (7.7)	1 (1.2)	1 (1.2)

発現率はそれぞれ1.2％と低かった（表12）。発現時期別のプロラクチン関連事象発現率は，「0〜12週」25.3％，「13〜24週」8.4％，「25〜36週」1.2％，「37〜48週」2.6％であり，治験薬投与開始早期の発現率が高かった。また，プロラクチン値は RIS-LAI 投与後にベースラインの値を下回る傾向があった（表13）。

血糖関連の有害事象は2.4％（2/83例）に発現した。その内容はグリコヘモグロビン増加及び血中ブドウ糖増加といずれも臨床検査異常であり，臨床的な異常所見を伴う有害事象は認めなかった。

心血管系関連の有害事象は，「心臓障害」に分類される有害事象が4.8％（4/83例）に発現し，

表9 錐体外路症状関連の有害事象

項目	25mg群 例数	(%)	件数	37.5mg群 例数	(%)	件数	50mg群 例数	(%)	件数	全体 例数	(%)	件数
解析対象例数	47			23			13			83		
事象発現例数	8	(17.0)	12	8	(34.8)	10	2	(15.4)	3	18	(21.7)	25
神経系障害	8	(17.0)	9	4	(17.4)	5	1	(7.7)	2	13	(15.7)	16
アカシジア	2	(4.3)	2	4	(17.4)	5	0		0	6	(7.2)	7
ジスキネジー	5	(10.6)	5	0		0	1	(7.7)	1	6	(7.2)	6
ジストニー	1	(2.1)	1	0		0	1	(7.7)	1	2	(2.4)	2
パーキンソニズム	1	(2.1)	1	0		0	0		0	1	(1.2)	1
眼障害	0		0	1	(4.3)	1	1	(7.7)	1	2	(2.4)	2
注視麻痺	0		0	1	(4.3)	1	1	(7.7)	1	2	(2.4)	2
胃腸障害	2	(4.3)	2	3	(13.0)	4	0		0	5	(6.0)	6
流涎過多	2	(4.3)	2	3	(13.0)	4	0		0	5	(6.0)	6
筋骨格系および結合組織障害	1	(2.1)	1	0		0	0		0	1	(1.2)	1
筋萎縮	1	(2.1)	1	0		0	0		0	1	(1.2)	1

その内容は心室性期外収縮3例及び動悸1例であった。「血管障害」に分類される有害事象は2.4%（2/83例）に発現し，その内容は高血圧及び起立性低血圧が各1例であった。

注射部位反応関連の有害事象は，18.1%（15/83例）に発現した（表14）。発現率が最も高い事象は注射部位疼痛13.3%で，その程度は「中等度」の2例を除きいずれも「軽度」であった。発現時期別の注射部位反応発現例は「0〜12週」9例11件，「13〜24週」1例1件，「37〜48週」2例3件であった。

体重のベースライン，24週時及び48週時の測定値（平均値±SD）は，67.5±12.7kg，67.8±12.8kg及び68.0±13.2kgであり，24週時及び48週時のベースラインからの変化量の平均値は0.2kg，0.5kgであった。最頻投与量別の48週時のベースラインからの変化量の平均値は25mgが0.5kg，37.5mgが−0.2kg及び50mgが1.8kgであり，用量に依存して体重が増加する傾向はみられなかった。発現時期別の体重増加発現率は，「0〜12週」8.4%，「13〜24週」7.2%，「25〜36週」3.6%，「37〜48週」1.3%であった。ベースラインより7%を超える体重増加は24週時16.9%，48週時14.5%に認められたが，いずれの患者においても耐糖能異常を示す所見はなかった。

血液学的検査値，血液生化学的検査値及び尿検査値の異常変動の有無を表15に示す。異常変動ありと判定された割合が高い項目は，プロラクチン30.1%，ALT（GPT）15.7%，CK 15.7%，中性脂肪12.0%，白血球数12.0%及びγ-GTP 12.0%であった。

IV. 考　察

第二世代抗精神病薬 RIS-LAI 長期投与時の安全性及び有効性を検討した。本治験は，先行して実施された RIS-LAI と RIS-Tab の比較試験において RIS-LAI 群にランダムに割付けられ，24週間の観察期（12回の RIS-LAI 投与）を完了した被験者110例のうち，本治験への継続参加に同意が得られた83例を対象に，RIS-LAI 25〜50mg/2週間隔を48週間投与したときの安全性及び有効性を多施設オープン試験により検討した。

本治験の解析対象集団は，登録された被験者全例が本治験移行後に RIS-LAI 投与を1回以上投与されたため，83例が安全性の解析対象となった。有効性の解析対象集団は，本治験移行後 RIS-LAI を投与されたにもかかわらず一度も有効性

表10 薬原性錐体外路症状評価尺度（DIEPSS）スコアの変化量

項目	25mg群 (n=25)				37.5mg群 (n=11)				50mg群 (n=5)				全体 (n=41)			
	ベースライン平均値 (SD)	投与後最大値平均値 (SD)	ベースラインからの変化量 (SD)	p値[a]	ベースライン平均値 (SD)	投与後最大値平均値 (SD)	ベースラインからの変化量 (SD)	p値[a]	ベースライン平均値 (SD)	投与後最大値平均値 (SD)	ベースラインからの変化量 (SD)	p値[a]	ベースライン平均値 (SD)	投与後最大値平均値 (SD)	ベースラインからの変化量 (SD)	p値[a]
歩行	0.20 (0.41)	0.12 (0.33)	-0.08 (0.40)	0.6250	0.00 (0.00)	0.27 (0.47)	0.27 (0.47)	0.2500	0.20 (0.45)	0.20 (0.45)	0.00 (0.00)	—	0.15 (0.36)	0.17 (0.38)	0.02 (0.42)	1.0000
動作緩慢	0.28 (0.46)	0.32 (0.48)	0.04 (0.20)	1.0000	0.09 (0.30)	0.45 (0.69)	0.36 (0.67)	0.2500	0.60 (0.55)	0.60 (0.55)	0.00 (0.00)	—	0.27 (0.45)	0.39 (0.54)	0.12 (0.40)	0.1250
流涎	0.08 (0.28)	0.20 (0.50)	0.12 (0.33)	0.2500	0.09 (0.30)	0.36 (0.67)	0.27 (0.65)	0.5000	0.00 (0.00)	0.00 (0.00)	0.00 (0.00)	—	0.07 (0.26)	0.22 (0.52)	0.15 (0.42)	0.0625
筋強剛	0.20 (0.50)	0.16 (0.37)	-0.04 (0.35)	1.0000	0.00 (0.00)	0.00 (0.00)	0.00 (0.00)	—	0.00 (0.00)	0.00 (0.00)	0.00 (0.00)	—	0.12 (0.40)	0.10 (0.30)	-0.02 (0.27)	1.0000
振戦	0.24 (0.52)	0.36 (0.57)	0.12 (0.33)	0.2500	0.18 (0.40)	0.27 (0.47)	0.09 (0.54)	1.0000	0.00 (0.00)	0.40 (0.55)	0.40 (0.55)	0.5000	0.20 (0.46)	0.34 (0.53)	0.15 (0.42)	0.0703
アカシジア	0.04 (0.20)	0.08 (0.28)	0.04 (0.20)	1.0000	0.00 (0.00)	0.18 (0.40)	0.18 (0.40)	0.5000	0.40 (0.55)	0.40 (0.55)	0.00 (0.00)	—	0.07 (0.26)	0.15 (0.36)	0.07 (0.26)	0.2500
ジストニア	0.04 (0.20)	0.12 (0.33)	0.08 (0.28)	0.5000	0.00 (0.00)	0.09 (0.30)	0.09 (0.30)	1.0000	0.60 (1.34)	0.40 (0.89)	-0.20 (0.45)	1.0000	0.10 (0.49)	0.15 (0.42)	0.05 (0.31)	0.6250
ジスキネジア	0.08 (0.40)	0.32 (0.63)	0.24 (0.52)	0.0625	0.00 (0.00)	0.09 (0.30)	0.09 (0.30)	1.0000	0.20 (0.45)	0.40 (0.89)	0.20 (0.45)	1.0000	0.07 (0.35)	0.27 (0.59)	0.20 (0.46)	0.0156
概括重症度	0.56 (0.65)	0.68 (0.63)	0.12 (0.60)	0.5313	0.27 (0.47)	0.55 (0.52)	0.27 (0.47)	0.2500	0.80 (0.84)	0.80 (0.84)	0.00 (0.00)	—	0.51 (0.64)	0.66 (0.62)	0.15 (0.53)	0.1484
DIEPSS合計スコア[b]	1.16 (1.72)	1.40 (1.71)	0.24 (0.83)	0.1615	0.36 (0.67)	1.36 (1.36)	1.00 (1.41)	0.0410	2.00 (2.92)	1.60 (2.51)	-0.40 (0.55)	0.1778	1.05 (1.73)	1.41 (1.69)	0.37 (1.07)	0.0339

a：DIEPSS合計スコアの検定は、対応のある t 検定によるベースラインとの比較、それ以外の項目の検定は、Wilcoxon符号付順位検定によるベースラインとの比較。
b：概括重症度を除いた8項目の合計
SD：標準偏差

表11 抗パーキンソン薬の併用率

抗精神薬の併用状況	抗パーキンソン薬の使用状況		25mg群 被験者数(%)	37.5mg群 被験者数(%)	50mg群 被験者数(%)	全体 被験者数(%)
非併用被験者	解析対象被験者		41	21	9	71
	観察期4週以降の併用あり		5 (12.2%)	4 (19.0%)	0	9 (12.7%)
	観察期4週以降の併用なし		36 (87.8%)	17 (81.0%)	9 (100.0%)	62 (87.3%)
	治験薬投与前の使用	観察期4週以降の併用				
	あり	あり	5 (12.2%)	4 (19.0%)	0	9 (12.7%)
	あり	なし	13 (31.7%)	10 (47.6%)	5 (55.6%)	28 (39.4%)
	なし	あり	0	0	0	0
	なし	なし	23 (56.1%)	7 (33.3%)	4 (44.4%)	34 (47.9%)
併用被験者	解析対象被験者		6	2	4	12
	観察期4週以降の併用あり		1 (16.7%)	1 (50.0%)	1 (25.0%)	3 (25.0%)
	観察期4週以降の併用なし		5 (83.3%)	1 (50.0%)	3 (75.0%)	9 (75.0%)
	治験薬投与前の使用	観察期4週以降の併用				
	あり	あり	1 (16.7%)	1 (50.0%)	1 (25.0%)	3 (25.0%)
	あり	なし	1 (16.7%)		1 (25.0%)	2 (16.7%)
	なし	あり	0	0	0	0
	なし	なし	4 (66.7%)	1 (50.0%)	2 (50.0%)	7 (58.3%)
合計	解析対象被験者		47	23	13	83
	観察期4週以降の併用あり		6 (12.8%)	5 (21.7%)	1 (7.7%)	12 (14.5%)
	観察期4週以降の併用なし		41 (87.2%)	18 (78.3%)	12 (92.3%)	71 (85.5%)
	治験薬投与前の使用	観察期4週以降の併用				
	あり	あり	6 (12.8%)	5 (21.7%)	1 (7.7%)	12 (14.5%)
	あり	なし	14 (29.8%)	10 (43.5%)	6 (46.2%)	30 (36.1%)
	なし	あり	0	0	0	0
	なし	なし	27 (57.4%)	8 (34.8%)	6 (46.2%)	41 (49.4%)

抗精神病薬の併用状況:比較試験の観察期3週(22日目)から長期投与試験の観察期終了日までの併用状況
治験薬投与前の使用:比較試験の観察期開始14日前から観察期開始日までの使用
観察期4週以降の併用:比較試験の観察期4週(29日目)から長期投与試験の観察期終了日までの併用

の評価が行われなかった1例を除外した82例とした。

安全性解析対象集団における有害事象発現率は97.6%,副作用発現率は84.3%であった。主な有害事象は,鼻咽頭炎,不眠症,血中プロラクチン増加,体重増加であり,市販薬であるリスパダール®で報告されている事象と大きな違いはなかった。発現時期別の有害事象発現率は「0〜12週」が80.7%と最も高く,以後は徐々に低下する傾向であり,事象の内容に大きな違いはなかった。長期投与におけるこのような傾向は,経口のRIS長期投与試験でも認められている[6,20]。

RIS-LAIは投与後約3週間は血漿中薬物濃度の上昇が期待できず,血漿中薬物濃度が定常状態に達するまでに3〜4回の投与が必要であること,また,漸増法によりRIS-LAIの投与量が決定されていることから,本治験においてRIS-LAI投与量と有害事象発現との関係を厳密に検討することは困難であると考えられる。しかしながら,投与量と有害事象発現率の経時的変化をみると,有害事象発現率が最も高かった「0〜12週」では,初回投与4週まで全ての被験者が25mgの投与を受けており,その後も12週まで60%以上の被験者が25mg投与を受けていたこと,及び,13週以降に37.5mg及び50mg投与を受けた被験者の割合は漸増したが,逆に有害事象の発現率は低下したことなどから,有害事象の発現は必ずしもRIS-LAIの投与量の増加に伴うものではないと考えられた。

重篤な有害事象は7.2%(6/83例)に発現した。いずれも既知の事象である「精神障害」及び「代謝及び栄養障害」に分類される事象であった。これら重篤な有害事象は,発現時期やRIS-LAIの投与量に特別な傾向はなかったことから,

表12 プロラクチン関連の有害事象

項　目	25mg群			37.5mg群			50mg群			全　体		
	例数	(%)	件数	例数	(%)	件数	例数	(%)	件数	例数	(%)	件数
解析対象例数	47			23			13			83		
事象発現例数	14	(29.8)	18	10	(43.5)	12	3	(23.1)	3	27	(32.5)	33
内分泌障害	1	(2.1)	1	1	(4.3)	1	0		0	2	(2.4)	2
高プロラクチン血症	1	(2.1)	1	1	(4.3)	1	0		0	2	(2.4)	2
生殖系および乳房障害	2	(4.3)	3	2	(8.7)	2	0		0	4	(4.8)	5
無月経	1	(2.1)	1	0		0	0		0	1	(1.2)	1
射精障害	0		0	1	(4.3)	1	0		0	1	(1.2)	1
乳汁漏出症	0		0	1	(4.3)	1	0		0	1	(1.2)	1
月経障害	1	(2.1)	2	0		0	0		0	1	(1.2)	2
臨床検査	13	(27.7)	14	8	(34.8)	9	3	(23.1)	3	24	(28.9)	26
血中プロラクチン増加	13	(27.7)	14	8	(34.8)	9	3	(23.1)	3	24	(28.9)	26

必ずしもRIS-LAIの効果不十分並びに長期投与による新たな事象及び効果減弱によるものではないと推察された。

錐体外路症状関連の有害事象率は21.7%であり，主な事象はアカシジア，ジスキネジー，流涎過多であった。発現時期は「0～12週」が13.3%と高く，13週以降は5%未満と新たな事象の発現率は低かった。事象項目と発現時期に一定の傾向はなく，長期投与と新たな錐体外路症状発現との関係に特に傾向は認められなかった。

プロラクチン関連の有害事象発現率は32.5%であり，血中プロラクチン増加が最も多かったが，臨床的な異常所見を伴う有害事象の発現率は3%未満と低かった。発現時期別では多くの事象が24週以前に発現しており，25週以降に発現率の増加は認めず，長期投与に特有な事象の発現もなかった。

血糖関連の有害事象は2.4%に発現したが，臨床的な異常所見を伴う有害事象は認めなかった。また，臨床検査値で異常変動ありと判断された項目は，先行試験の24週間投与時にみられた検査項目とほぼ同様であった。

注射部位反応関連の有害事象発現率は18.1%で，注射部位疼痛が最も多かった。発現時期は「0～12週」が10.8%とRIS-LAI投与開始早期に多く認められた。注射部位反応有害事象発現時の

RIS-LAI投与量は大半が25mgであり，高用量での発現例数は少なかった。被験者ごとにみても25mgで発現した患者が増量後に同様な事象を発現した例はなく，投与量に依存して発現率が増加する傾向は認められなかった。

以上の重要な有害事象発現状況をみると，RIS-LAI（25～50mg/2週間隔投与）を適宜増減により48週間投与したときに発現した有害事象の種類は，先行の比較試験（24週間投与）の結果と大きな違いはなく，その発現率は増加を認めなかった。この結果から，RIS-LAI長期投与時の安全性には特に問題はなく，忍容性は良好であることが確認された。

有効性について，PANSS総スコアは，48週までのいずれの評価時期においてもベースラインと比較して有意な減少が認められた。経時的にみると，PANSS総スコアは24週時まで徐々に減少し，それ以降はほぼ同様の改善が維持された。PANSS下位評価尺度スコアにおいても総スコアと同様な結果を示した。CGI-C評価では，「不変」以上と評価された被験者の割合は24週時97.6%，48週時96.3%であり大部分の被験者において前治療抗精神病薬の効果が48週にわたって維持された。

併用制限薬と定義した抗精神病薬，抗うつ薬及び抗不安薬等を併用した被験者の割合は26.8%で

表13 プロラクチン値の経時推移

		ベースライン	4週	8週	12週	16週	20週	24週	32週	40週	48週
全体	n	41	41	41	41	41	41	40	41	37	35
	測定値 平均値:ng/mL (標準偏差)	36.03 (26.90)	20.28 (13.96)	30.16 (23.60)	38.34 (29.74)	32.37 (25.53)	35.37 (27.41)	31.33 (23.71)	28.93 (21.39)	27.67 (21.74)	24.47 (18.07)
	ベースラインからの変化量 平均値:ng/mL (標準偏差)	—	-15.75 (23.21)	-5.88 (20.15)	2.31 (19.41)	-3.67 (20.82)	-0.67 (24.53)	-3.20 (17.29)	-7.10 (19.79)	-7.44 (22.76)	-9.61 (19.60)
	[95%CI]	—	[-23.07; -8.42]	[-12.24; 0.48]	[-3.82; 8.44]	[-10.24; 2.91]	[-8.41; 7.08]	[-8.73; 2.34]	[-13.35; -0.85]	[-15.03; 0.15]	[-16.34; -2.87]

表14 注射部位反応関連の有害事象

項　目	25mg群			37.5mg群			50mg群			全体		
	例数	(％)	件数	例数	(％)	件数	例数	(％)	件数	例数	(％)	件数
解析対象例数	47			23			13			83		
事象発現例数	11	(23.4)	15	2	(8.7)	6	2	(15.4)	2	15	(18.1)	23
全身障害および投与局所様態	11	(23.4)	15	2	(8.7)	6	2	(15.4)	2	15	(18.1)	23
注射部位疼痛	9	(19.1)	13	1	(4.3)	1	1	(7.7)	1	11	(13.3)	15
注射部位硬結	0		0	1	(4.3)	5	1	(7.7)	1	2	(2.4)	6
注射部位そう痒感	1	(2.1)	1	0		0	0		0	1	(1.2)	1
注射部位腫脹	1	(2.1)	1	0		0	0		0	1	(1.2)	1

表15 血液学的検査値及び血液生化学的検査値の異常変動

検査項目	合計	あり	(%)	検査項目	合計	あり	(%)
ヘモグロビン	83	1	(1.2)	総ビリルビン	83	0	
ヘマトクリット	83	1	(1.2)	尿素窒素	83	0	
赤血球数	83	0		尿酸	83	6	(7.2)
白血球数	83	10	(12.0)	クレアチニン	83	1	(1.2)
血小板	83	1	(1.2)	LDH	83	2	(2.4)
Neutro	83	3	(3.6)	CK	83	13	(15.7)
Eosino	83	1	(1.2)	Na	83	0	
Baso	83	1	(1.2)	K	83	0	
Lympho	83	1	(1.2)	Cl	83	0	
Mono	83	0		Ca	83	0	
総蛋白	83	1	(1.2)	HbA$_{1C}$	83	1	(1.2)
総コレステロール	83	1	(1.2)	血糖	83	1	(1.2)
中性脂肪	83	10	(12.0)	プロラクチン	83	25	(30.1)
ALP	83	2	(2.4)				
AST (GOT)	83	5	(6.0)				
ALT (GPT)	83	13	(15.7)				
γ-GTP	83	10	(12.0)				

あり，RIS-LAIの投与量が高用量になるほど併用率は高くなる傾向であった。

　長期投与試験に移行後のRIS-LAIの投与量は，各被験者の症状に応じて適宜増減可能とした。各被験者における用量固定期（18～24週）以降の最頻投与量を集計した結果，約60％が最頻投与量25mgであった。前治療抗精神病薬の投与量（RIS換算）が［≦2mg］及び［2mg<，≦4mg］の被験者は，約70％が最頻投与量25mgであった。一方，［4mg<］の被験者ではRIS-LAI高用量を投与された被験者の割合が高くなった。先行比較試験から長期投与試験に移行後にRIS-LAI投与量の変更が行われた被験者の割合は約20％にとどまった。大半の被験者は前治療抗精神病薬の投与量及び投与状況にかかわらず，RIS-LAI 25mgで治療効果の48週にわたる長期維持が可能であるが，前治療抗精神病薬の投与量が高い被験者の中には，37.5mgや50mgへの増量が必要な場合もあることが示された。

　RISの経口剤は，世界各国で広く臨床使用され，その有効性及び安全性が確立されており，国内でも処方率の高い薬剤である。RISの徐放化を可能としたRIS-LAIは，国内で最初の第二世代抗精神病薬の持効性注射剤である。既にRIS-LAIが導入されている海外では，1年間の投与において入院患者の割合が減少し医療財源利用率を軽減したとの報告[14]もある。

　抗精神病薬の選択に際しては，基準となるべき何らかの指標に基づく判断が働いている。治療薬である限り，効果や副作用が重要な指標のひとつであるには違いないが，どこに高い優先順位をつけるかは時代や治療に対する考え方次第で大きく変わってくることになる[5]。近年，治療薬の評価において，短期的な症状の改善のみでなく，患者の生活の質や社会人としての機能改善など，長期のエンドポイントを含めた包括的な評価が重要視されるようになってきている。RIS-LAIは薬剤投与の確実性により再発・再燃リスクを軽減し，患者の生活の質の向上に寄与することが期待されるとともに，服薬負担感の軽減により，患者自らが積極的に治療に参加することを容易にすると考えられ，有意義かつ新たな治療の選択肢になることが期待される。

V. 結　語

　統合失調症に対するRIS-LAIの長期投与時の安全性及び有効性を検討するため，RIS-Tabとの比較試験においてRIS-LAI群に割付けられ24週間の投与を受け，さらに本治験参加に同意した患者を対象にRIS-LAIを48週間継続投与する多施設共同オープン試験を実施した。RIS-LAI 25～50mg/2週間隔投与の適宜増減により，発現した有害事象の種類は24週間投与時と大きな違いはな

く，その発現割合は増加を認めないことから長期投与時の安全性が確認された．また，前治療抗精神病薬の治療効果を48週間にわたって維持することも示された．以上のことから，RIS-LAIは再発予防効果が期待される統合失調症薬物治療の新たな選択肢として有用な薬剤であると考えられた．

文献

1) Chue, P., Eerdekens, M., Augustyns, I. et al. : Comparative efficacy and safety of long-acting risperidone and risperidone oral tablets. European Neuropsychopharmacology, 15 : 111-117, 2005.
2) Ereshefsky, L. and Mannaert, E. : Pharmacokinetic profile and clinical efficacy of long-acting risperidone : potential benefits of combining an atypical antipsychotic and a new delivery system. Drugs R. D., 6 : 129-137, 2005.
3) 稲田俊也(八木剛平 監修) : 薬原性錐体外路症状の評価と診断―DIEPSSの解説と利用の手引き. 星和書店, 東京, 1996.
4) 稲垣 中, 稲田俊也, 藤井康男 他 : 向精神薬の等価換算. 星和書店, 東京, 2005.
5) 石郷岡純 : Effectivenessを考慮した抗精神病薬の選択 : 2大指標としての脱落率と寛解率. 臨床精神薬理, 10 : 1639-1649, 2007.
6) 石郷岡純, 三浦貞則, 山下 格 他 : 精神分裂病に対する新しいBenzisoxazol系抗精神病薬リスペリドンの長期投与における有効性および安全性の検討. 臨床精神医学, 23 : 507-522, 1994.
7) 岩田仲生, 亀井浩行, 山之内芳雄 他 : 常用薬としてのrisperidone液剤分包の患者評価と客観評価―抗精神病薬の剤形は服薬アドヒアランスにどう影響するか？ 臨床精神薬理, 9 : 1647-1652, 2006.
8) ヤンセンファーマ株式会社 : 社内資料　R06477 LAI-第I/II相反復投与薬物動態試験.
9) 上島国利, 石郷岡純, 駒田裕二 : 統合失調症患者を対象としたrisperidone持効性注射剤とrisperidone錠の比較試験. 臨床精神薬理, 12 : 1199-1222, 2009.
10) Kane, J. M. : Schizophrenia. N. Engl. J. Med., 334 : 34-41, 1996.
11) Kane, J. M., Eerdekens, M., Lindenmayer, J. P. et al. : Long-acting injectable risperidone : efficacy and safety of the first long-acting atypical antipsychotic. Am. J. Psychiatry, 160 : 1125-1132, 2003.
12) Kay, S. R., Opler, L. A., and Fiszbein, A. : 陽性・陰性症状評価尺度(PANSS)マニュアル(山田 寛, 増井寛治, 菊本弘次 訳). 星和書店, 東京, 1991.
13) Knox, E. D., Stimmel, G. L. : Clinical review of a long-acting, injectable formulation of risperidone. Clin. Ther., 26 : 1994-2002, 2004.
14) Leal, A., Rosillon, D., Mehnert, A. et al. : Healthcare resource utilization during 1-year treatment with long-acting, injectable risperidone. Pharmacoepidemiol. Drug Saf., 13 : 811-816, 2004.
15) Marder, S. R., Davis, J. M., Chouinard, G. : The effects of risperidone on the five dimensions of schizophrenia derived by factor analysis : combined of results of the North American trials. J. Clin. Psychiatry, 58 : 538-546, 1997.
16) 宮田量治, 藤井康男, 稲垣 中 他 : Brief Psychiatric Rating Scale (BPRS) 日本語版の信頼性の検討. 臨床評価, 23 : 357-367, 1995.
17) National Institute of Mental Health : CGI : Clinical Global Impression. In : Manual for the ECDEU Assessment Battery (eds. By Guy, W., Bonato, R. R.), National Institute of Mental Health, revised 2nd ed. chevy chase (md) edition, 1970.
18) Robinson, D., Woerner, M. G., Alvir, J. M. et al. : Predictors of relapse following response from a first episode of schizophrenia or schizoaffective disorder. Arch. Gen. Psychiatry, 56 : 241-247, 1999.
19) 佐藤光源, 井上新平, 精神医学講座担当者会議 : Diagnostic and Statistical Manual of Mental Disorders, Fourth Edition. 医学書院, 東京, 1994.
20) 八木剛平, 山下 格, 加藤伸勝 他 : 精神分裂病に対するリスペリドンの後期第二相試験. 臨床精神医学, 22 : 1059-1074, 1993.
21) 財団法人全国精神障害者家族会連合会, 聖マリアンナ医科大学神経精神科, 同統合失調症治療センター : 在宅・通院の患者さんに対する精神科薬の効果と副作用についてのアンケート調査―報告書. 平成18年6月.

abstract

Long term treatment with risperidone long-acting injectable in patients with schizophrenia

Kunitoshi Kamijima[1], Jun Ishigooka[2], and Yuji Komada[3]

OBJECTIVE : The purpose of this study was to evaluate safety and efficacy of long-term treatment with risperidone long-acting injectable (RIS-LAI) in patients with schizophrenia.

METHODS : After the completion of RIS-LAI 24-week comparative study, the patients who agreed with the consecutive study proceeded to the additional 24-week trial. The patients received 25 to 50 mg RIS-LAI every two weeks for a total of 48-week study.

RESULTS : Eighty-three patients were enrolled in the study. Adverse events (AE) were reported in 81 patients (97.6%) including 7 serious AEs in 6 patients. There was no relationship observed between dose and AEs. Positive and Negative Syndrome Scale score was decreased 14.5 from the baseline and was well-maintained until the end of study.

CONCLUSION : The results of the study suggest that the RIS-LAI should be well tolerated in patients with schizophrenia and should be one of the useful alternatives for maintaining good adherence in the clinical settings in Japan.

Jpn. J. Clin. Psychopharmacol., 12 : 1223-1244, 2009

1) *Department of Health and Social Service, International University of Health and Welfare. 2600-1, Kitakanemaru, Otawara-shi, Tochigi, 324-8501, Japan.*
2) *Department of Psychiatry, Tokyo Women's Medical University, School of Medicine.*
3) *Department of Research and Development, Janssen Pharmaceutical K.K.*

原著論文

統合失調症患者の治療アドヒアランス向上のために知っておきたいこと
――現在受けている薬物療法の主観的評価とrisperidoneの持効性注射剤（LAI）への期待――

柴田　勲*　丹羽真一**

抄録：統合失調症患者の服薬アドヒアランスの低下が実際の症状の悪化に及ぼす影響を調べるために，川口病院に入院となった患者の入院前の服薬状況について調査したところ，73.9%の患者に入院前の服薬アドヒアランスの低下がみられた。それをうけて服薬アドヒアランスの向上を考える上で，現在患者が受けている薬物療法に対する満足度ならびに受容度をDrug Attitude Inventory short form（DAI10）を用いて調査したところ非定型抗精神病薬の単剤療法が最も高く，次いで多剤併用療法，定型抗精神病薬の単剤投与の順であった。しかし，服薬アドヒアランスは予想以上に低いと考えられている。そこで，持効性注射剤（LAI）の受容度について，その理由も含めて調査したところ，約半数の46.7%の患者がLAIを希望し，主な希望理由は「楽そうだから」が79.1%であった。そのような状況において，非定型抗精神病薬であるrisperidoneのLAIが承認されたことで治療アドヒアランスの向上と多剤併用療法からの脱却が期待される。今後risperidoneのLAIが実際に導入された後に患者のアドヒアランスや薬物療法がどのような経過をたどるのかをみていくことは非常に興味深いことであると考えられた。

臨床精神薬理　12：1635-1644, 2009

Key words：*schizophrenia, adherence, patient satisfaction, long acting injection*

I．はじめに

統合失調症の治療において薬物療法は不可欠である。しかし服薬アドヒアランスはよいとはいえず，Cramerら[5]は24論文を解析し，服薬アドヒアランスが良好な抗精神病薬服用患者は平均で58%（24～90%）に過ぎなかったことを報告している。また，Weidenら[31]は，たとえ数日であっても服薬アドヒアランスの低下にともない症状は悪化し，入院にいたる割合が高くなることを報告している。服薬アドヒアランスの向上のためには患者自身の満足度が高く受け入れられやすい薬物療法がひとつの大きな要因になると考えられており[1,29]，患者の薬物満足度は定型抗精神病薬（定型薬）より非定型抗精神病薬（非定型薬）のほうが高いという報告がある[3,8]。このことから，定型薬より非定型薬のほうが服薬アドヒアランスの向上をもたらすのではないかと考えられる。しかし，一方で定型薬服用患者と非定型薬服用患者の服薬アドヒアランスは同等に低く[6]，さらに1年間に服薬しない日がある患者割合はいずれも90%以上であり，その平均日数は100日を越えていた

2009年5月19日受理

To know for improvement of treatment adherence in schizophrenic patients—Subjective estimate of current medication and expectation for risperidone long-acting injection.
*医療法人高仁会　川口病院
〔〒332-0021　埼玉県川口市西川口6-17-34〕
Isao Shibata : Kawaguchi Hospital, Koujinkai Group. 6-17-34, Nishikawaguchi, Kawaguchi, Saitama, 332-0021, Japan.
**福島県立医科大学医学部神経精神医学講座
Shin-ichi Niwa : Department of Neuropsychiatry, School of Medicine, Fukushima Medical University.

という報告もある[23]。したがって，いくら効果に優れた薬物が処方されていても，治療者の指示通りに服用していなければ本領が発揮されないことになる。Weidenら[32]は薬物の効果が不十分であると判断された患者の大部分は服薬アドヒアランスの低下が原因であったと報告している。服薬アドヒアランスを正確に評価することは困難であるが治療者や患者の評価より実際はかなり低いようである。Byerlyら[4]は処方薬の服用率が70％以上の場合を服薬アドヒアランスが保たれていると定義し，その割合を調べたところ，治療者が患者に行った面接による調査では100％であったのに対し，服薬のために薬の入ったボトルのキャップを開けたことがコンピューターチップにより記録されるMedication Event Management System（MEMS）を使った調査では52％であったと報告している。Lamら[18]は，患者の申告から服薬アドヒアランスが良好であると判断された割合は68％であったが，飲み残った薬の数を数えてみると10％であったと報告している。このような状況において持続性注射剤（LAI）は2～4週に1回の投与で安定した血中濃度が得られるため，その投与により服薬アドヒアランス低下の問題は解消されることになる[7]。

そこで今回，事前調査として，服薬アドヒアランスの低下が実際の症状の悪化に及ぼす影響を調べるために川口病院に入院となった統合失調症患者の入院前の服薬状況について調査した。その結果をうけて，服薬アドヒアランス向上を考える上で現在，患者が受けている薬物療法に対する満足度ならびに受容度について調査した。最後にLAIの受容度について，その理由も含めて調査した。

II．対象と方法

1．入院前の服薬状況の評価

対象は平成20年に川口病院に医療保護または措置入院となった統合失調症患者であり，治療歴のない初発エピソード患者を除外した119名とした。受診記録から，処方薬がなくなる予定日から入院までの期間が2週間以上であった患者を服薬中断患者とし，処方薬がなくなる予定日から入院までの期間が2週間未満で通院が不規則な患者や，規則的に外来通院していたが入院時の問診から服薬が不規則であった患者を服薬不規則患者とした。また，規則的に外来通院しており入院時の問診からも処方箋通りに服薬していた患者を服薬遵守患者とした。

2．薬物療法に対する満足度および受容度，ならびにLAIの受容度

対象は川口病院に通院または入院中であり協力の得られた統合失調症患者184名（外来患者117名，入院患者67名）。

1）薬物療法に対する満足度ならびに受容度の評価

患者の薬剤に対する満足度ならびに受容度の評価はDrug Attitude Inventory short form（DAI 10）により行った。文章理解力低下による誤答防止のため著者による聞き取り形式で行った。

2）LAIの受容度

DAIの聞き取り調査後に続けて行った。はじめに統合失調症についての治療教育とLAIについての説明を行った。具体的には①服薬が不規則になったり，怠薬した場合，症状は不可逆的に悪化する傾向にあること[21]，②LAIは2～4週間に1回の投与により症状が改善される注射剤であること[7,25]，③海外では副作用が少なく，ほとんど痛みを感じないLAIがあること[22]，④睡眠薬や抗不安薬は症状があるときに医師の指示通りに服用できることを説明した。その後，LAIを希望するか否かについて，さらに，その理由についても質問した。

3．統計解析

各薬物の投与割合の比較にはZ検定を行った。1日に必要な薬物のchlorpromazine（CP）換算値[12]，薬剤数，投与回数ならびに罹患期間，入院回数，年齢，DAI10のスコア，機能の全体的評価尺度（GAF）の平均値の比較にはt検定を行った。なお，有意水準をp＜0.05とした。DAI10のスコアと1日に必要な服薬回数ならびに錠数の相関は最小二乗法による線形回帰により算出した。

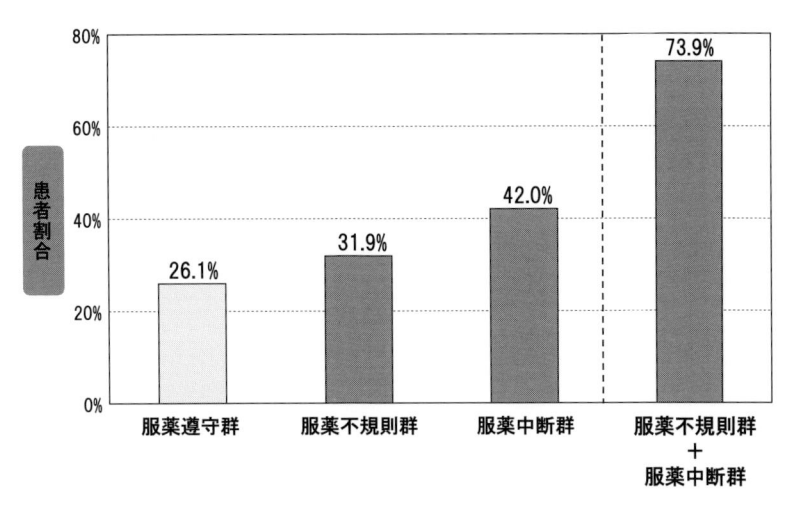

図1　入院前の服薬状況

Ⅲ．結　果

1．入院前の服薬状況

入院となった119名の患者のうち，服薬中断患者は50名（42.0％），服薬不規則患者は38名（31.9％）であり，73.9％の患者に服薬アドヒアランスの低下がみられた。一方，31名（26.1％）は服薬遵守患者であった（図1）。

2．薬物療法に対する満足度および受容度，ならびにLAIの受容度

1）薬物療法に対する満足度ならびに受容度（DAI10）の評価

DAI10のスコアの平均値は，非定型約の単剤療法（非定型単剤）が最も高く，次いで多剤併用療法（多剤），定型薬の単剤療法（定型単剤）の順であり，非定型単剤と定型単剤の間には統計学的な有意差がみられた（p=0.048）。多剤の内訳は定型薬＋定型薬が16名，定型薬＋非定型薬が19名，非定型薬＋非定型薬が6名，定型薬と非定型薬を3剤以上が12名であり，69.8％の患者で非定型薬が投与されていた。抗不安薬の併用率についてみると非定型単剤は多剤ならびに定型単剤よりも低く，非定型単剤と多剤の間には統計学的な有意差（p=0.037）がみられた。抗パーキンソン薬の併用率は非定型単剤，定型単剤，多剤の順に高くなっており，非定型単剤と定型単剤ならびに多剤の間には統計学的な有意差（p=0.034および p<0.001）がみられた。平均CP換算値も非定型単剤，定型単剤，多剤の順に高くなっており，非定型ならびに定型単剤と多剤の間には統計学的な有意差（p<0.001および p=0.011）がみられた。1日平均薬剤数も非定型単剤，定型単剤，多剤の順に多くなっており，定型単剤と多剤の間には統計学的な有意差（p=0.021）がみられた。平均罹患期間についてみると非定型単剤は多剤ならびに定型単剤よりも短く，非定型単剤と多剤の間には統計学的な有意差（p=0.019）がみられた。各薬物療法での睡眠薬，感情調整薬の併用率，1日平均投与回数，平均入院回数，平均年齢の間には，統計学的な有意差はみられなかった（表1）。

また，DAI10のスコアと1日服薬回数，服薬錠数，CP換算による薬剤投与量，および入院回数の間には負の相関（それぞれ R=－0.3386，－0.3199，－0.2175，および－0.3937）がみられた（図2）。

2）LAIの受容度とその理由

86名（46.7％）の患者がLAIを希望し，98名（53.3％）の患者がLAIを拒否した（図3）。その割合は外来患者（同意47.0％，拒否53.0％），入院患者（同意46.3％，拒否53.7％）別にみても同様であった。LAIを希望した患者の理由として

表1 薬物療法に対する満足度ならびに受容度の評価と患者背景

		①非定型薬単剤 N=117	標準偏差	②定型薬単剤 N=14	標準偏差	③多剤併用 N=53	標準偏差	有意差 ①非定型 vs ②定型	①非定型 vs ③多剤	②定型 vs ③多剤	検定方法
併用薬	睡眠薬	66.7%		64.3%		69.8%		—	—	—	Z検定
	感情調整薬	29.1%		28.6%		37.7%		—	—	—	Z検定
	抗不安薬	8.5%		21.4%		20.8%		—	0.037	—	Z検定
	抗パーキンソン剤	21.4%		50.0%		66.0%		0.035	<0.001	—	Z検定
服薬状態	平均CP換算値(mg)	493.13	273.08	551.79	530.26	970.37	608.52	—	<0.001	0.011	t検定
	1日平均薬剤錠数	6.08	4.46	9.00	5.01	13.92	7.86	—	—	0.021	t検定
	1日平均投与回数	2.06	1.17	2.93	1.21	3.23	0.95	—	—	—	t検定
病状	平均罹患期間(年)	18.41	13.10	24.57	14.84	23.58	10.93	—	0.019	—	t検定
	平均入院回数	3.64	4.29	3.50	4.27	4.40	5.61	—	—	—	t検定
平均年齢		47.91	14.26	53.43	12.95	48.51	12.48	—	—	—	t検定
平均DAI		8.52	2.61	4.57	5.89	6.83	3.38	0.048	—	—	t検定

—:有意差なし

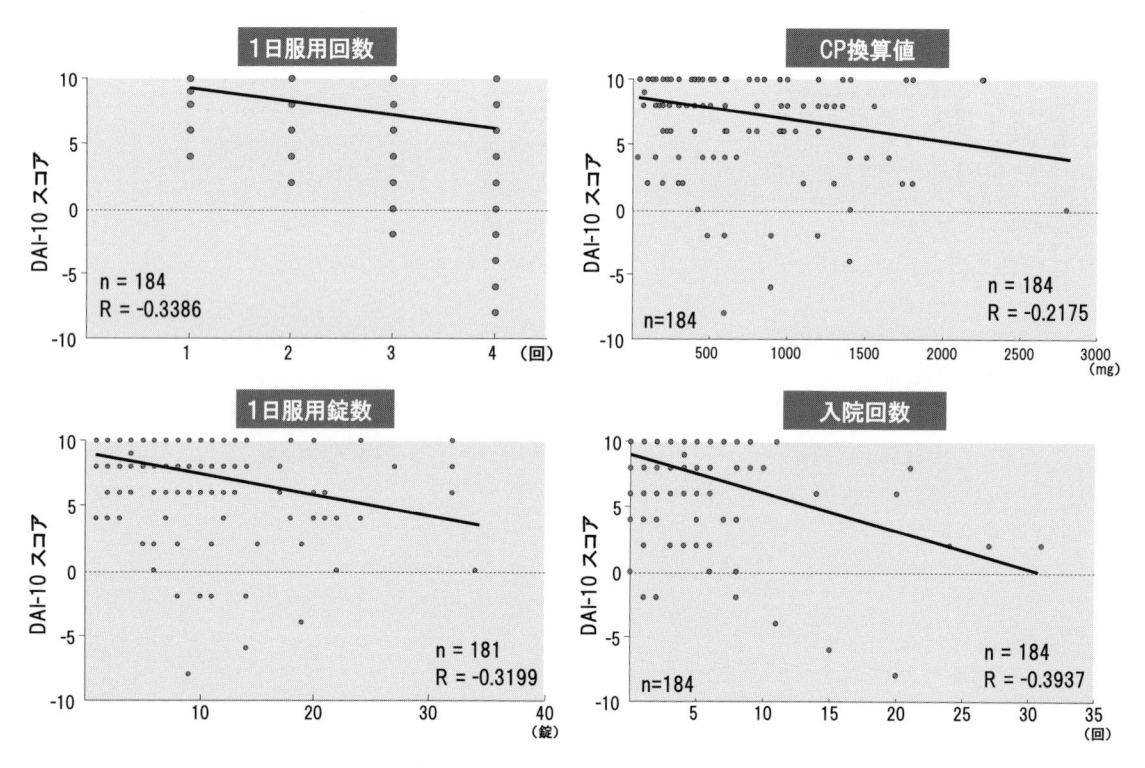

図2 DAI10と相関がみられた要素

は「楽そうだから」が大多数の79%をしめていた。この傾向は外来，入院患者にわけてみた場合も同様であった。LAIを拒否した患者の理由としては「薬がないと不安なので」「今の薬があっているから」「薬が変わると不安なので」のように，現在受けている薬物療法への信頼度の高さからき

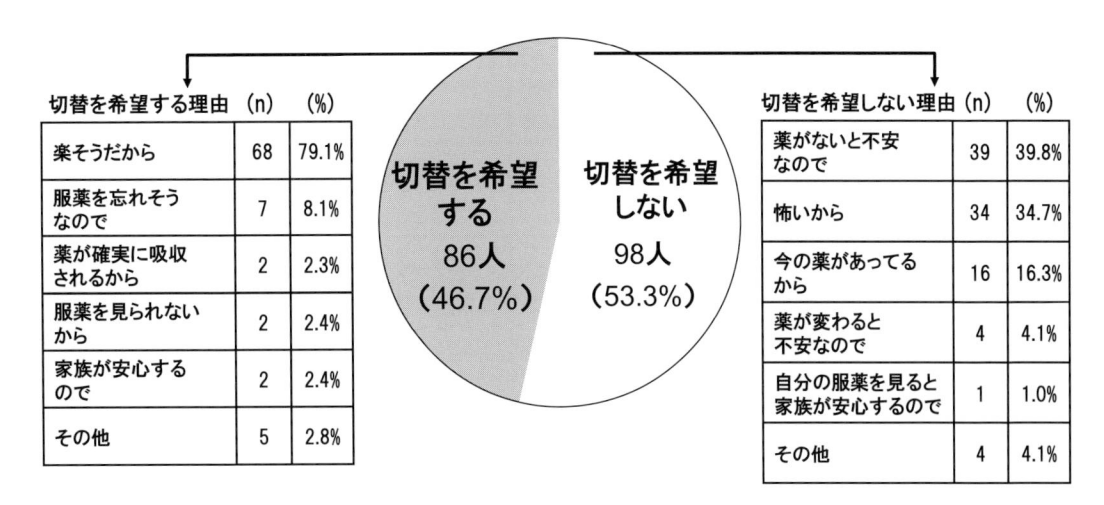

図3 LAI 希望患者と拒否患者の割合とその理由

切替を希望する理由	(n)	(%)
楽そうだから	68	79.1%
服薬を忘れそうなので	7	8.1%
薬が確実に吸収されるから	2	2.3%
服薬を見られないから	2	2.4%
家族が安心するので	2	2.4%
その他	5	2.8%

切替を希望する 86人（46.7%）
切替を希望しない 98人（53.3%）

切替を希望しない理由	(n)	(%)
薬がないと不安なので	39	39.8%
怖いから	34	34.7%
今の薬があってるから	16	16.3%
薬が変わると不安なので	4	4.1%
自分の服薬を見ると家族が安心するので	1	1.0%
その他	4	4.1%

表2 LAI 希望または拒否理由と患者背景

	希望した理由	入院	外来	合計
LAIを希望した群（n=86）	楽そうだから	25 (80.6%)	43 (78.2%)	68 (79.1%)
	服薬を忘れそうなので	2 (6.5%)	5 (9.1%)	7 (8.1%)
	薬が確実に吸収されるから	0 (0.0%)	2 (3.6%)	2 (2.3%)
	服薬を見られないから	0 (0.0%)	2 (3.6%)	2 (2.3%)
	家族が安心するので	0 (0.0%)	2 (3.6%)	2 (2.3%)
	その他	4 (12.9%)	1 (1.8%)	5 (5.8%)
	合計	31 (100.0%)	55 (100.0%)	86 (100.0%)

	拒否した理由	入院	外来	合計
LAIを拒否した群（n=98）	薬がないと不安なので	14 (38.9%)	25 (40.3%)	39 (39.8%)
	怖いから	10 (27.8%)	24 (38.7%)	34 (34.7%)
	今の薬があってるから	5 (13.9%)	11 (17.7%)	16 (16.3%)
	薬が変わると不安なので	3 (8.3%)	1 (1.6%)	4 (4.1%)
	自分の服薬を見ると家族が安心するので	0 (0.0%)	1 (1.6%)	1 (1.0%)
	その他	4 (11.1%)	0 (0.0%)	4 (4.1%)
	合計	36 (100.0%)	62 (100.0%)	98 (100.0%)

ているものが60.2%をしめていた。これは，注射に対する恐怖心からくる理由（34.7%）をはるかにうわまわっていた。この傾向は外来，入院患者にわけてみた場合も同様であった（表2）。LAI希望患者群では拒否患者群にくらべ，抗パーキンソン薬（$p=0.017$），抗不安薬（$p=0.018$），感情調節薬（$p=0.005$）の併用率が有意に高かった。一方，LAI希望患者群と拒否患者群の間で，抗精神病薬による薬物療法，薬物投与量，DAI10，罹病期間，入院回数には統計学的な有意差はみられなかった（表3）。外来患者でGAFを比較したところ，同意患者群平均66.36，拒否患者群平均64.52であり統計学的な有意差はみられなかった。

IV. 考　察

入院前の服薬状況を考える際，現在のところノ

表3 LAI 受容度と患者背景

		LAI同意患者 N=86	標準偏差	LAI拒否患者 N=98	標準偏差	有意差 検定値	検定方法
薬剤割合	非定型薬単剤	54.7%		63.3%		—	Z検定
	定型薬単剤	15.1%		9.2%		—	Z検定
	多剤併用	30.2%		27.6%		—	Z検定
併用薬	睡眠薬	67.4%		67.3%		—	Z検定
	感情調整薬	48.8%		28.6%		0.005	Z検定
	抗不安薬	23.3%		10.2%		0.018	Z検定
	抗パーキンソン剤	50.0%		32.7%		0.017	Z検定
服薬状態	平均CP換算値(mg)	579.92	398.80	667.64	520.04	—	t検定
	1日平均薬剤数	8.52	5.69	8.43	7.33	—	t検定
	1日平均投与回数	2.63	1.15	2.32	1.29	—	t検定
病状	平均罹患期間(年)	21.30	12.47	19.08	13.16	—	t検定
	平均入院回数	4.03	5.10	3.68	4.32	—	t検定
平均年齢		49.19	13.28	47.91	14.06	—	t検定
平均DAI		7.50	3.41	7.94	3.37	—	t検定

—：有意差なし

ンアドヒアランス（服薬中断）とパーシャルアドヒアランス（服薬不規則）についての一貫した定義はない。Lacro ら[17]は，39論文の解析の結果，処方薬の服用率が75％以下である場合をノンアドヒアランスとしており，かなり厳しいものとなっている。Zygmunt ら[34]は，1週間以上怠薬した患者の91％は再発するまで服薬しないことから，ノンアドヒアランスの定義として少なくとも1週間以上の怠薬があることを提案している。Weiden ら[30,31]は，パーシャルコンプライアンスを怠薬期間により1～10日，11日～30日，31日以上に分類しており，幅はあるものの全体的にはゆるやかなものとなっている。今回は，これまで定義されてきたものの中間的な定義を用いた。患者の受診記録と問診により，服薬不規則患者を2週間未満の怠薬期間または服薬が不規則であった患者とし，服薬中断患者を2週間以上の怠薬期間があった患者とした。Leucht ら[20]は多数の論文を解析し，服薬アドヒアランスが良好であっても約25％の患者が再入院となるが，服薬アドヒアランスの低下にしたがい再発時の重症度は高くなり，強制入院のリスクが高まると報告している。今回の結果も同様であり，患者の入院前の服薬アドヒアランスについてみると，約75％はその低下により，約25％は良好であったにもかかわらず症状が悪化して強制入院となってしまったと考えられた。入院となった患者では服薬中断患者の割合が最も高かったが，服薬不規則患者の割合も服薬遵守患者より高かった。したがって，Weiden ら[31]の報告のように数日の怠薬期間でも症状は悪化し，入院にいたる割合が高まる可能性があると考えられた。

服薬アドヒアランスの向上のためには，患者自身の満足度が高く受け入れられやすい薬物療法がひとつの大きな要因になると考えられている[1,29]。今回のDAI10の結果からすると，患者は定型単剤より非定型単剤を好んでおり，抗パーキンソン薬の併用率の低さもその要因となっている可能性が考えられた。また，DAI10との相関分析から，1日の薬剤数，投与回数，およびCP換算による薬剤投与量が少ないほど，患者の満足度が高く受け入れられやすい傾向にあると考えられた。さらに，薬物療法に対する満足度が低い患者は入院回数が多くなる傾向にあることも考えられた。しかし，定型単剤と比較して多剤では1日の薬剤錠数とCP換算による薬剤投与量が有意に多いにもかかわらず，患者に好まれる傾向を示した。

いずれにしても，統合失調症の薬物療法では抗

精神病薬が主軸薬剤であり毎日服用する必要がある。一方，抗不安薬，睡眠薬は耐性や依存性等を引き起こしやすいことから本来，症状があるときにのみ服用することが望ましい薬物である[28]。また，抗パーキンソン薬についても，実際は大部分の患者で投与が不要であるといわれており[24]，症状にあわせて服用していける可能性がある。しかし，吉尾ら[33]によるわが国での調査では，前者では63.8%，後者では65.4%の患者に定期的に処方されていた。併用薬の自己調節を行う際に，認知機能が低下している患者では抗精神病薬と取り違えてしまう可能性があるため，治療者が処方箋で定期的服用を指示してきたことも一因にあると思われる。

このような状況においてLAIのもつ意味合いは大きいといえる。今回のLAIの受容度に関する調査では，治療教育とLAIに関するこれまでに得られたエビデンスの説明を行うことで，約半数の患者がLAIによる治療を希望した。Walburnらは，これまでに行われた定型薬の経口剤とLAIの受け入れ率に関する調査を横断的にレビューした結果，経口剤よりLAIが好まれていたことを報告している[30]。また，近年行われた持効性注射剤の受け入れ率調査の結果は約40%前後と報告されている[9,27]。今回のLAI受容度に関する調査では，治療教育とLAIに関するこれまでに得られたエビデンスの説明を行うことで，わが国でも約半数の患者がLAIによる治療を希望した。

LAI希望患者のなかでも抗パーキンソン薬，抗不安薬，感情調節薬が併用されていた患者の割合が高く，理由は外来，入院患者ともに大多数が「楽そうだから」であった。逆の見方をすると多くの患者が服薬を面倒に感じており，病棟で管理されている入院患者でさえも同様であった。服薬を面倒に感じることはアドヒアランス低下をもたらすと考えられる。そのような患者にはLAIによる治療が適しており，それを選択する割合も高くなるものと思われた。しかしLAIを受け入れてもらうためには，治療効果が優れており痛みを含めた副作用も少ないことはもとより，併用薬も含めて服薬せずにすむという最大のメリットがいかされなければならない。そのためには必要のない薬剤を減らす努力をする必要がある。つまりLAIの投与を考えることは治療者が，これまで行ってきた薬物療法を見直し単剤化を試みるきっかけともなる。そのようななかで，わが国で初の非定型薬のLAIとして，risperidoneのLAI（RLAI）が承認された。RLAIは2週間に1回の投与により，安定した血中濃度が得られるとともに，従来のLAIより投与時の痛みは少なくほとんど感じないこと[14,15,22]が報告されている。また，risperidoneの経口剤からRLAIへの切り替えにより再発率の低下[16]，精神症状の改善[19]，副作用の軽減[2,19]が認められることも報告されている。さらに，抗パーキンソン薬，抗不安薬，感情調節薬の併用患者の割合も減少するという報告もある[26]ことから，従来のLAIよりアドヒアランスが向上することが期待される。Walburnらは，経口剤とLAIの受け入れ率についての報告を横断的にレビューした結果，定型薬では経口剤よりLAIが好まれていたが，一方で定型LAIより非定型の経口剤が好まれたことを示している[30]。したがって，非定型のLAIであるRLAIはこれまでの非定型経口剤より受容度が高くなることも予測される。

諸外国と比較して，わが国では多剤・大量療法の傾向が強いとされているが[11,13]，RLAIの導入により，そこから脱却できる可能性もある。RLAIを投与することで，治療者は抗不安薬，睡眠薬，抗パーキンソン薬は患者が必要時にみずから選択して服用することを安心してすすめることができる。また，それにより患者が症状と薬物の効果について考えることで積極的に治療に参加するようになる，つまりアドヒアランスが向上する可能性もある。よって，症状の安定化と治療者や家族を含めた支援者の安心感につながる新しい治療ストラテジーとしての期待が高まるところである。その一方で服薬することへの信頼度が高い患者も存在し，LAIによる治療を拒否した。そのような患者は当然アドヒアランスも良好であり，経口薬の継続が望ましいと思われる。

以上のように，今回の調査では約半数の患者がLAIを希望していたことから，今後RLAIが実際に導入された後に患者の治療アドヒアランスや薬

物療法がどのような経過をたどるのかをみていくことは，非常に興味深いところである。

文　献

1) Atkinson, M. J., Sinha, A., Hass, S. L. et al. : Validation of a general measure of treatment satisfaction, the Treatment Satisfaction Questionnaire for Medication (TSQM), using a national panel study of chronic disease. Health Qual. Life Outcomes, 2 : 12, 2004.
2) Bai, Y. M, Chen, T. T, Wu, B. et al. : A comparative efficacy and safety study of long-acting risperidone injection and risperidone oral tablets among hospitalized patients : 12-week randomized, single-blind study. Pharmacopsychiatry, 39 : 135-141, 2006.
3) Bartko, G., Varadi, H., Simon, L. et al. : Patient satisfaction after switching from conventional to new atypical antipsychotics in schizophrenia. Int. J. Psychiatry Clin. Pract., 6 : 9-14, 2002.
4) Byerly, M., Fisher, R, , Whatley, K. et al. : A comparison of electronic monitoring vs. clinician rating of antipsychotic adherence in outpatients with schizophrenia. Psychiatry Res., 133 : 129-133, 2005.
5) Cramer, J. A., Rosenheck, R. : Compliance with medication regimens for mental and physical disorders. Psychiatr. Serv., 49 : 196-201, 1998.
6) Diaz, E., Neuse, E., Sullivan, M. C. et al. : Adherence to conventional and atypical antipsychotics after hospital discharge. J. Clin. Psychiatry, 65 : 354-360, 2004.
7) 藤井康男, 功刀 弘 編 : デポ剤による精神科治療技法のすべて. 星和書店, 東京, 1995.
8) Fujikawa, M., Togo, T., Yoshimi, A. et al. : Evaluation of subjective treatment satisfaction with antipsychotics in schizophrenia patients. Prog. Neuropsychopharmacol. Biol. Psychiatry, 32 : 755-760, 2008.
9) Heres, S., Schmitz, F. S., Leucht, S. et al. : The attitude of patients towards antipsychotic depot treatment. Int. Clin. Psychopharmacol., 22 : 275-282, 2007.
10) Hogarty, G. E., Schooler, N. R., Ulrich, R. et al. : Fluphenazine and social therapy in the aftercare of schizophrenic patients : relapse analyses of a two-year controlled study of fluphenazine decanoate and fluphenazine hydrochloride. Arch. Gen. Psychiatry, 36 : 1283-1294, 1979.
11) 稲垣 中 : 精神分裂病治療における抗精神病薬の多剤併用に関する日本と諸外国との比較. 臨床精神薬理, 4 : 1381-1388, 2001.
12) 稲垣 中, 稲田俊也 : 第21回 新規抗精神病薬の等価換算(その5) Blonanserin. 臨床精神薬理, 11 : 887-890, 2008.
13) 稲垣 中, 冨田真幸 : 日本における新規抗精神病薬と多剤大量処方. 臨床精神薬理, 6 : 391-401, 2003.
14) Kane, J. M., Eerdekens, M., Lindenmayer, J. P. et al. : Long-acting injectable risperidone : efficacy and safety of the first long-acting atypical antipsychotic. Am. J. Psychiatry, 160 : 1125-1132, 2003.
15) Kane, J. M. : Strategies for improving compliance in treatment of schizophrenia by using a long-acting formulation of an antipsychotic : clinical studies. J. Clin. Psychiatry, 64 (Suppl. 16) : 34-40, 2003.
16) Kim, B., Lee, S. H., Choi, T. K. et al. : Effectiveness of risperidone long-acting injection in first-episode schizophrenia : in naturalistic setting. Prog. Neuropsychopharmacol. Biol. Psychiatry, 32 : 1231-1235, 2008.
17) Lacro, J. P., Dunn, L. B., Dolder, C. R. et al. : Prevalence of and risk factors for medication nonadherence in patients with schizophrenia : a comprehensive review of recent literature. J. Clin. Psychiatry, 63 : 892-909, 2002.
18) Lam, Y. W. F., Velligan, D. I., DiCocco, M. et al. : Comparative assessment of antipsychotic adherence by concentration monitoring, pill count and self-report. Poster presented at Biennial Meeting, International Congress on Schizophrenia Reserch, Colorado, USA, March 29-April 2, 2003.
19) Lasser, R. A., Bossie, C. A., Gharabawi, G. M. et al. : Clinical improvement in 336 stable chronically psychotic patients changed from oral to long-acting risperidone : a 12-month open trial. Int. J. Neuropsychopharmacol., 8 : 427-438, 2005.
20) Leucht, S., Heres, S. : Epidemiology, clinical consequences, and psychosocial treatment of nonadherence in schizophrenia. J. Clin. Psychiatry, 67 (suppl. 5) : 3-8, 2006.
21) Lieberman, J. A., Perkins, D., Belger, A. et al. : The early stages of schizophrenia : speculations on pathogenesis, pathophysiology, and therapeu-

tic approaches. Biol. Psychiatry, 50 : 884-897, 2001.
22) Lindenmayer, J. P., Jarboe, K., Bossie, C. A. et al. : Minimal injection site pain and high patient satisfaction during treatment with long-acting risperidone. Int. Clin. Psychopharmacol., 20 : 213-221, 2005.
23) Mahmoud, R. A., Engelhart, L. M. et al. : Risperidone vs conventional antipsychotics in usual care : a prospective randomized effectiveness trial of outcomes for patients with schizophrenia and schizoaffective disorder. 21st CINP Congress, Glasgow, Scotland, July 12-16, 1998.
24) Martin, E. W. : Hazard of Medication, a Manual on Drug Interactions, incompatibilities, Contraindication and Adverse Effects. Lippincott Williams & Wilkins, Philadelphia, 1971.
25) Möller, H. J. : Long-acting injectable risperidone for the treatment of schizophrenia : clinical perspectives. Drugs, 67 : 1541-1566, 2007.
26) Olivares, J. M., Rodriguez-Martinez, A., Povey, M. et al. : 6-month follow-up from the electronic Schizophrenia Treatment Adherence Registry (e-STAR) of patients in Spain who were initiated to risperidone long-acting injection (RLAI). International Society for Pharmacoeconomics & Outcomes Research 9th Annual European Congress, Copenhagen, October 28-31, 2006.
27) Patel, M. X., De Zoysa, N., Bernadt, M. et al. : Depot and oral antipsychotics : Patient preferences and attitudes are not the same thing. J. Psychopharmacol., Jun 26(e-Pub) : 2008.
28) Stimmel, G. L. : Benzodiazepines in schizophrenia. Pharmacotherapy, 16 : 148S-151S ; discussion 166S-168S, 1996.
29) Taira, M., Hashimoto, T., Takamatsu, T. et al. : Subjective response to neuroleptics : the effect of a questionnaire about neuroleptic side effects. Prog. Neuropsychopharmacol. Biol. Psychiatry, 30 : 1139-1142, 2006.
30) Walburn, J., Gray, R., Gournay, K. et al. : Systematic review of patient and nurse attitudes to depot antipsychotic medication. Br. J. Psychiatry, 179 : 300-307, 2001.
31) Weiden, P. J., Kozma, C., Grogg, A. et al. : Partial compliance and risk of rehospitalization among California Medicaid patients with schizophrenia. Psychiatr. Serv., 55 : 886-891, 2004.
32) Weiden, P., Olfson, M. : Cost of relapse in schizophrenia. Schizophr. Bull., 21 : 419-429, 1995.
33) 吉尾 隆, 黒沢雅広, 杉村和枝 他 : 統合失調症患者の薬物治療に関する処方実態調査 : 精神科臨床薬学研究会会員病院9施設における2005年の調査結果から. 臨床精神薬理, 10 : 1721-1731, 2007.
34) Zygmunt, A., Olfson, M., Boyer, C. A. et al. : Interventions to improve medication adherence in schizophrenia. Am. J. Psychiatry, 159 : 1653-1664. 2002.

abstract

To know for improvement of treatment adherence in schizophrenic patients.
―Subjective estimate of current medication
and expectation for risperidone long-acting injection―

Isao Shibata*, and Shin-ichi Niwa**

To estimate the impact of decline of medication adherence on actual exacerbation of symptom in schizophrenic patients, we investigated compliance rate of in-patient at Kawaguchi Hospital before their hospitalization. It was revealed that 73.9% of objective in-patients had decline of medication adherence before hospitalization.

To consider improvement of medication adherence, satisfaction levels on current medication in schizophrenic patients was investigated by using the Drug Attitude Inventory short form (DAI10). It was resulted that monotherapy with atypical antipsychotic was the most highest satisfaction, followed by polypharmacy and monotherapy with typical antipsychotic. However, medication adherence is thought to be lower than estimated.

Therefore, we conducted a survey to understand the acceptance of long acting injection including its background. Nearly half of the patients (46.7%) desired to receive treatment with LAI, the main reason was "feel LAI easier" which accounted for 79.4%.

Under this circumstance, risperidone long-acting injection (RLAI) has been approved, new treatment strategy can now be utilized, which offers high expectation to improve adherence and to help breakaway from polypharmacy. It would be of great interest to follow up the trend of patient's adherence and medication after innovated RLAI to clinical practice.

Jpn. J. Clin. Psychopharmacol., 12 : 1635−1644, 2009

*Kawaguchi Hospital, Koujinkai Group. 6-17-34, Nishikawaguchi, Kawaguchi, Saitama, 332-0021, Japan.
**Department of Neuropsychiatry, School of Medicine, Fukushima Medical University.

座談会

臨床精神薬理 12：1673-1694, 2009

新しい持効性注射製剤 risperidone long-acting injection（RLAI）
―― Fleischhacker 博士を囲んで ――

W. W. Fleischhacker
（Medical University Insbruck）

藤 井 康 男
（司会，山梨県立北病院）

岡 田 俊
（京都大学）

畑 和 也
（さわ病院，現；ほくとクリニック病院）

稲 垣 中
（慶應義塾大学）

はじめに

藤井 日本では長期在院患者の地域への退院を促進させ，精神科病床を減少させることを目標としており，これからは外来での維持治療レベルの向上が重要なテーマになってくるでしょう。最近報告された CATIE スタディでも統合失調症の薬物治療の主要なアウトカムに，治療継続性が選択されています。したがって外来の維持治療における持効性注射製剤の重要性はさらに高まってくると考えられます。しかし残念ながら，現在日本ではデポ剤による外来維持治療は活発に行われておらず，このようなデポ剤の使用方法に慣れている医師は多くはありません。そこで今日は持効性注射製剤による治療技法の実際について，話を進めていきたいと思います。まず Fleischhacker 先生に，日本でも発売を控えている risperidone LAI（Long-Acting Injection：持効性注射製剤）について，講義をお願いします。

第 1 部　Fleischhacker 先生の講演

I．デポ剤の一般的な見解

Fleischhacker Risperidone LAI（以下 RLAI）

2007年7月20日，新高輪プリンスホテルにて録音。

は日本では認可の途上にあると聞いています。そこで RLAI の技術的特徴，臨床面での有効性，臨床試験のデータについて紹介したいと思います。

藤井先生も先ほど触れられていたとおり，日本ではデポ剤が意欲的に使用されていないと聞いていますが，これはいずれ変わってゆくと期待しています。まずはデポ剤の一般的な見解について紹介します。

Haloperidol decanoate の登場から30年経ち，デポ剤を巡って継続的な議論が行われてきました。デポ剤が経口剤よりも有効かどうか，またデポ剤がコンプライアンスを促進，向上させるかについて研究されてきました。私はデポ剤がコンプライアンスを促進させるとは考えていませんが，コンプライアンスをモニターしやすく，特に外来治療を考える場合に大きなメリットになると思います。

抗精神病薬を服用中の統合失調症の患者さんが診察室や外来クリニックにやって来るとき，精神科医は，「定期的に服薬していますか」「服薬する上で何か問題はありますか」「薬の量を減らしたりしますか」「服薬を忘れますか」などと尋ねます。これには時間がかかり，外来治療のための貴重な時間が割かれてしまいます。また，このような質問には，患者さんに対する不信感が含まれています。このため患者さんも不快感を抱いたり，医師に薬物療法への忠誠を問われることで，追い詰められたような気持ちになります。

デポ剤を投与中の患者さんの場合，その状況は一変します。デポ剤を注射していれば，脳内に薬が入っており，逆に注射していなければ脳内には薬が入っていないことを医師は把握できます。服薬状況について話し合う必要がないため，時間の節約になり，同時に医師と患者の関係を向上させることにつながります。これは言うまでもなく統合失調症患者の長期的管理において重要な要素なので，私がデポ剤を好む主な理由はこの点にあります。

デポ剤は，患者さんとのより良い関係を築き，コンプライアンスあるいはアドヒアランスを向上させる上で，あるいはそのモニターを行う上で有用であると言えます。5年前までは，fluphenazine や haloperidol のような従来型デポ剤しかなかったものの，5年前に長時間作用の RLAI が初めてアメリカに登場し，その後ヨーロッパや世界中の多くの国々で使用できるようになりました。

RLAI の登場によって，多くの精神科医のデポ剤に対する姿勢が変わってきています。我々の病院でも，10年ほど前までは多くのデポ剤を注射していました。その頃，新世代の経口剤としてrisperidone や olanzapine が登場しました。するとデポ剤の使用は減少し，第二世代の経口抗精神病薬への切り替えが始まりました。

それらの薬剤が登場してほぼ10年になりますが，現在は以前の状態に戻りつつあります。つまりデポ剤を再び用いるようになっているのです。第二世代の薬剤からデポ剤への切り替えが行われていますが，その98%が RLAI です。我々の病院でも，かつて使用頻度が減少したデポ剤について，再び使用するケースが増えており，現在およそ10～15%の外来患者が RLAI を使用しています。

II．RLAI の技術的側面

Risperidone の分子には水酸基がありません。従来のデポ剤は，エステルを介して結合している油性の薬であったため，水酸基が必要でした。RLAI は，精巧な製剤技術を利用することで，水酸基をもたない薬の開発を行うことに成功し，従

- Drug dispersed in biodegradable polymer matrix
- Suspended in water-based vehicle prior to intramuscular injection
- Leaves no residue
- Sustained release for 2 weeks

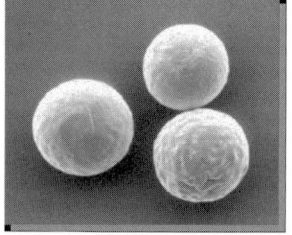

図1 Risperidone long-acting injection uses new drug-release technology

来の油性デポ剤よりも耐容性が高いという結果を得ました。図1のように，RLAI は完全に生分解性のポリマーに包まれていますが，このポリマーが分解されると水と二酸化炭素になり，体内には何も残りません。このポリマーの中に，risperidone の分子が入り込んでいて，基質が分解する際に risperidone を放出します（図2）。少量の risperidone が小さな球の頂部から徐々に放出され，基質が完全に崩壊するときに多量の risperidone が血流に放出されます。最後にすべての基質が消え去り，risperidone は自由に血中に流出します。

ここまでのプロセスが始まるまでに2週間ほどかかりますが，これは重要なポイントです。最初の2週間は risperidone の血中濃度は低いため，十分な血中濃度に到達するまでの2，3週間は患者さんに経口剤を並行投与する必要があります。

RLAI が実際に崩壊する様子を電子顕微鏡で見たのが図3です。2週間かけてゆっくり崩壊し始めますが，この期間は薬剤は有効血中濃度に達していません。その後に徐々に破壊してゆき，およそ6週間後に完全に崩壊します。

図4は単回投与の血中濃度に関するデータです。最初の3週間は適度な血中濃度に至っていません。3週間経ち，血中濃度が上昇し Cmax に至るには，4週間半から5週間経っています。その後再び下降し，およそ9週間後には完全に抜けています。

これによってわかるのは，最初の3週間は全く

何もなく，その後2，3週間で，統合失調症の治療に十分な血中濃度に到達するということです。その後，再び下降します。定期的な投与を続けると，血中濃度が常に治療域にあることになります。

図5はその重要な背景の説明になります。血中濃度の最高値と最低値の差は，経口剤の方がRLAIを用いた場合よりもずっと大きいのです。このことは臨床的にきわめて重要です。なぜなら，副作用はこれらの血中濃度の変動にある程度関連するので，このような持効性注射製剤の特性は経口剤に比べて副作用が少ないことに関与しているためです。

図6はRLAIの注射キットのヨーロッパにおける最初の仕様です。日本ではこれと同じ仕様にはならないでしょうが，薬剤を注射する上で様々なことが考慮され，少し便利になってきています。基本的にはマイクロスフェアが入ったバイアルと懸濁液とシリンジです。

Ⅲ．RLAIの臨床試験

臨床試験のデータを4つ紹介します。まず2つの二重盲検試験ですが，1つはアメリカで行われた研究のデータ，もう1つは国際共同研究のデータで，アメリカのFDA（米国食品医薬品局）およびヨーロッパのEMEA（欧州医薬品庁）の薬品認可プロセスにおいて重要なデータとなりました。共に投与期間は12週間ですが，1つはプラセボ対照試験で，もう1つは経口risperidoneを対照薬とした非劣性試験です。

プラセボ対照試験の結果を図7に示します。プラセボ群は試験期間中に症状が悪化していますが，25mg，50mg，75mgのRLAI投与群*は，どの群も12週にわたる試験期間中に精神症状が改善

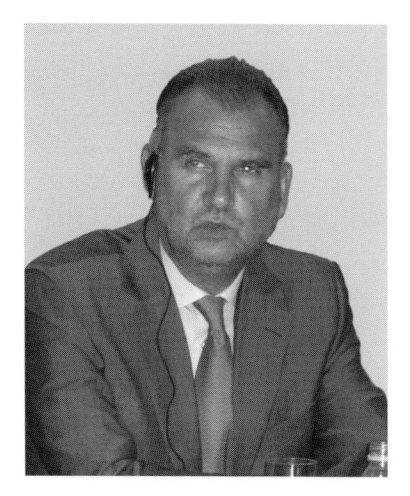

Dr. Fleischhacker

---
*本邦での用法・用量：通常，成人にはrisperidoneとして1回25mgを2週間隔で臀部筋肉内投与する。なお，初回量は25mgとし，その後，症状により適宜増減するが，1回量は50mgを超えないこと。

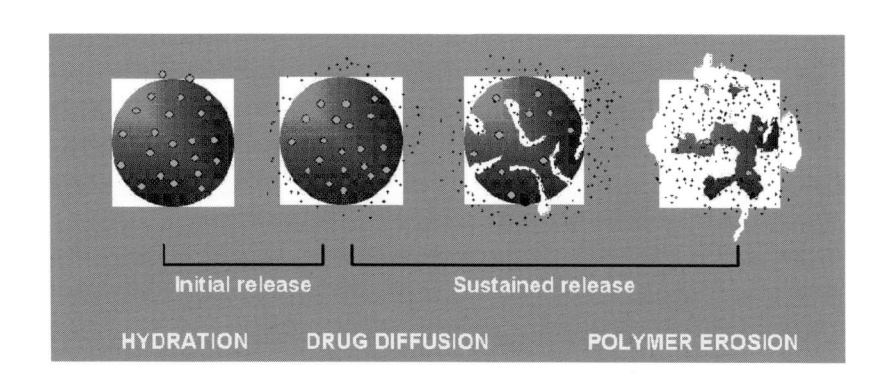

図2　Mechanism of release

していることがPANSS総スコアで確認されています。非劣性研究では，RLAIが経口投与に劣らないことが確認されています（図8）。

次に2つのオープンラベルの試験を紹介します。1つは安全性評価の試験としてデザインされた1年間の試験です。その研究の目的は，どの種類の薬剤からRLAIに切り替えても安全であり，かつ安全性が1年にわたり維持されるかを検証することでした。

2つ目の研究も臨床的観点から非常に重要な試験で，短期間ではありますが，従来型デポ剤を投与されていた患者をRLAIに切り替えて検討しました。これらの2つの試験結果を紹介します。

この研究は，急性期ではなく，少なくとも4ヵ月間安定した治療を受け，維持療法中の患者を対象として，最初に「研究に参加したいかどうか」を尋ねました。「参加したい」という患者は，経口のrisperidoneに切り替えられました。試験エントリーから2週間後に，与えられていた

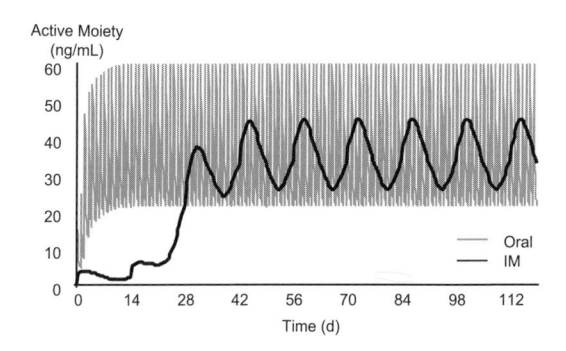

図5 Comparison of oral vs IM plasma concentrations (Simulation)

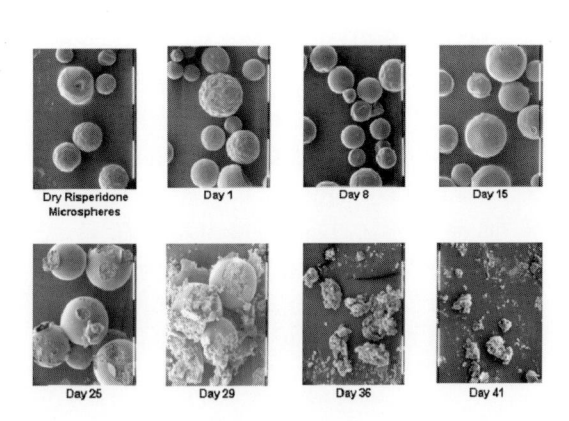

図3 Mechanism of drug release

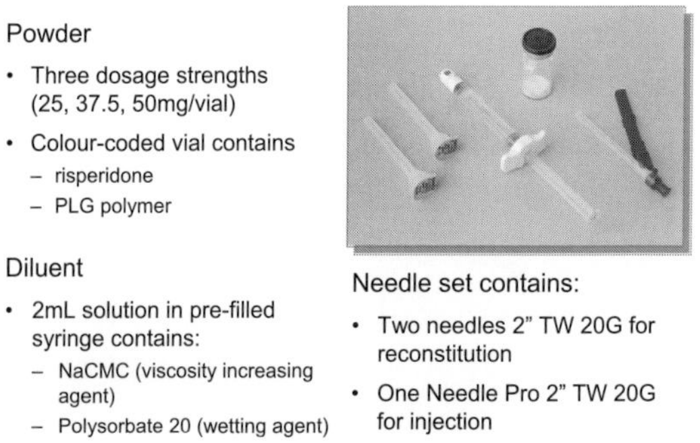

図6 RISPERDAL CONSTA™

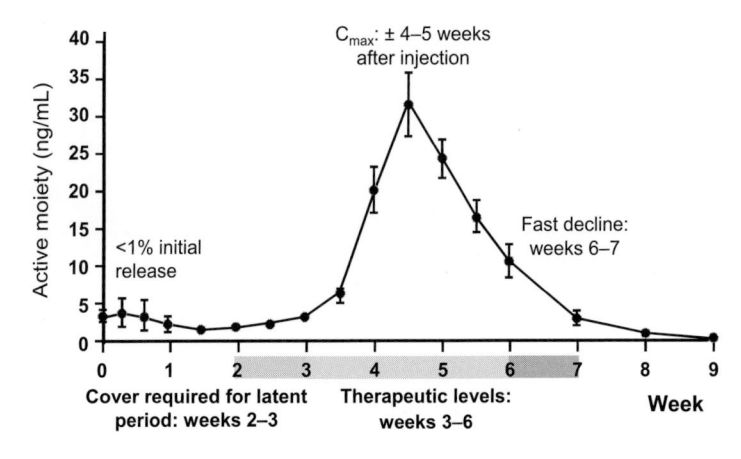

図4 Single-dose pharmacokinetic profile

risperidone経口薬の投与量ごとに，3つの異なる用量（25mg，50mg，75mg）のRLAIに切り替えられました。これは盲検でも，無作為でもあり

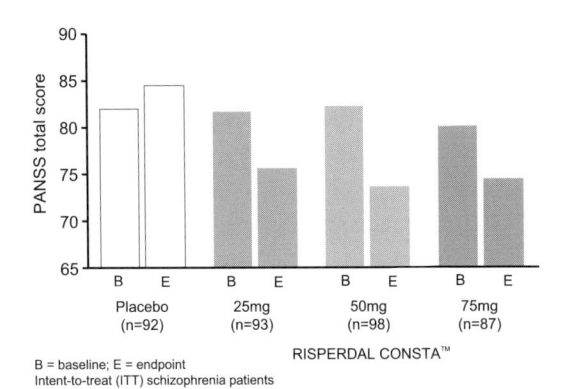

図7　Acute antipsychotic efficacy
Kane : Am. J. Psychiat, 2003.

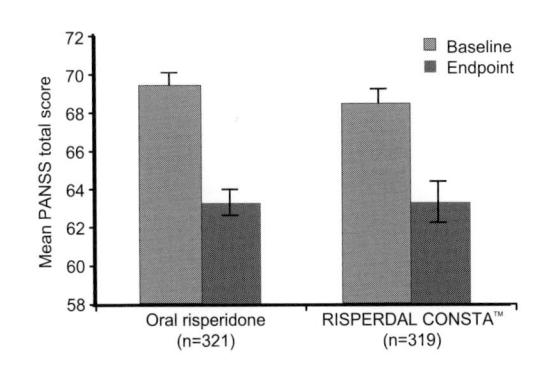

図8　At least as effective as risperidone oral

ません。この点はデータの解釈をする上で重要です。彼らは3週間経口投与を続け，二度目の注射の時点から，経口投与を減らし，中止しました。私が関心をもっているのは，脱落率と脱落の理由です（表1）。一番上に脱落率が示してあります。600人以上の患者が参加し，最終的には35％が脱落しています。脱落率には，投与量による影響があるようで，最低は25mg，最高は75mgでした。同じような状況が，「効果不十分」による脱落にも該当しました。「効果不十分」が最も少なかったのは，25mg群で，最も多かったのは75mg群でした。この結果については後で説明します。

　ここで75mg製剤が発売されていない理由に触れます。ヤンセンファーマ社は75mg製剤を発売することの十分な根拠がないと判断しました。有効性の面から見ても安全性の面から見ても，高用量が不利に作用する恐れはありますが，個人的には75mgを発売しないことに完全に賛同しているわけではありません。欧米の精神科医の中には，75mgもあった方がよいと感じている人もいます。経口のrisperidoneでも言えることですが，患者の中にはより多くのrisperidoneを必要とする人たちがいるからです。しかし，日本の状況は異なるかもしれません。

　図9から，ベースラインでのPANSSのスコアは25mg群が最も低く，75mg群が最も重篤であったのがわかります。これはオープンスタディで

表1　Reasons for discontinuation

	Patients（％）			
	Risperidone long-acting injection			
Patients discontinuing treatment	25mg (n=120)	50mg (n=228)	75mg (n=267)	All doses (n=615)
For any reason	23.3	30.7	43.8	35.0
Due to AE	4.2	5.7	4.5	4.9
Insufficient response	1.7	3.1	14.6	7.8
Withdrew consent	11.7	13.6	16.1	14.3
Patient non-compliant	0.8	2.2	1.9	1.8
Patient lost to follow-up	0.0	1.8	1.1	1.1
Other	5.0	4.4	5.6	5.0

AE = adverse event　　　　Fleischhacker et al., J. Clin. Psychiat, 2003.

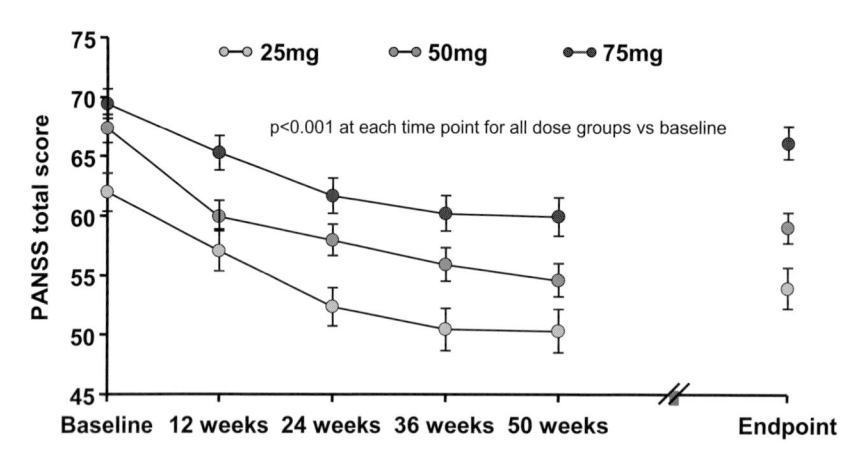

図9 Antipsychotic effect sustained over 1 year
Intent-to-treat (ITT) schizophrenia subjects
Fleischhacker, et al. : J. Clin. Psychiatry, 2003.

あったため，臨床医は，普通，患者の病状が重い場合はより高用量を用い，それほどでなければ低用量を用いたと推察されます。3つの用量の違いによるこの所見は，おそらくアーティファクトであり，実際の用量反応の関係を解釈するために用いることはできないでしょう。我々が必要としているのは，無作為の用量反応研究ですが，それは存在しません。それはどの抗精神病薬に関しても存在しないわけですから，risperidoneの持効性注射製剤が例外なわけではありません。

いずれにせよ，研究仮説は，人々がどの治療からRLAIに切り替えても耐容性をもち，長く治療を継続できるというものでした。65％の患者は確かにそうでした。すなわち，研究仮説が立証されたのです。彼らは継続的に安定していただけでなく，継続的に改善もしました。3種類の異なる用量がどれもベースライン以上の改善をもたらしたのです。これには，治療を長く続ければ改善するという，臨床的観点から見た既知の事実が関係しています。これは陽性症状やトータルスコアだけに言えることではありません。PANSSの陰性症状のサブスコアについても，1年間の観察期間においてスコアの低下が見られます。

我々は再入院率にも関心を持ちました。統合失調症の再入院率は，通常の治療状況ではかなり高いことはご存知だと思います。1年以内に30～60％は再入院しています。我々がこの研究から得た全体的な再入院率は，17.6％ときわめて低率でした（図10）。これは患者さんの観点からだけでなく，薬物経済的な観点からしても非常に有望です。というのも統合失調症患者の医療コストを上げているのは入院だからです。

医療資源利用の全体像を見ると，治療前段階から治療終了までの入院日数は有意に減少しており，また，決められた以外の外来診療も減少していました（図11）。それら両方の要因が間接的に示唆するのは，患者の症状が改善し，医師の診察回数が減り，入院が減少したということです。残念ながら，この研究には対照群が存在しませんでした。対照群があれば，結果に対する信憑性をより高めることになったと思われます。

我々は，QOLについても分析しました（図12）。QOLのSF-36自己評価スケールが用いられました。SF-36のうち精神的な側面を規定する因子であるメンタルコンポーネントにおいては，3つの用量群すべてに期間中の改善が見られました。有意な改善は50mg群のみですが，QOLの改善はより精緻化された分析によっても明らかでした。これは事後解析であったため，今回も解釈は注意深く行われなければなりません。

図13はRLAへの切り替え前に患者に投与されていた薬物が示されています。その約半数が経口risperidoneを服用していたことがわかります。それはもっともなことです。なぜなら，経口

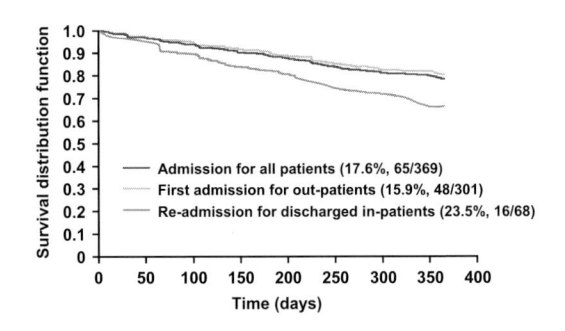

図10 Re-admission rates are low with risperidone long-acting injection
*Pooled 25/50mg group (n=397)
Fleischhacker, et al. : J. Clin. Psychiatry, 2003.

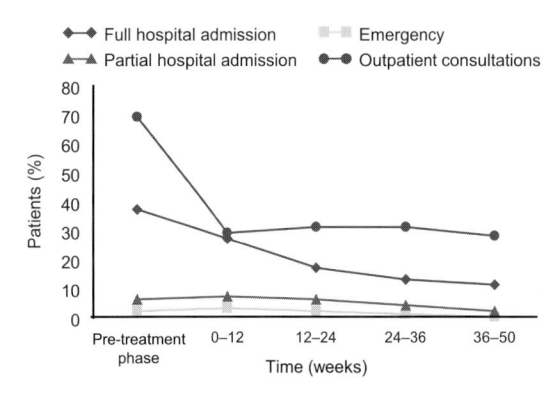

図11 Lower use of healthcare resources
Pooled 25/50mg group (n=397)

risperidoneを服用していた患者には，RLAIへの切り替えの説得が最も簡単だからです。しかし4分の1は，従来型デポ剤で治療した患者でした。

我々は，2つのグループに特に関心をもち，事後解析を行いました。1つは経口risperidoneからRLAIに切り替えた群です（図14）。切り替えはさらなる症状の改善につながりました。それは持効性注射製剤が経口薬よりも優れているということではなく，継続的な投薬が有効であったということです。長期間治療を継続すれば，症状は徐々に改善していくのです。これは安定した患者さんにも言えることです。

もう1つは，haloperidolやfluphenazineのデポ剤からRLAIに切り替えた群です（図15）。これらのグループは，従来型デポ剤で安定した状態にありましたが，その後RLAIに切り替えたところ，1年間の臨床試験期間中に症状が改善しています。この場合も事後解析であるため，その影響を差し引いた解釈をしなくてはなりませんが，ディスカッションと今後の研究仮説のための興味深い論点を提供してくれていると思います。

Ⅲ．副作用の比較

従来の抗精神病薬に関連する最も重篤な副作用の1つは，年間およそ5％の累積発症率があると言われている遅発性ジスキネジアです。我々が治療するすべての患者のうち，30～40％が不可逆的な遅発性ジスキネジアを発症すると言われています。

第二世代抗精神病薬の場合，この点が大幅に改善されています。RLAIの研究における遅発性ジスキネジア発症率について，我々とCsernanskyの研究データを比較してみました。Csernansky研究は経口risperidoneのhaloperidolとの対照試験で，N. Engl. J. Med. に発表されています。表2のように，1年後の遅発性ジスキネジア発症率は，risperidone経口剤と持効性注射製剤で同程度ですが，haloperidolでは約5倍高くなっています。第一世代と第二世代抗精神病薬の遅発性ジスキネジアの発症率を比べると，第一世代薬でおよそ5倍高いことはこれまでにも他の多くの研究によって裏付けされています。この結果は臨床的にきわめて妥当性が高く，そこから引き出されるメッセージも非常に重要であると思われます。

過去5，6年にきわめて懸念されてきたもう1つの副作用は，体重増加です。図16はRLAIの3つの用量群における1年間の体重増加を示しています。用量依存性は見られず，体重増加はそれほど大きな問題ではないと思われます。

Ⅳ．注射部位の痛み

注射部位の痛みは，従来型デポ剤の大きな問題点です。初めに述べましたが，従来のデポ剤はど

れも油性です。患者の臀部に薬剤を注入ことは必ずしも容易ではなく，痛みなどを生じることもありました。RLAIは水性であるため，従来型デポ剤と比べて注射部位の疼痛も異なります。注射部位反応への患者の不満の程度を図17に示します。痛みの程度はVisual Analog Scale（VAS）で評価していますが，VASは，我々の研究や従来型のデポ剤の抗精神病薬を検討した研究でも用いている評価方法です。Visual analogでは，0は痛みがなく，100は極度の痛みを表します。RLAIを投与された患者は自分が感じた痛みを10の辺りに位置づけていますが，従来型デポ剤はどれもそれよりも高い数値でした。特にzuclopenthixolは痛みがひどかったようです。痛みの問題からもRLAIは従来型デポ剤に代わる有用な薬剤と言えます。

V．従来型デポ剤からの切り替え

切り替えの研究について紹介します。この研究では，従来型デポ剤であるflupenthixol, fluphenazine, haloperidolまたはzuclopenthixolで少なくとも4ヵ月安定した状態の患者を対象としました。その後，2回のデポ剤の治療サイクルの後に25mgのRLAIが投与され，その後は必要に応じて，最高50mgまで徐々に増量されました（図18）。

表3は脱落率に関する情報を示しており，全体の脱落率は8％でした。これはきわめて低値であり，従来型からRLAIへ切り替えることは容易に可能であり，また，患者の耐容性も高いということが言えると思います。

PANSSトータルスコアも，従来型からRLAIへ切り替えた他の研究結果ときわめて類似してい

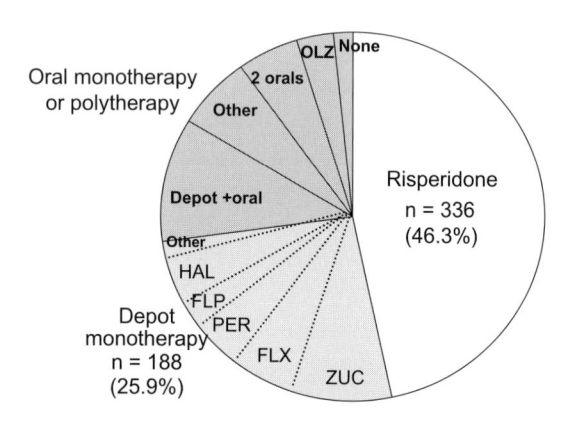

図13 Prior antipsychotic (AP) medication：1-year trial
FLP = fluphenazine, FLX = flupenthixol；HAL = haloperidol；PER = perphenazine；ZUC = zuclopenthixol（いずれも従来型デポ剤）
Gharabawi, et al., Lasser, et al.；ACNP Annual Meeting 2002, San Juan, Puerto Rico.

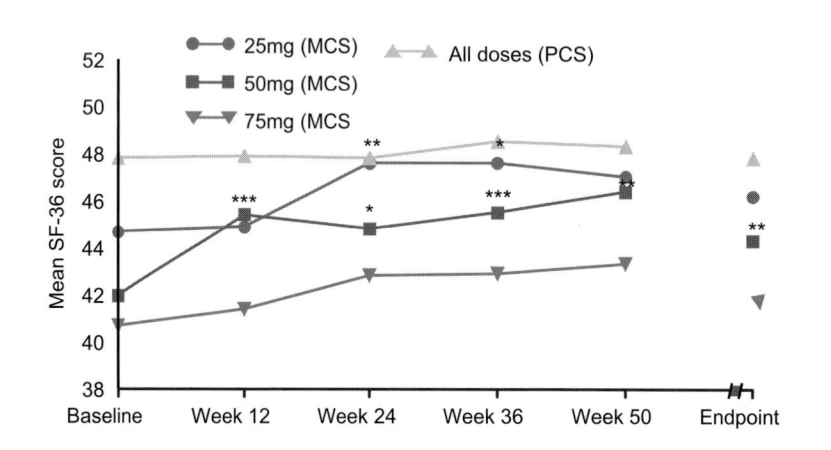

*p≤0.05; **p≤0.01; ***p<0.001 vs baseline
PCS = physical component score
MCS = mental component score

図12 Improvement in quality of life maintained over 1 year
Fleischhacker, et al：J. Clin. Psychiatry, 2003.

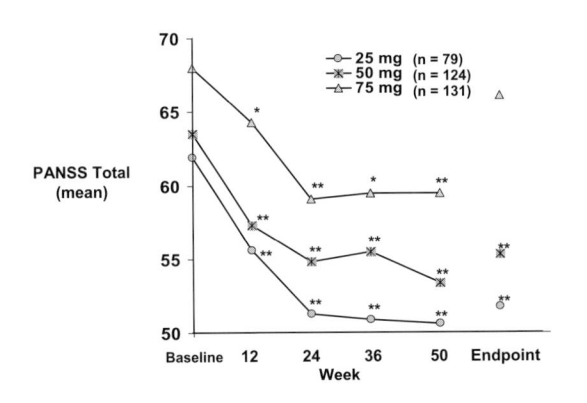

図14 Efficacy analysis-Risperidone prior treatment
**P＜0.001, *P＜0.05v baseline
Gharabawi, et al, Lasser, et al.; ACNP Annual Meeting 2002, San Juan, Puerto Rico;

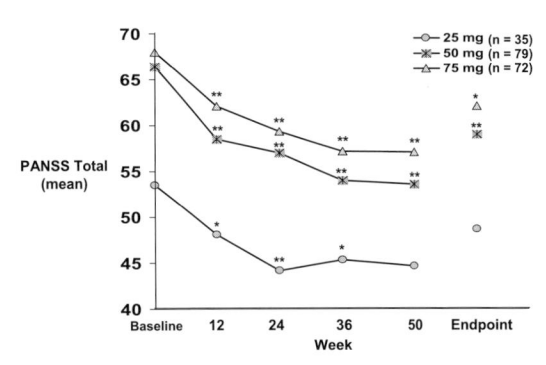

図15 Efficacy analysis-depot monotherapy prior treatment
**P＜0.001, *P＜0.05v baseline
Gharabawi, et al., Lasser, et al.; ACNP Annual Meeting2002, San Juan, Puerto Rico;

表2 Low incidence of spontaneously-reported TD during 1 year trial

	RISPERDAL® CONSTA™			RISPERDAL oral* 5 mg/day	Haloperidol 12mg/day*
	25mg	50mg	75mg		
Patients with TD（%）	0.7	0.7	0.3	0.6	2.7

*Mean modal dose 1
TD = tardive dyskinesia

[1]Csernansky JG, et al. N. Engl. J. Med, 2002.; 346: 16-22
Fleischhacker et al, J Clin Psychiat, 2003.

ます（図19）。PANSSトータルスコアには若干の改善がみられました。若干の改善でしかないのは，救急期や急性期ではなく患者がすでに最初から安定した状態にあったためです。

VI. まとめ

私は，RLAIが実用的で，非常に有効な薬剤であると考えています。RLAIへの切り替えを巡っては，多くの患者において耐容性は高いと言えます。本日データをお見せできませんでしたが，RLAIを継続することで追加的な改善も得られることがわかりました。錐体外路症状（EPS）やその他の副作用の発現率も低い薬です。

RLAIの安全性は，経口剤の使用に慣れている臨床医にとっては当然の結果となっています。質的には同じ副作用が見られますし，量的には経口剤からRLAIへの切り替えにより，副作用のリスクは低くなっています。これはおそらく，血中濃度の変動に関係していると思われます。注射部位の痛みもほとんどないため，RLAIは長期的な統合失調症患者の治療における選択可能なオプションとして，有望な薬であると思います。

第2部　Discussion

I．RLAIの適応をめぐって

藤井　大変興味深いプレゼンテーションを行っていただき，ありがとうございました。日本でのRLAIの使用に関する具体的な話をこれから伺いたいと思います。まず最初に，どのような患者さんに現在デポ剤が使われているかについてですが，岡田先生いかがでしょうか。

岡田　日本でも従来型デポ剤は古くからありま

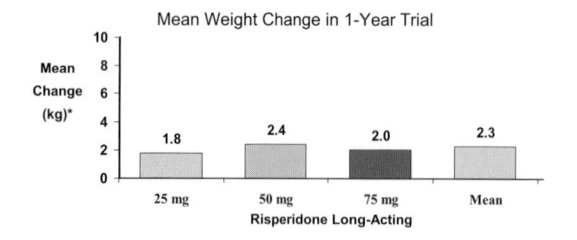

図16 Mean change in body weight
*From baseline to endpoint in 1-year trial. All patients with injection.
Kane, J. M. et al.: Am. J. Psychiatry, 2003.

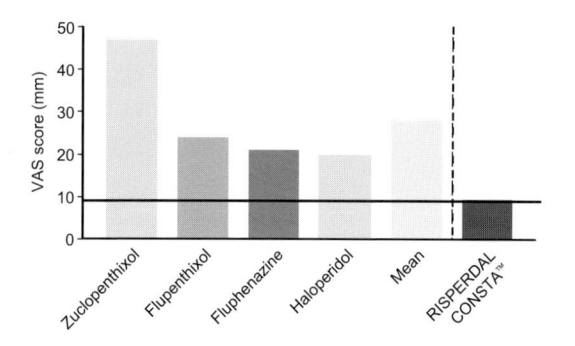

図17 Long-acting injectable antipsychotics: subject ratings of injection site pain
Adapted from Bloch Y, et al.: J. Clin. Psychiatry, 2002.

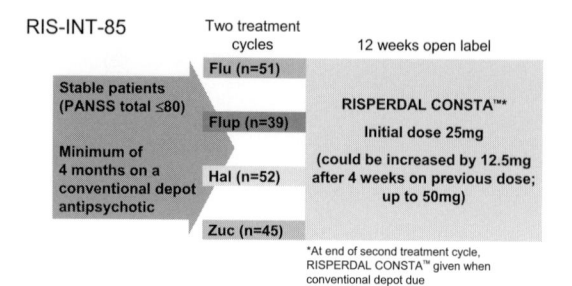

図18 Switching from conventional depots to RISPERDAL CONSTA™
Flu = flupenthixol ; Flup = fluphenazine ; Hal = haloperidol ; Zuc = zuclopenthixol

すが，その適応は主にノンコンプライアンスの患者さんでした。しかし，患者さんはデポ剤だけで済むかというとそうではありません。EPSに対して抗パーキンソン薬を服用し，アカシジアのために睡眠障害が強まると睡眠薬も使用し，抗パーキンソン薬の抗コリン作用のために便秘になると下剤を服用しなければなりません。デポ剤を使ったにもかかわらず，非常にたくさんの薬剤を患者さんは服用しなければならなかったのです。この点において，デポ剤は必ずしも患者さんのニーズにフィットした，生活上受け入れやすいような治療ではなかったと思います。

Fleischhacker先生のお話を伺い，RLAIはエビデンスに裏づけられ，また薬理学的にも非常に洗練された，好ましい薬剤であると感じました。これまで従来型のデポ剤を使っていた患者さんに対してRLAIに切り替えたいと考える先生も多いでしょう。さらに進んで，むしろ内服できている患者さんこそRLAIに切り替えるという先生もいらっしゃるでしょう。

そこで質問なのですが，先ほど先生は従来型デポ剤から4分の1の患者さんを切り替えることができたとお話されていましたが，従来型デポ剤を使っている患者さんのうち，どの程度の患者さんをRLAIに切り替えられているのか，あるいはそういう患者さんはかなり長い間，高いD2受容体のブロックにさらされているわけですから，切り替えで注意すべき点，たとえばジスキネジアなどが出るのかどうか，教えていただきたいと思います。

Fleischhacker 残念ながら，一部についてしか答えられません。それに関する情報がないのです。我々は，従来型のデポ剤からRLAIに切り替えた患者における遅発性ジスキネジアの変化について，具体的な検討をしたことがありません。しかし，それは素晴らしいアイデアですし，我々のデータベースから，特定して検討することは可能だと思います。

適応に関して，デポ剤が長い間，治療の難しい，つまり難治性でノンコンプライアンスの患者のためのものであったことは確かです。しかし状況は変わってきています。多くの医師は，普通の，特に変わったところのない統合失調症の患者にも処方しています。それらの患者は，難治性というわけではなく治療によく反応する人たちですが，それはきわめて理にかなっています。最も有

表3 Discontinuation rates of patients with at least one RISPERDAL CONSTA injection

Switched from	Flu (n=41)	Flup (n=33)	Hal (n=50)	Zuc (n=42)	All (n=166)
Any reason (%)	14.6	3.0	2.0	14.3	8.4
Withdrew consent	9.8	0.0	0.0	4.8	3.6
AEs	2.4	0.0	0.0	2.4	1.2
Insufficient response	0.0	0.0	0.0	4.8	1.2
Lost to follow-up	0.0	3.0	2.0	0.0	1.2
Non-compliant	2.4	0.0	0.0	0.0	0.6
Ineligible to continue study	0.0	0.0	0.0	2.4	0.6

AE = adverse event

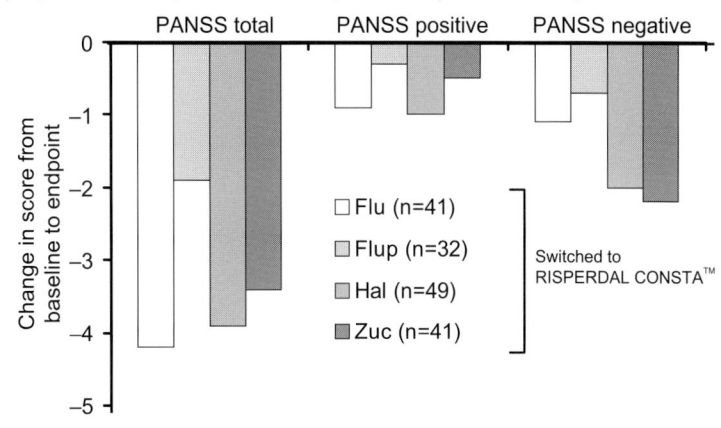

図19 Patients benefit from a switch to RISPERDAL CONSTA™

効な薬剤を,薬剤にそれほど反応しない患者のためにとっておくべきではありません。反応の良い患者に使用すべきです。たとえば,初回エピソードの患者には,最善の利用可能な薬剤が使用される機会が与えられるべきです。それによって最大のメリットを得るのは彼らです。したがって,ゆっくりとではありますが,難治性の患者のみにデポ剤を使用するという医師の姿勢は,世界中の国々において変化しつつあります。

藤井 これまではコンプライアンスの悪い患者に従来型デポ剤が使われていたわけですが,RLAI発売後は,むしろデポ剤そのものの適応が広がってくるということになりますね。初回エピソードの患者,症状の軽い患者に対してRLAIを各国の精神科医が使うようになったと考えてよろしいでしょうか。

Fleischhacker その通りです。デポ剤の適応は5年前に比べてずっと広範なものになっていますし,これは今後さらに広がると思います。まだ研究が少なく,今日紹介した研究と,その他におそらく3つか4つの研究しかありません。しかし説得力のあるデータは増えており,そうしたデータを収集してゆくにつれ,患者をより早期に退院させなければならないという大きなプレッシャーを考えると,RLAIが有用な治療原理であることへの納得を得られると思います。

藤井 たとえば初回エピソードの患者に対するRLAIの使用を考えた場合,初回エピソードの患者は,次に再発するかどうかは基本的にまだわからないため,RLAIで治療を始めると,場合によってはその患者は生涯にわたって抗精神病薬の治療をしなくてもよいかもしれないし,あるいはす

べきかもしれないということになります。

　今までのデポ剤の適応は，少なくとも私の考えでは，2回目の再発があった患者に対して，その後にデポ剤を使うというのが原則だったと思います。初回エピソードで使い始めると，一体どこまでそれを延長したらよいのかという疑問が生じますが，この点はどう考えたらよいでしょうか。

　Fleischhacker　我々はやはり同じ原則を用います。初回エピソードの患者をRLAIで治療しても，1年後には徐々に用量を減らして様子を見ます。ご承知のように，再発歴がある場合では，二度と再発することのない幸運な患者はたった15％しかいません。残りの患者は，その後2，3年のうちに再発することになります。そのような患者は，経口剤での場合と同じく，徐々に用量を減らし，注意深く観察することで特定されます。初回エピソードの患者の場合も同じです。

　もちろん他にも，初回エピソードの患者は，ノンコンプライアントであることで知られています。それは薬剤への反応が非常に良いせいもあり，4，5ヵ月経つと，症状が消えてしまうからです。彼らの立場からすれば，もっともなことです。もはや薬は必要ないと思い，やめてしまうわけですが，通常突然やめてしまうため，その6週間か8週間後には症状が悪化しています。これらの患者にRLAIを用いることで，アドヒアランスの問題を防ぐことができます。

　藤井　初回エピソードの患者にRLAIを使う場合，最初に患者に説明する際，大体どのくらいの期間続けるべきかという点についてはどう説明されていますか。基本的には生涯にわたって続けるのか，あるいは5年とか3年続けるべきだとか，その辺はむしろ明確には言わないのでしょうか。

　Fleischhacker　初回エピソードの患者に対しては，長期的な言い方で話をしないように常に気をつけています。アルコール依存症の患者に一生酒を飲んではいけない，というのと同じです。それではうまくいきません。ですから，ふつう3ヵ月程度経過してから話し合いを行い，薬でうまくいっているので，それをさらに数ヵ月継続する必要があることを告げるのです。それから，少なくとも計1年は続けるように説得し，1年後に徐々に減量して様子をみようと言います。我々の通常の提案とはそのようなものです。

　藤井　もう1点，適応に関して私が興味を持っているのは，「急性期治療でRLAIの適応があるのかどうか」です。基本的にデポ剤は，外来での維持治療に使うものだと思いますが，一部の日本の医師は，急性期治療に，特にコンプライアンスが悪い急性期の患者にデポ剤を用いることがありました。そういう使い方はすべきではないのでしょうか。それとも，そういう使い方をしてもよいのでしょうか。

　Fleischhacker　可能性はあると思います。John Kaneによる研究では急性期の患者に使っています。ただ，これはプラセボ無作為試験の中でのケースで，統合失調症の患者が非常に厳密に観察されていた場合のことです。私は急性期症状を呈している患者にRLAIを使うのは実用的とは思えません。なぜならば急性期の患者には即効性のある薬が望ましく，それに対してRLAIは即効性をもたないことが分かっているからです。RLAIは有効な血中濃度に達するまで3週間かかりますので，普通は経口risperidoneから始めます。ベンゾジアゼピンと併用することが多いのですが，その後，6週間か，8週間，あるいは12週間経過して，患者の症状が良くなってきたらRLAIに切り替えます。通常，急性期の患者に用いることはしません。

II. 用量について

　畑　私は外来で治療する場合にデポ剤を使うことが少なからずありますが，特に今回，RLAIが使えるとなると，定型の薬剤から切り替えたり，新規でも使っていきたいと考えています。その場合，投与量はどのくらいからスタートすべきでしょうか。経口risperidoneと比べて，RLAIの用量はどのように設定すればよいのでしょうか。

　Fleischhacker　それはその患者が服用してきた経口量によると思います。また，経験からいうと，初回エピソードの患者は反応が良く，risperidone 2 mgでも効果が得られます。そうした患者には，最高25mgのRLAIを使用します。

4 mgや6 mgなど,それよりも多量のrisperidoneを使用している患者には,それぞれにより高用量を投与します。ただしこれは大まかな換算で,動物データに基づくものです。人をベースとした精神薬理学に基づくものではありません。

　藤井　スタート時の用量は,25 mgが基本と考えてよいでしょうか。それとも,患者によってはいきなり50 mgでスタートしてもよいのでしょうか。

　Fleischhacker　中には50 mgでスタートする人もいます。たとえば,そのような患者は,risperidoneを6 mg,quetiapineを800 mgあるいはolanzapineを20 mg投与していた人たちです。そのため,きわめて高用量を投与します。まだ症状が抑制されていない患者にはより高用量を用いることになります。こうした人たちには50 mgから始めます。

　藤井　ただ,この薬は,1回注射すると抜くことができないので,最初の投与量は少なめにした方がより安全なような気もします。そうした場合,基本的には25 mgで投与を開始する方が無難なのか。それとも,たとえばrisperidoneで4 mgなり6 mgの治療経験があれば,50 mgでスタートして十分に安全なのか,その辺はいかがでしょうか。

　Fleischhacker　そのような方法は合理的な想定に基づいていると思います。私も同様の手段を採用します。経口risperidoneへの耐容性があるとわかっている患者には,より高用量のRLAIでスタートしても安心していられます。過去にrisperidoneを使った経験がない患者に対しては,今ご指摘いただいた通り,より慎重な処方を行うと思います。

　岡田　先ほど,急性期の場合は6～8週間後に使うというお話がありました。それがどういう時期かについて考えてみました。たとえば経口risperidoneで治療していたとすれば,最初の用量から徐々に増やしていく,そして,ある程度病状が落ち着いてきて,しかしまだ病状が不安定な時期です。日本の医療の現状では,6～8週間後というとまだ急性期治療の過程にあり十分に用量の下がりきっていない時期です。

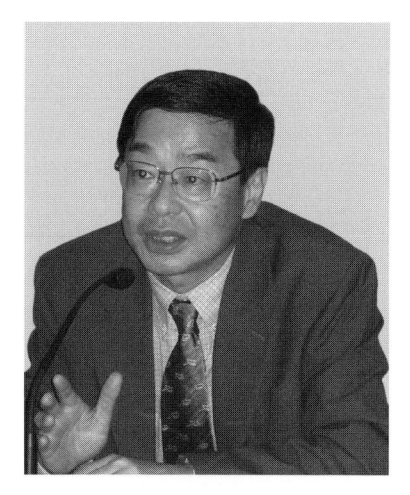

藤井康男氏

　急性期を同じ用量のままで治療していると,病状が落ち着いてくるに従ってEPSが急に出てくることがあります。6～8週間の用量を元にRLAIにいきなり切り替えると,急にEPSなどが出てきて,「しまった」ということになりはしないでしょうか。たとえば2～3週間併用するだけではなくて,しばらく経口剤と注射剤を併用し,藤井先生がおっしゃったように,25 mgの部分,つまりrisperidone経口剤2 mg分だけをRLAIに置き換えて,残り6 mgは内服でいく。そして,併用しながら調整していき,内服がまだ2 mgくらい必要で,RLAIが25 mgあるというときに50 mgに置き換えるという形で,併用期間を置いた方がよいのかなという考え方が1つあると思うのです。そういったテクニックについてはいかがでしょうか。

　Fleischhacker　実際,多くの方がそのようにされています。4週間,6週間,あるいは8週間の併用期間があるということです。エビデンスだけを見ると,そうする必要はないことになるのですが,精神医学におけるエビデンスが完璧とはほど遠いことはよくわかっています。したがって,常に改善の余地があります。そして,RLAIに切り替えるときによくあるのは,併用薬をやめ,患者が少し悪化してしまうということです。その後,ご指摘にあったように,6週間か8週間併用期間を延長します。

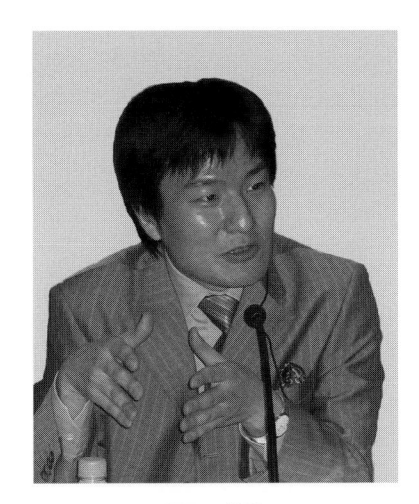

岡田　俊氏

　先生が触れたもう1つの問題としてEPSがありました。これはrisperidoneについて用量依存で，実際に起こりうることがわかっています。しかし皆さんのように精神薬理学を理解されているのであれば問題にはなりません。というのは，問題の原因はわかっていますし，EPSは抗コリン作用薬によって2，3週間で治療可能であり，その後使用を中止して様子を見ればよいこともわかっているからです。ただ，それが可能性としてあることは知っておかねばなりません。おそらく，二度目，三度目の注射でRLAIの血中濃度が上がり始めても，患者がまだ経口剤を併用していて，RLAIと経口剤がカバーしあっているときには，1週間か2週間，より高い血中濃度が続くことがあります。それは心配なことですし，問題ですが，抗コリン薬を追加する，あるいは経口剤の投与量を予定よりも早く減らすことで対処しなければなりません。

　藤井　RLAIの最大用量は50mgとなっています。今紹介された臨床試験では，50mgと75mgはあまり差がなかったというか，75mgが必ずしも十分な効果がなかったという結果でした。ただ，データを見る限りでは，より重い患者が75mgの投与をされたようです。RLAIを使っていく中で，50mg以上が必要となるケースはどのくらいあるでしょうか。それから，そういうやり方自体は認められているのでしょうか。

　Fleischhacker　認められているかどうかについての日本の法的状況はわかりませんが，私の知るほとんどの国々では，医師として用量を増やす理由があると感じ，その理由を臨床的エビデンスで立証できれば，増量することが可能です。それは法的な点から見た場合の見解です。

　技術的にはきわめて難しいです。RLAIは所定のアンプルとシリンジがついてくるので，2つのアンプルを1つのシリンジに押しこむことはできません。そのため理論上は，2回注射をしなくてはいけなくなります。2つのアンプルを1つのシリンジに入れている人もいますが，望ましいことではありません。なぜなら，薬剤溶液は，その溶解プロセスに手を加えることで薬効性の保障がなくなるからです。でもそれをやっている人もいれば，2度注射をしている人もいます。ただ注射した後に注射針をそのままにしておいて，それに懸濁化の調整を行った2本目のシリンジをつけることもできます。

　50mg以上必要とする患者はどのくらいいるかという質問ですが，難しいところです。より高用量を希望するのは主に司法関係の精神科医です。彼らは自分の患者をよりよく管理したいということです。それは彼らの患者がより重篤であったり，犯罪行為をしていたりするためで，当然ながら，それを懸念して高用量を希望するわけです。我々の外来クリニックでは現在50mg以上のRLAIを使用している患者は1人もいません。

　稲垣　RLAIは2週間に1回の投与と認識していますが，最近の論文では，一部に4週間に1回の投与が試みられています*。この点についてはどのようにお考えですか。

　Fleischhacker　臨床的には興味深い，重要な質問です。血中濃度のデータから，3週間ごとに注射するのが合理的だと思います。もちろん推奨はできませんが，きわめて症状が安定した患者においては有効で安全のように思えます。

　畑　それは興味深い話です。2年ほど前に

---

*本邦での用法・用量：通常，成人にはrisperidoneとして1回25mgを2週間隔で臀部筋肉内投与する。なお，初回量は25mgとし，その後，症状により適宜増減するが，1回量は50mgを超えないこと。

RLAIの臨床治験に参加し，1人の患者が試験期間を終了した際に「今後もRLAIで治療を受けたいですか，それとも今までの経口risperidoneの治療に戻したいですか」と訊ねたことがあります。その方は症状が悪くなったわけではないのですが，「3～4週間に1回の通院でよければRLAIを続けたいけれど…」と述べ，長期試験に移行することはありませんでした。3～4週間，効果が持続するのであれば，そうした方にとっては問題解決につながる話だと思いながら聞いていました。

藤井　投与量の変更について伺います。ある投与量で十分な効果がない，あるいはさらに増加という判断をする際，2週間に1回の注射を25mgから37.5mg，あるいは37.5mgから50mgに変更する場合に，最低でも何回くらいの注射をした上で判断すべきでしょうか。

Fleischhacker　血中濃度のプロフィールを考慮すると，増量が有効であるとの判断がつくまでおそらく少なくとも2回の注射のインターバルが必要だと思われます。

藤井　25mgを2回注射して，その後十分な効果がなければ，37.5mgという用量を考える方が安全でしょうか。それとも50mgに増やしてもそれほど問題はないでしょうか。

Fleischhacker　私が提案する次のステップは，37.5mgを用いることです。RLAIの注射を続けていれば，用量反応についてもう少し信憑性のある情報が得られると思います。たとえば，1mgか2mgの経口risperidoneを追加すると効果はずっと速く現れます。効果が見られたところで，RLAIを増量し，経口剤をやめればよいのです。これは増量のためのより迅速なやり方で，それが有用かどうかを判断する上でもより信憑性のある方法です。

藤井　RLAIを増量して効果や副作用の判定をするときに，やはり当然，何週間か後にその判定をすることになるのでしょうか。3週間か4週間後の状況で，薬を増量したことの適切さを判断すべきだと考えてよいでしょうか。

Fleischhacker　私もそのように理解しています。そのための情報は，経口剤を追加してみる方が得られやすいのです。

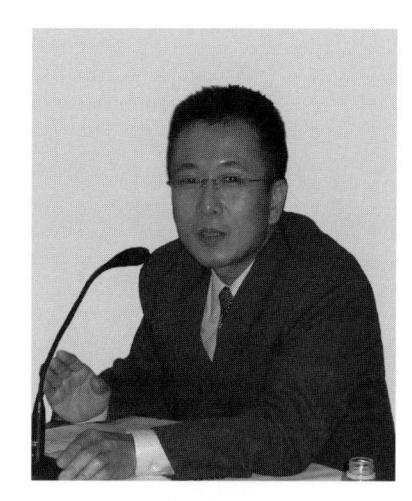

藤井　増量する前に基本的に，経口risperidoneを上乗せしてみて，その効果を見た上で，次にRLAIを増量させるという方法が一番安全な方法であると考えられますか。

Fleischhacker　そう思います。

藤井　非常に少量の経口risperidoneで外来を維持できる人がいますが，場合によってはRLAIの12.5mgでも外来で維持できる人がいると考えられますが，そういう例は存在しますか。

Fleischhacker　ご指摘の通りです。初回エピソードの外来患者のためだけでなく，たとえば高齢の患者のためにも，12.5mgを出してはどうかと提案していますが，実現されるのかどうかわかりません。実行不可能なことは25mgを用いて，その半分だけを注射する方法です。これがうまく行かないのは，RLAIが溶液ではなく，粒子が注射剤全体に分散しているからです。半分だけを注射すると，可能性として水だけを注射してすべての微粒子が残ってしまうか，あるいはすべての微粒子だけを注射してしまい，水が残ってしまうことがあるのです。完全に溶解していないためです。そのように試してみた人もいましたが，うまくいかないようです。

岡田　Risperidone錠剤と，RLAIの用量について，何mgを何mgに置き換えるという目安はありますか。あるいは，RLAIは血中濃度が非常に

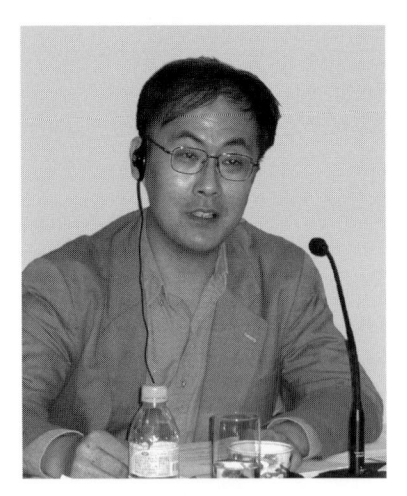

稲垣　中氏

安定しますが，たとえば力価として少し強いというか，効果が得られやすい，逆に言うと用量が少なくてもよいということもあるのでしょうか。

　Fleischhacker　そういうことは確かに起こります。動物での生物学的同等性研究の結果からすると，RLAIの用量は経口量よりもやや低くなっています。自然とそうなってしまうわけです。2 mgから25mg，あるいは4 mgから37.5mgに切り替えることを想定すると，経口剤の用量よりもいくらか低用量のRLAIを投与していることになります。

III．切り替えの具体的な方法，テクニック

　藤井　従来のデポ剤からRLAIに切り替える際の具体的な方法について伺います。たとえば，fluphenazine decanoateの25mgを2週間に1回注射している患者がいたとします。そのようなケースでRLAIに置き換える場合，どのような方法が適切でしょうか。

　Fleischhacker　多くの人が従来型デポ剤からRLAIへの置き換えを行っています。従来型のデポ剤の血中濃度が落ち込むことは通常ありませんが，少し下がります。従来型のデポ剤の血中濃度は2週間カバーされます。これはhaloperidolの場合に最もうまくいくのですが，それはhaloperidolの半減期が最も長いからです。最もうまくいきづらいのがclopentixol*とflupentixol*で，それは半減期の短さが原因です。

　私が好んでいるより安全な別の方法として，両方の注射を並行して投与する方法があります。たとえば，4週間ごとにhaloperidolの注射を受けている場合，RLAIの注射を4週間後ではなく，2週間後にするのです。妥協案ですが，通常うまくいきます。従来型デポ剤からRLAIへの切り替え研究においては，単純にRLAIへの切り替えが行われましたが，脱落率は低いことから，悪い切り替え方法ではないと思います。ただ症状を悪化させないという意味での安全性を考えるなら，特に外来患者の場合は2つのデポ剤の注射，つまり以前のものと新しいものに若干併用期間を設けたほうがよいと思います。

　藤井　RLAIを最初に使うとき，最初の3週間は経口risperidoneを同時に投与するのが基本的な方法です。ただし，それまでolanzapineで治療していた人をRLAIに置き換えようとするとき，たとえばolanzapineを経口で投与しながらRLAIを注射して最初の数週間を乗り切るという方法は，してもよいのでしょうか。

　Fleischhacker　ええ，できます。それでうまくいきますし，研究でも裏付けられています。たとえば，Möllerらによる研究では，それまでの薬を続けながら，RLAIを加えました。それはどの抗精神病薬でも可能です。

　畑　経口risperidoneでフォローしている患者の治験を始めるときに，確か3週間に経口を続けたのですが，やはり3週間くらいは見ておけばよいでしょうか。高齢者ではどうでしょうか。3週間というのは，スタンダードなのでしょうか。

　Fleischhacker　3週間というのは，どの患者においても合理的なカバー期間だと思います。それよりも少し長い試行期間を設ける方がよい場合もあるかもしれませんが，3週間より短くすることはお薦めできません。

---

*本邦未承認。

Ⅳ．多剤併用とRLAI

藤井　日本の精神科医は，薬をきちんと飲まないコンプライアンス不良の患者にデポ剤を注射するという考え方や，経口抗精神病薬がたくさん使われていて，それにさらにデポ剤を注射するという考え方が，非常に根強く残っているのです。

私はそういうやり方では，RLAIのよい点を活かせないと思います。日本の精神科医のそういう考え方を，どう切り替えていけばよいのでしょうか。特に多剤併用の中でデポ剤が使われているという現状を変えるにはどう取り組んだら一番よいでしょうか。

Fleischhacker　それは2つの難問が1つになった質問ですね。例えば，職場の同僚がうまくいったという成功経験が伝わると，精神科医の姿勢が変わってくることもあるでしょう。畑先生はRLAIで5人の患者を治療しうまく行ったとおっしゃっていました。もし彼の友人の1人が，「友人がこれを使用して大変良かったようなので，自分たちも初回エピソードの患者に使ってみている」と言ったらどうでしょうか。その話が口コミで伝わることに加えて，これが良い薬であるというエビデンスも山のように出てくるでしょう。

もう1つ我々がおろそかにしがちなのは，患者同士の影響力です。患者も，何かを気に入れば，そのメッセージを仲間に伝達しているのです。

3つ目ですがこれはとても大切なことです。日本ではどの程度影響力をもつのかわかりませんが，世界中の多くの国々には，きわめて強力な家族団体があり，このような家族団体はデポ剤を好みます。なぜなら，彼らは自分の息子や娘に薬を服薬させたいと思っているのですが，実際にはなかなかのんでくれないのが大きな問題だからです。そこで，家族団体を味方につけ，少しずつ教育すれば，家族や患者が精神科医に，そして精神科医も同僚同士で圧力をかけ合うことになります。こうすることで，姿勢は変わってゆく可能性があると思います。

私が「可能性がある」と言ったのは，アメリカではこれがあまりうまく行っていないからです。アメリカの精神科医は，RLAIをまだそれほど使用していません。アメリカには影響力の強い家族団体があるのに，また長時間作用薬のマーケティングも盛んであるにもかかわらずです。ご存知のように，アメリカでは，世界中のどの国にも増して盛んなマーケティングがなされていますが，成功していません。その理由はアメリカの精神科医の大部分があまり処方をしない傾向にあり，薬から遠のいていることにあるかもしれません。それはアメリカの医学や精神医学の伝統に関係しています。かつてアメリカの精神医学は，50年代，60年代に薬物療法が盛んになり始めるまでは精神分析が有力でした。

アメリカの精神科医が注射をしない理由は様々です。まず彼らはどのようにやってよいかわからず，注射は侵襲的で，医師と患者の関係を阻害してしまうと考えています。現実にはそうではないのですが。また彼らは，患者から訴えられることを常に恐れています。患者が臀部に少しの痛みを感じただけで，すぐに100万ドルの訴訟が起こる国です。彼らが注射を躊躇している理由には複雑な背景があります。日本ではそれほど複雑でないことを期待しています。そして姿勢を変えやすいことを願っています。興味深いことに，患者に経口剤とデポ剤のどちらがよいか尋ねると，多くの患者がデポ剤を選んだといういくつかの研究報告があります。これは精神科医にはあまり知られていないことです。精神科医が患者にそのようなことを尋ねることがないのは，患者がそれを好まないと思い込んでいるからです。現実には，多くの患者がその簡便さからデポ剤を好んでいるのです。

畑　経験を伝える方がよいというアドバイスをいただいたので少しお話ししますが，私も治験に協力してくれた方に「もしこのデポ剤が使えるようになったら，あなたはこちらの治療をしたいか」と聞いてみたのです。そうしたら，「ぜひそうしたい」と答えました。最初は，注射はやはり侵襲的で痛いので，おそらく内服薬に戻す方がよいだろうと思っていましたが，ぜひ注射を使ってほしいと言われたのです。

その理由は，「飲むのは毎日のことなのでとて

も面倒だ」と言います。注射なら，診察に来る2週間に1回のときだけの処置なので，身体にも気持ちの上でも楽だからということでした。意外だったのですが，聞いてみるまではわかりませんでした。患者はまた違うように思っているのだということを知りました。

Fleischhacker　日本の研究者が一堂に集まり，畑先生が今なさったように，経験を分かちあうのです。それによって皆がお互いから学べることになります。この方法がどのような二重盲検や無作為化臨床試験よりも有効でしょう。

藤井　スペインでは非常にRLAIが販売数を伸ばしたと聞きました。何か特別な活動があったのでしょうか。

Fleischhacker　スペインでうまく行った理由に，古いスタイルから新しいスタイルへの精神科全体の大規模なシフトがあったことが挙げられます。スペインの同僚たちは，40代半ばで，古いスタイルの精神医学を学んできたのですが，彼らは柔軟で，新しい流れに切り替わることができて，今では現代精神医学に熱中しています。スペインの精神科医は他のヨーロッパの精神科医よりも柔軟性があったのだと思います。

Ⅳ．副作用について

藤井　RLAIの副作用について，岡田先生いかがでしょうか。

岡田　従来型の抗精神病薬のデポ剤でよく心配されたのは，悪性症候群の問題だと思うのです。悪性症候群を起こしたとしても，注射が体内に入っているから薬を抜くことができないということで，その後の対処も難しいという問題がありました。RLAIの悪性症候群に関する報告はあるのでしょうか。

Fleischhacker　RLAIの悪性症候群の報告は聞いたことはありません*。悪性症候群は，興味深いストーリーです。藤井先生はデポ剤の経験が豊かでいらっしゃいますね。先生は，悪性症候群のケースをおもちになったことがありますか。

藤井　20年くらい前，特に私どもがhaloperidolをよく使っていた時代は，かなり悪性症候群がありました。特に日本の精神科医がよく覚えているのは，日本では1960年くらいからfluphenazine enantateが使えるようになって，それから約20年近くは他にデポ剤はなかったのです。Fluphenazine enantateはEPSが出やすく，特に拒薬患者で栄養状態の悪い状況の中で使用すると悪性症候群が問題になることがありました。ですから，デポ剤というと悪性症候群を連想するのが日本の精神科医，特に古い精神科医の考え方なのです。私は，RLAIはそういう可能性はきわめて低いと思うのですが，広くこれを浸透させるためにも，そういうことはきわめて起こりにくいということを明確にしておく必要があります。そうしないと，恐れるあまり使わないというのが，ある程度の年齢の精神科医の考え方で，私が大変心配している点です。

Fleischhacker　様々な議論が可能です。最初の議論としては，日本のみならず精神科医が経口剤に比べてデポ剤の方が悪性症候群のリスクが高いと信じていることがあると思います。私の知るすべてのエビデンスによれば，これは正しくありません。根拠のないことです。第2の論点は，経口のrisperidoneでさえ，悪性症候群の発表されているケースはきわめて少ないということです。第3の点は，EPSのリスクは経口risperidoneの場合よりもRLAIの場合の方が低いということです。したがって，悪性症候群のリスクも経口のrisperidoneに比べてRLAIの方が低いことが期待されます。第4に，RLAIは世界中で約5年も使用されてきており，何十万人という人がRLAIによる治療を受けてきましたが，悪性症候群の報告がほとんどないということです。ですからその可能性はきわめて低いのです。医学では，薬剤によるすべての危険や有害事象が全くないとするのは不可能ですが，きわめて低いリスクであると思います。

最後に，RLAIはすべてのデポ剤のなかで半減期が最も短く，そのため悪性症候群の管理を考えても，最も安全なデポ剤です。5つか6つの議論になりましたが，RLAIによって悪性症候群が多

---

*2008年12月に2例の報告あり。

くなるのではないかという不安に対抗する上でそれらを用いることができると思います。

岡田　経口剤に比べてEPSが少ないということは，血中濃度の変動が小さいことが関係していると見てよいのでしょうか。

Fleischhacker　それが理由の1つだと思います。もう1つの理由として，経口risperidoneと比べて，RLAIは比較的低用量を使用することがあげられます。このことと血中濃度の変動の少なさによってEPSのリスクの低さの説明がつくと思います。

岡田　私どもも10年間，経口risperidoneを使ってきたので，ある程度，risperidoneの副作用については知っています。RLAIだからこそ注意しなければいけない副作用があるのでしょうか。

Fleischhacker　経口risperidoneよりも頻度の高いRLAIの副作用はありません。副作用のリスク，頻度，重症度は，経口risperidoneよりもRLAIの方が低いということです。

別の適切な例がプロラクチンです。これは非常に客観的なものです。RLAIで安定している患者のプロラクチン濃度は，経口risperidoneや同様の薬剤で安定している患者よりも約20％低いのです。これはきわめて客観的な尺度で，血中濃度の変動が関係しているかもしれないという議論に信憑性を与えています。もちろん，RLAIは血中プロラクチン濃度を経口剤同様に上昇させはしますが，経口剤ほどには上昇させないということです。

V．経口risperidoneとRLAIの効果の違い

藤井　経口risperidoneとRLAIの効果の違いについて伺います。従来型デポ剤，たとえばfluphenazine decanoateなどを考えると，たとえばfluphenazineを経口で飲んだときには，腸や肝臓へのファーストパスエフェクトのために，有効な薬物が脳に到達しにくいということが経口薬ではありますが，これがデポ剤はないのでより効果があるかもしれないというような議論がありました。Risperidoneの場合は，経口とRLAIでファーストパスエフェクトにおいて，有効性に差が出る可能性はあるのでしょうか。それとも，それは考えずに，いわゆる有効性だけの差と考えられるでしょうか。

Fleischhacker　よくわかりません。有効性に差異があるのかどうかもよくわかりません。注射をする場合，ファーストパスエフェクトが少ないことは考えられますし，また9-hydroxy-risperidoneもrisperidoneも肝臓で代謝されるので，ファーストパスに違いがあるとは思いますが，よくわかりません。

藤井　可能性として，RLAIの方が経口risperidoneより効果があるということはあるのでしょうか。先の図でも，PANSSスコアが徐々によくなってきていましたが，それは単に薬が継続された一番の理由かもしれませんが，何らかの有効性に差がある可能性も残っているでしょうか。

Fleischhacker　そうですね，この質問に答えるために必要なのは，経口risperidoneとRLAIの長期比較試験です。それをしようとする人がいるとは思えませんが，少し別のことをお話しますと，現在経口olanzapineとRLAIの1年間の長期比較試験があります。この結果はとても興味深いです。この研究では，2つの薬剤が9ヵ月の時点までは非常に似ており，その後違いが生じ始め，olanzapineはRLAIに比べて再発した患者が多かったことがわかっています。その理由は，RLAIがolanzapineよりも優れた薬であるということではなく，9ヵ月以降，RLAI群は確実に服薬していましたが，olanzapine群はコンプライアンスが悪化し始め，薬をやめてしまったからではないかと考えられます。

経口剤とデポ剤の比較試験のほとんどにおいて，同じ結果になると思います。しかし現時点では，長期比較試験が存在しません。残念なことです。また，RLAIとhaloperidolデポ剤の長期比較試験も見てみたいと思います。これらの薬剤に有効性の面で違いがあるのかどうかを知ることも有益です。

EPSのリスクに関していえば，確かに違いがあるでしょうが，有効性についてはよくわからないのが現状です。

VI. 医療経済面における効果

　藤井　RLAIは1回の注射がかなり高価だと聞いていますが，先生のお話の中でも，入院が減ってくるので十分な経済効果はあるということでしたが，これに関しては従来型デポ剤も同じように入院を減らせる可能性が高いですね。従来型デポ剤はかなり価格が安いので，非常に厳しい意見では，RLAIは本当に経済効果の点で，従来型デポ剤に勝るところがあるかという議論が出てくるかもしれません。この点に関してどのようにお考えでしょうか。

　Fleischhacker　RLAIのメリットは，デポ剤と比べた場合，耐容性が最も大きいということです。患者はさほど副作用を経験せず，薬を長く続けることにより，QOLが向上し，心理社会的な再統合によって大きく変化するなど，試す価値は高いと思います。

　これらのすべてを簡単にお金に換算することはできません。これは患者にとっての主観的な利点です。統合失調症のコストの大部分は直接費用でなく，間接費用です。これらの人々は，障害者年金を受け取っていたり，仕事に行くことができず，補助的な生活環境で暮らすしかなく，家計所得に貢献できないでいます。すべての患者がうまく社会に再統合できるとすれば，莫大な量のお金が節約されることになります。残念ながら，すべての抗精神病薬と医療経済に関するエビデンスはあまり優れたものがありません。中には説得力のある研究もありますが，方法論的な観点からすると，間接費用は特に調査が困難です。直接費用を測定する方が簡単です。それは，患者が何人の医師に通い，何日間入院し，薬剤の費用はいくらか，などを測定するだけだからです。しかし直接費用であっても，これは日本に該当するかどうかわかりませんが，多くの西洋の国々では，薬剤のコストは統合失調症の直接費用の約10〜15％しか占めていません。このディスカッションは国の状況に即して行われなければなりません。

　医療費の問題は，多くの異なる負担者が費用を支払っているということです。多くの国々では，入院と外来診療の費用の負担者が異なります。外来診療の費用を負担する側は，患者に長期入院してほしいわけですが，病院側は，当然患者にできるだけ早く退院してもらいたいと思っています。コストが同じ負担者によって支払われるような医療システムがない限り，コストパフォーマンスを考える際には常にこのディスカッションに直面することになるでしょう。

　稲垣　最近発表されたDrug utilization surveyの結果を見た限りでは，RLAIの投与継続率は必ずしも高くないように見えます。これはアメリカに注射を好まない体質があるなどといったアメリカ独自の現象なのでしょうか。臨床試験ではたとえば1年間継続率が50％か60％だったと思うのですが，臨床実地では臨床試験よりかなり継続率が落ちてしまうのでしょうか。

　Fleischhacker　臨床試験においては，普通現実の精神科の患者よりも長期にわたる治療を受けることになります。それは試験法に関係してきますが，その試験法はきわめて支持的で，患者をモニターするというものです。患者が治療に来なければ，電話を入れたり，看護師が迎えに行きます。普段しない様々なことをするため，人為的所見がもたらされることになりますが，それにより我々が十分な努力をすることで何人の患者の投薬を維持できるかがわかることになります。

　先生がおっしゃった研究に戻ります。私はその研究について知らないので，別のことについてお話しします。アメリカでは入院期間がとても短いという点です。経口剤からデポ剤への切り替えは，入院中なら容易ですが，外来患者ではずっと難しくなります。多くの場合アメリカでは，患者の入院中に素早くデポ剤が開始され，準備されることもなく，その後退院となり，次の注射にこないケースが多いと思われます。これは私の推測です。日本では入院が比較的長いので，これを患者のために活用することをお勧めします。

　稲垣　10年以上前の私の経験でも経口haloperidolとhaloperidol decanoateを比較した場合にはhaloperidol decanoateの方を好む患者が多かったように思います。同様に，risperidoneとRLAIを比較した場合，RLAIの方を好む患者の方が多数

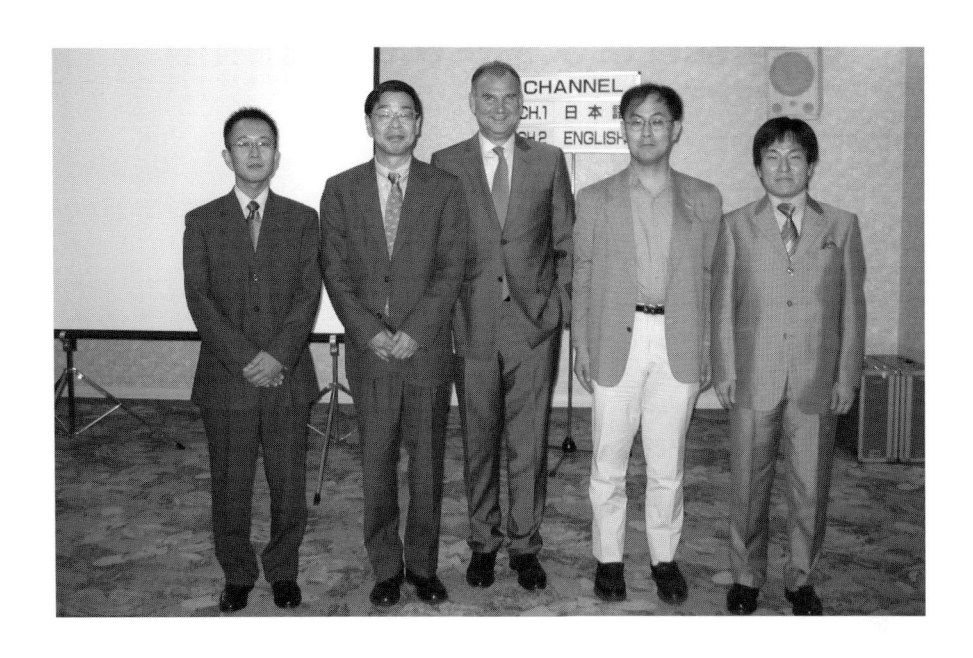

派と思いますが，中にはRLAIを好まない患者もいるでしょう。ことによると，畑先生がおっしゃったような投与間隔の問題があるかもしれませんが，RLAIを嫌がる人の割合を下げるためにはこの他にどのような方策がありますか。

　Fleischhacker　まず私がいつも知りたいと思うのは，患者が特定の薬剤を嫌う理由です。我々は，治療について患者と多くの時間話し合います。「あなたにとってよいと思うものは何ですか」「何が有効だと思いますか」などの質問をします。そして患者の気持ちを感じ取ります。中にはRLAIを嫌う人もいます。それは，注射をする看護師が嫌いだからという理由によるものかもしれません。きわめて単純なことが理由だったりするのです。あるいは，患者は，デポ剤のクリニックに朝9時に行かなければならないが，早起きはしたくないため，この治療を受けたくないというかもしれません。薬剤とは何の関係もない，取るに足らない問題が常に存在します。特定の治療が嫌われてしまう理由はほとんど関係のないことに原因があるのです。

　藤井　RLAIに限らず，たとえば従来型デポ剤でもそうでしょうが，ヨーロッパでは今もお話に出たようにデポクリニックに登録して，患者が中断したら早めに対応する体制をとっていると思います。Fleischhacker先生の現場でも，治療を中断する方を早めに発見するようなシステムは動いているのでしょうか。

　そういうものとの組み合わせでデポ剤が一番活きるように思いますが，日本ではそういうシステムはほとんどありません。そういうシステムも，同時につくっていかなければいけないのでしょうが，教えていただけたらありがたいと思います。

　Fleischhacker　我々もそういったシステムは持っていません。デポクリニックもありません。ただスペシャライズされた統合失調症の外来サービスがあり，患者は常に同じ先生の治療を受けます。したがって，患者とのよい関係が保たれ，とても役に立っています。

　デポクリニックは，アメリカで人気があります。患者はそこで知り合いになったり，デポクリニックに愛着をもっています。デポクリニックで昼食をとったり，グループセラピーなども行われており，とても有益です。

　おもしろい話があります。友人であるアメリカの医師が教えてくれました。患者が注射のためにデポクリニックに来ると，毎回20ドルのフードスタンプがもらえるのです。20ドル分の食料が買えるわけです。当初，患者に自分の治療を受けさせるのに支払いをするというのは馬鹿げていると私

は考えました。でもよく考えると，これはとても理にかなっているのです。まずポジティブな励ましになります。患者はクリニックに来て，治療を受け，月に一度20ドルもらうと，年間300ドルくらいになります。再入院の際の1日の入院費にも満たない金額です。

　経済的な観点からすると，これは意味をなしています。いくらかの医師が用いる懲罰的なやり方に比べればずっとよいと思います。服薬をしなければ，どこか他に送ってしまって，もう治療しないというのは，古い，家父長的な医療で，もはや我々はそんなことを行うべきではありません。モチベーションを高めるには，患者に来てもらい，グループセラピーや，コーヒーやクッキーを出すのもよいし，役に立つと思います。我々のところにはデポクリニックはありませんが，時々そのようなシステムをもっているアメリカ人が羨ましかったりもします。当然，それを支えるスタッフが必要になりますが…。

　藤井　いわゆる訪問看護のような制度で，患者の家に行って注射するシステムは，ヨーロッパの国ではありませんか。オーストリアではいかがでしょうか。

　Fleischhacker　オーストリアではきわめて珍しいですが，イギリスではかなり行われているようです。イギリスの精神科医には介入チームがあって，看護師は患者の家に行って注射をします。それを好ましく思う患者もいれば，立ち入りすぎると感じる患者もいます。私自身は，看護師に自分の家に来てもらいたいかどうか考えてしまいます。個人的な選好の問題ですが，イギリスではうまくいっているようです。患者をモニターして，看護師が家の様子を見れば，手入れがされて整っているのか，完全な無秩序状態なのかわかります。看護師は生活環境も観察することになります。イギリスでは，他のヨーロッパ諸国に比べて看護師が患者の管理においてより大きな役割を担っています。

　藤井　いろいろお話を聞けて，本当に勉強になりました。RLAIが日本で発売されるときに，本日の議論を参考にしてなるべくたくさんの精神科医がこの薬をうまく使えるように，私どももなんとか力を尽くしていきたいと思っています。今日は本当にためになるお話をありがとうございました。

　Fleischhacker　興味深いディスカッションでした。先生方のお考えをお聞かせいただきありがとうございました。

座談会

新規持効性注射剤に期待される臨床的位置付け

樋口　輝彦
（司会，国立精神・神経センター）

藤井　康男
（山梨県立北病院）

岩田　仲生
（藤田学園保健衛生大学）

久住　一郎
（北海道大学）

I．わが国の精神科医療の現状

　樋口　本日は，持効性注射剤に詳しい3人の先生にお集まりいただき，本剤の歴史，現状，薬理的な特色，そして近々認可される予定のrisperidone持効性注射剤（Risperidone Long-Acting Injection：RLAI）の特徴や使い方，課題についてお話しいただきます。本題に入る前に，持効性注射剤と密接な関わりのある日本の精神科医療の現状について簡単に紹介します。

　わが国における精神科医療は欧米に比べて様々な面で立ち遅れていましたが，ようやく国を挙げて入院中心の医療から地域生活中心の医療へという流れになりつつあります。とりわけ，受け入れ条件が整えば退院可能な7万数千人の入院患者を今後10年間で退院に持っていくのが国の大きな方針になっています。そのためには，地域に戻った患者が安心して生活でき，同時に再発や悪化のときの救急対応といった医療体制面の整備が不可欠です。

　精神疾患による入院患者総数は約33万人です。このうち受け入れ条件さえ整えば退院可能な方は2005年で75,900人もいます。またわが国の平均在院日数は2006年で320日と，欧米と比べて非常に長いのが特徴です。しかし，近年の傾向を疾病別に見ると，統合失調症では減少傾向で，アルツハイマー病患者では増加しています。つまり，精神科病床の総数は変化ありませんが，統合失調症が減ってアルツハイマー病に置き代わりつつあることがわかります。

　政策的には，長期在院者を減らして地域へ移すことが打ち出されていますが，地域に受け皿が少ないために前述のような病床数全体の削減は遅々として進んでいません。これを促進するために，診療報酬面で退院前訪問指導料や地域移行実施加算などの手当が実施されています。基本的には病院から地域へという流れは明確であり，急性期医療や短期入院の診療報酬を手厚くする一方，長期になればなるほど診療報酬は引き下げる方針です。また，退院前の訪問指導，重症者への精神科訪問診療や看護，短時間の精神科デイケアなどを柔軟に評価することで，退院促進と再入院抑制を促進していく流れになっています。

　具体的には，図1に以上の全体システム，新規予算の確保など，地域移行支援特別対策事業のあらましが示されています。

　また，精神保健医療福祉施策の改革に向けて，2004年9月に精神保健医療福祉の改革ビジョンが出されました。ここで出された「入院医療中心から地域生活支援中心へ」という基本的な方策を元に自立支援法が実現し，現在もさらに検討が重ねられて，見直しも行われています。つまり，日本全体の精神科医療が，入院から外来へ，地域生活

2008年7月12日，品川プリンスホテルにて収録。

事業の概要

受入条件が整えば退院可能な精神障害者の退院支援や地域生活支援を行う地域移行推進員（自立支援員）を配置するとともに、地域生活に必要な体制整備を促進する地域体制整備コーディネーターを配置することにより、精神障害者の地域生活への移行を着実に推進する。

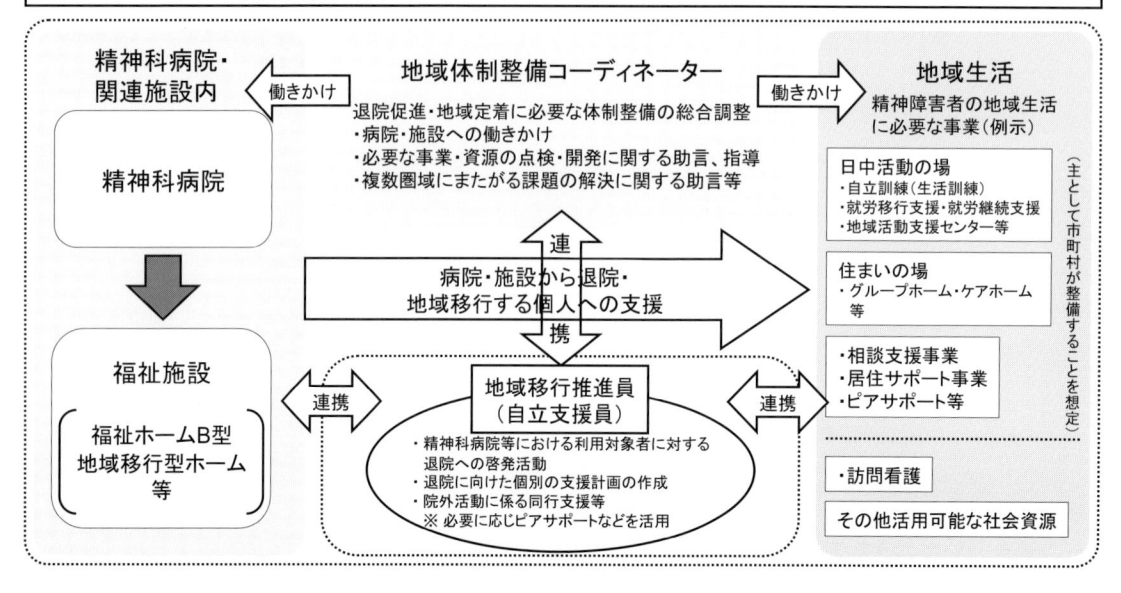

図1 精神障害者地域移行支援特別対策事業

中心へと向かう流れになっているということです。

さて，持効性注射剤は，患者を地域で支えるために重要な役割を果たすことは明らかです。実際，精神科医療改革が進んできた欧米では，持効性注射剤が地域中心の医療において重要な役割を果たしており，アドヒアランスの点からもこの製剤は不可欠となっています。前述のように，わが国では入院中心の医療が続いたので，欧米に比べて持効性注射剤はあまり普及しませんでした。しかし今後，精神科医療の政策転換に伴い，地域におけるアフターケア，あるいは再発防止に向けて，持効性注射剤の重要度は高まると予想されます。

II．持効性注射剤の変遷と現状

樋口　藤井先生は持効性注射剤については経験も長く臨床経験も豊かです。その歴史や現状についてご紹介いただきます。

藤井　わが国のデポ剤の歴史と最近の流れから，それが現在どのような段階に来ているかも含めて紹介します。

1996年に「精神科治療学」に掲載された各国の抗精神病薬売り上げに占めるデポ剤の比率によると，イギリスやカナダが25〜30％と多く，アメリカは10％，日本は約5％でしょうか。デポ剤の種類は fluphenazine と haloperidol が多く使われています。日本とアメリカはほとんど同じですが，ヨーロッパでは pipothiazine, bromperidol, perphenazine など，いろいろなデポ剤があります。

使用状況としては，イギリスとオーストラリアは1991年のデータで60％，北欧は40〜50％です。北欧はデポ剤に関してよく研究されており，実際によく使われています。ベルギー，スイスは20〜25％です。アメリカは10〜20％と，ヨーロッパ諸国に比べて少な過ぎるのが問題視されています。1992年に Glazer と Kane の「なぜデポ剤が少ないのか」という有名な論文が発表されています。

1990年代から新規抗精神病薬が本格的に登場し

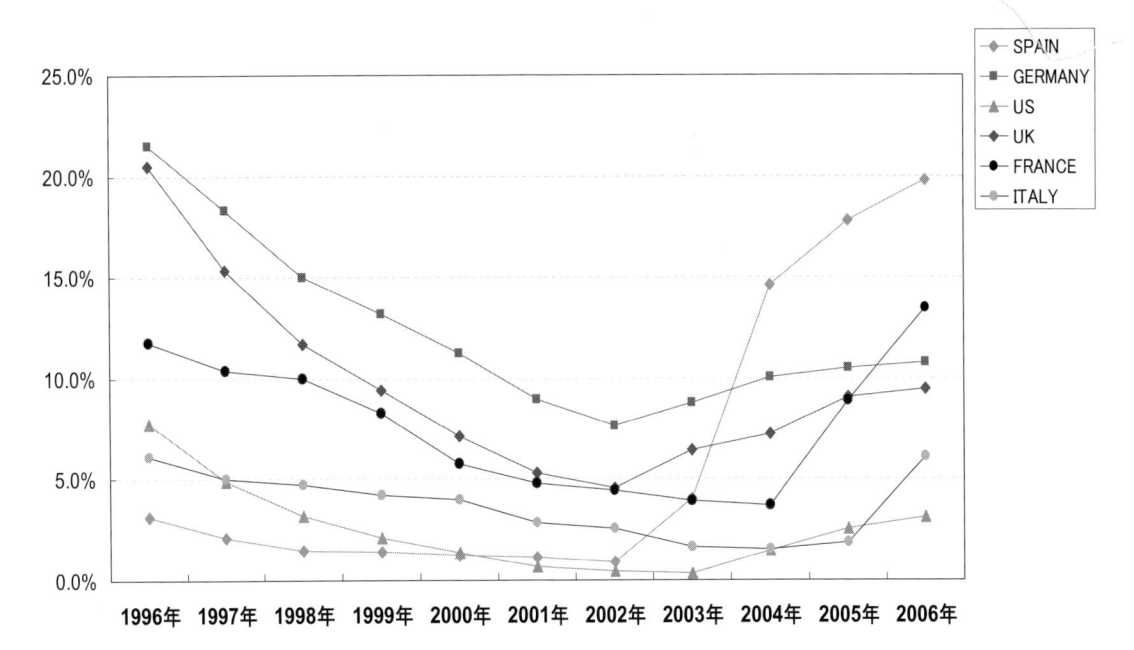

図2 国別持効性注射剤（定型＋非定型）シェア推移　（US＋EU主要5ヵ国）
Copyright 2009 IMS Health, All rights reserved, MIDAS 1996-2006, Reprinted with permission.

ましたが，新規抗精神病薬でも，統合失調症の維持治療におけるアドヒアランス確保に問題があることは指摘されていました。そして早くも1998年のPsychiatric Servicesに，新規抗精神病薬のデポ剤が必要であるという論説が載っています。

図2は，従来型と新規のデポ剤を合計したデポ剤のマーケットシェアを示していて，アメリカ，ヨーロッパ5ヵ国でRLAIが出るまでは目減りしていますが，RLAIの発売後，スペイン，フランス，イタリアで使用量が急激に上がっています。ドイツやイギリスも上がっており，目減り分を取り戻しつつあるのか，さらにそれを上乗せするのかは今後の展開でしょうが，RLAI発売後，デポ剤のシェアは今までと明らかに異なる段階に来ています。

ヨーロッパは昔からデポ剤がよく使われていて，地域精神医療に完全に組み込まれています。興味深いのはスペインです。もともとあまり使われていなかったのが，RLAI発売後に急激に伸びています。

日本は海外と比較してデポ剤の使用が少ないですが，わが国におけるデポ剤の歴史で不幸だったのは，1987年のhaloperidol decanoateの登場まで，fluphenazine enanthateしかない時代が長く続いたことです。この薬剤はほとんどの国ですでに主要なデポ剤ではなかったのです。Haloperidol decanoateは世界各国とほぼ同時期に日本にも導入されましたが，1970年代前半に世界的にデポ剤のスタンダードになっていたfluphenazine decanoateは，日本への導入が20年以上遅れました。これらデカン酸デポ剤は，血中濃度の変動幅が少なく安定しており，一定の血中濃度が長く持続するので，外来治療に向いています。デポ剤は本来，そこが一番のメリットですから，デカン酸デポ剤が長年日本で使えなかったのは辛かったと思います。

さらにわが国の不幸は，長年にわたり間違った使い方をされてきたことです。Anatensol depotの時代，患者には「デポ剤」の意味について説明せずに，急性期に強制投与したり，症状悪化時に1本打って凌ぐという使われ方をしました。外来の維持治療に使われずに，ここ一番のときに使われたのです。そういう使われ方をすれば当然，悪性症候群や急性ジストニアなどが生じやすくなり

ます。Anatensol depotは使い方が割合難しい薬でしたが，それを急性期に強制投与したため，デポ剤は非常に副作用が強いというイメージができあがりました。特に昔からanatensol depotの使用経験のある医師はそう思っており，その話が若い医師に伝わり，デポ剤は副作用が強いとして忌避されてきました。

また日本の精神科の医療構造は長期入院中心であり，何もデポ剤を使わなくても，経口薬で入院治療をすればよいという考え方もデポ剤の普及を妨げました。外来でデポ剤を活用し，アドヒアランスを高めるという使い方の理解の不足も，大きな影響を及ぼしました。

薬に対する精神科医の考え方も問題でした。薬の選択，至適用量の探索には，長期経過や薬歴を十分調査し，慎重に検討すべきです。しかし，そういう訓練はなされず，そのときの横断的な観察や理解で処方を考えるという悪い習慣がついてしまいました。デポ剤は必要用量を予測して何週間分を打つわけですから，それがどの程度の用量なのかの見当をつける必要があります。ところが，処方の根拠が曖昧なまま，何かの等価換算でデポ剤に置きかえて突然打ったりすると，副作用が出るわけです。

もう1つ，抗精神病薬や抗パーキンソン薬など多剤併用の中で，さらにデポ剤も念のために打っておくという，まさかのときの備えとしてもよく使われました。このような使われ方もあるとは思いますが，デポ剤の最もよいところは注射だけで済む点です。しかし，デポ剤単独の維持治療を受けている患者はきわめて少なく，デポ剤の一番のメリットが活かされなかったのです。

抗精神病薬の投与方式を患者がどの程度受け入れるかというドイツで退院直前の患者300例を対象にした調査では，90％は経口薬を受け入れていますが，デポ剤も40％が受け入れることが示されています。

図3はデポ剤の使用経験によって維持治療の受け入れが異なるという興味深いデータです。ここでは，現在デポ剤を投与されている患者の70％以上はデポ剤を受け入れており，経口剤の受け入れよりも多くなっています。このデータから言えるのは，医師が考えるほど患者は注射を嫌っていないこと，特に，デポ剤の投与中であれば大部分の患者はこれを受け入れているということです。このデータは第二世代経口抗精神病薬登場後の調査として大変貴重だと思います。

もう1つ，RLAIに期待できる状況として，新規抗精神病薬のシンプルな処方が広まってきたため，至適用量を把握し，そこからどのようにしてデポ剤に移行するかという議論が，昔よりずっとやりやすくなっていることが挙げられます。さらにそれに加えて，RLAIは，血中濃度の立ち上がりに3週間を要するため，急性期には使用できず非告知投与は行われにくい，つまり，今までのデポ剤のイメージを一変させられる，非常に面白い特性を持っています。これらの要因から，RLAIによってデポ剤の単独維持治療が行える可能性が高まってきたと言えます。

樋口　ありがとうございました。日本のデポ剤の使われ方，なぜ諸外国に比べて普及しなかったのか，デポ剤の持つ力，特色，そして医療状況が変わっていく中での，RLAIによる新しいデポ剤治療の可能性をわかりやすくまとめていただきました。

久住　海外，特にスペインでRLAIの使用が急激に伸びている理由は，もともと治療早期から使う土壌がなかったためということでしょうか。

藤井　私もなぜスペインで伸びているか不思議に思っています。スペインはもともとデポ剤が普及している国ではありません。そういう中で，RLAIが非常に早い段階から活発に使われるようになり，成績もよいということでどんどん勢いがついているのでしょうか。興味深いところです。

岩田　私は，デポ剤が衰退した頃に精神科医になりましたので，デポ剤の歴史を伺ってたいへん勉強になりました。入院中心，多剤併用，強制治療や非告知治療などがデポ剤の悪いイメージを作り上げたこともよく理解できました。

アメリカで使われない理由について，先日John Kane氏にお会いしたので尋ねたところ「もっと使われなければいけない」と現状を強く批判していました。アメリカでは患者の自主決定権を強調する文化があって，「どうしますか」「どっち

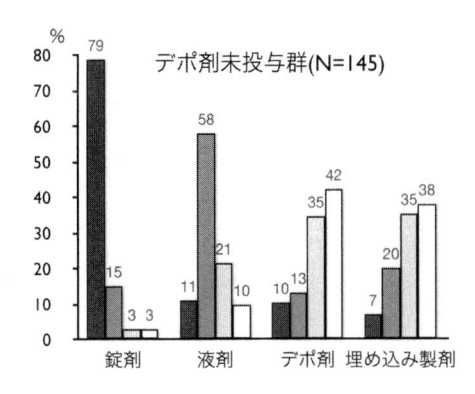

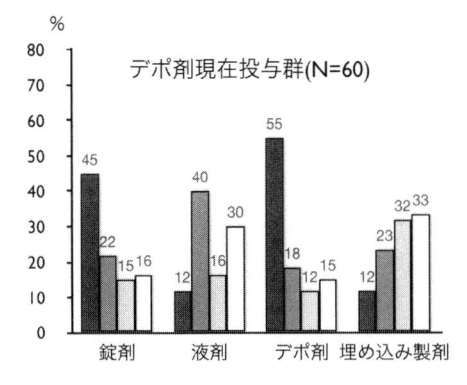

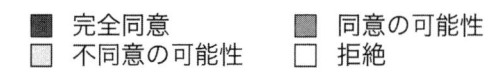

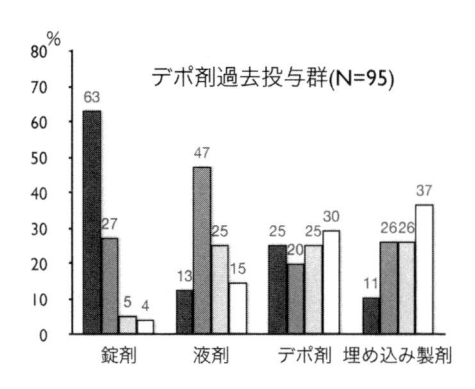

図3 デポ剤投与経験による各種維持治療手段受入の違い
Heres, S., Schmitz, F. S., Leucht, S. et al. : The attitude of patients towards antipsychotic depot treatment.
Int. Clin. Psychopharmacol., 22(5)：275-282, 2007.

でもいいです」となって，結局，患者が選ばなかったり，またデポ剤を未経験の人は特に注射を好まないと聞いています。そのような患者でも，先ほどの藤井先生の説明のように一度デポ剤を経験してみると，それ以降続けやすいのだと思います。

樋口　デポ剤を注射する資格についてお伺いします。日本は医師でなければできませんが，イギリスなど地域ケアの盛んな国では実際の注射は保健師が行ったりします。最近のACT（Assertive Community Treatment）のようなシステムでは，むしろ地域ケアの中でデポ剤を使っていくことが重要になり，そうするとデポ剤の注射の資格は大きなポイントになると思われます。

藤井　私は1985〜86年にフランスに留学し，デポ剤の使用現場を体験してきました。当時ヨーロッパでは精神病床が半減され多くの看護師は地域で訪問中心の仕事に就くようになりました。このような看護師は医師と一緒に，日本でいう保健所に出向いて，そこに近隣の患者に来てもらい，いろいろ話をしたり，リハビリ的な対応もしながら，デポ剤を注射します。デポ剤の用量，投与間隔などは，患者を間近に診ている看護師が一番よく知っていて，処方は医師であっても，実際に決めているのはむしろ看護師で，「これはちょっと多いです」「ちょっと悪いので増やした方がよい」などとアドバイスし，医師はその話を聞かざるを得ないという感じでした。また一人暮らしの方へは定期的に訪問して，いろいろ話をしたり面倒を見たりしながらデポ剤の注射を行っていました。注射するだけではなくて，いろいろな支援や対応をしながら，継続的に地域で支えるシステムが動いていました。

面白いのは，患者自身が処方箋を薬局に持参し

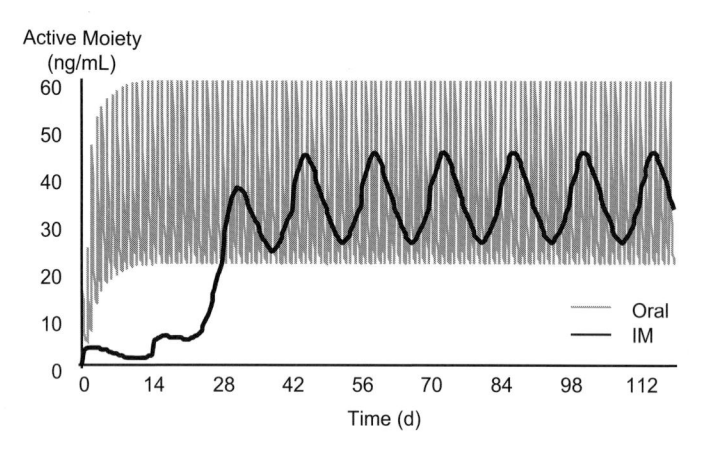

図4 Risperidoneの経口剤と持効性注射剤の血漿濃度の比較
（シミュレーション）

てデポ剤を買って，開業看護師のところへ行って注射をしてもらうこともあるという点です。道を歩いていると，開業看護師のオフィスに老人が列をなして待っている光景をよく見かけました。このような場合患者は，デポ剤は自分に必要であると完全に理解しています。そうした，地に足が着いた中でデポ剤が使われていました。

ヨーロッパでは公立病院が9割を占めており，同じ治療チームでフォローする体制ですから，治療継続性は大切にされ，それが実現できるわけです。ある医師は「治療の継続性と地域のリハビリを重要視する流れの中でデポ剤は絶対に欠かせない」と述べていました。

アメリカはそうではありません。アメリカは自己決定を重視する国です。地域のリハビリテーションは進んでいますが，ヨーロッパのように公立中心のがっちりした体制はできていません。この違いがデポ剤の使用量の低さに関係があるかも知れません。

Ⅲ．RLAIの薬理，効果，副作用

樋口　次に，持効性注射剤の臨床薬理的な特徴，治療効果，持続時間，副作用，特に再発予防に関してRLAIの特徴がどう生きてくるかを久住先生にご紹介いただきます。

久住　海外で使用可能になっている非定型抗精神病薬の持効性注射剤RLAIの薬理学的特徴から見た位置付けについてお話しします。

Risperidoneの化学構造式で最大の特徴は水酸基がないことです。通常，多くの抗精神病薬は脂溶性が高く，これがデポ剤開発の壁になった最大の原因でしたが，RLAIは技術的にこの問題を克服しました。Glycolideとlactideをrisperidoneに取り込んだmicrosphereを水溶性のものに入れて注射すると，体内の水分に反応して徐々に融解していって臨床効果が現れます。

注射後すぐに血中濃度が上昇しないのが，従来のデポ剤と決定的に異なる点です。血中濃度は3～4週後からやっと上がってきて，4～5週後で最大となり，そして6～7週後から徐々に減少していきます。Risperidoneの薬効が期待できるのは，注射後3～6週です。ですから注射後，血中濃度が上がらない2～3週間，lead-in drug（補助治療薬）が必要になります。Lead-in drugはrisperidone経口薬が標準になるでしょう。RLAIは通常，2週間おきに注射します。2～3回目の注射からようやく最初の注射の効果が現れます。

図4の縦軸のactive moietyとは，risperidoneとその代謝物9-OH-risperidoneの血中濃度の合計です。通常，経口薬では血中濃度は上下動が激しく推移しますが，RLAIでは3～4週目から上がってきて，経口薬に比べて比較的上下動が少なく推移します。

Investigator rating of pain at 6th injection, rated absent in
- 90% of the placebo group
- 80%-84% of the risperidone long-acting groups

Injection site reactions* (swelling, induration, redness) absent in ≥95% of patients

	Placebo	25 mg	50 mg	75 mg
Mean VAS Score (0-100)†	12.6	9.0	11.8	8.5
n =	32	44	43	45

Risperidone Long-Acting

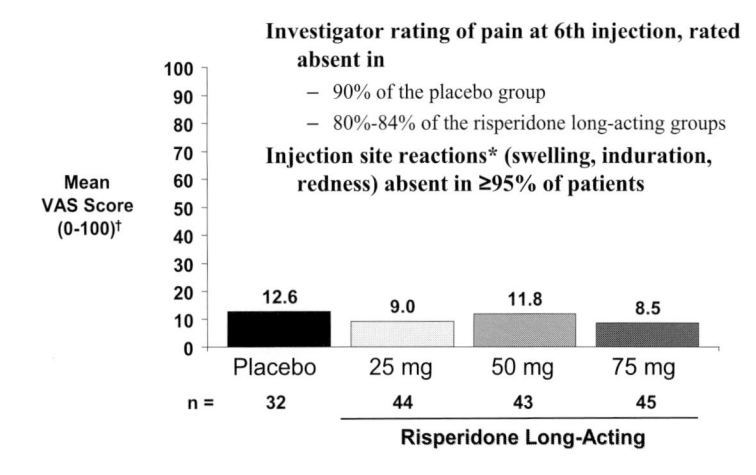

図5　12週間の比較試験における注射部位の痛みの患者評価
＊6th injection；assessed immediately following injection.
† 0 ＝no pain，100＝unbearable pain.
Kane, J. M. et al. Am. J. Psychiatry, 160：1125-1132, 2003.

　PET研究によるD_2受容体の占拠率として，65～80％内におさまっていることが抗精神病作用には必要と言われていますが，RLAIはその範囲内に留まっています。臨床的には25～50mgを2週間ごとに注射する方法が推奨されています。

　従来型デポ剤とRLAIの違いは，従来薬では長鎖脂肪酸のエステル化をオイルに溶かすのに対して，RLAIではポリマーを使って水溶液に入れるという点です。従来型は溶液ですが，RLAIは溶けないので懸濁液です。

　注射部位の痛みをVAS（visual analogue scale）で評価したところ，RLAIは水溶性なので脂溶性に比べて痛みが少ないという結果が出ています（図5）。

　また，副作用として特に懸念される遅発性ジスキネジアの出現率は0.7％と，risperidone経口薬と同程度で高くありませんでした。

　以下に4点，Olivaresらの経口抗精神病薬とRLAIの比較データを紹介します（Olivares et al., 2007）。
1）2年後の治療継続率を調べたところ，RLAI群が有意に優れていた（図6）。
2）2年後のCGI-S（Clinical Global Impression）とGAF（Global Assessment of Functioning）を比較したところ，RLAI群がいずれも経口薬群より優っていた。
3）入院回数は，経口薬群に比べてRLAI群が有意に少なく，年数を経るほどその差が大きくなっていた。
4）入院日数についても，1年後，2年後で比較したところ，RLAI群が有意に少なかった。

　また，初回エピソードの統合失調症を対象に，risperidone経口薬とRLAIで治療継続率を比較した検討でも，やはりRLAI群で有意に成績がよいのです。さらに，発症早期にRLAI治療を開始した群とRLAI開始時に罹病期間が3年以上を経ていた群で再発予防率を比較したところ，RLAI早期開始群の方が成績がよかったという報告もあります（Macfadden et al., 2008）。

　このように優れた点の多いRLAIですが，今後の課題として私なりに以下の4点を挙げてみます。
1）Risperidone経口薬と比較して，RLAIが有効性，随伴症状において本当に薬理学的に優っているのか。Risperidone経口薬とRLAIを比較した報告ではいずれもRLAIの方が有効性は優っており，随伴症状もRLAIの方が少ないとされていて，その理由として，RLAIの血中濃度安定性が挙げられているが，逆の報告もある。

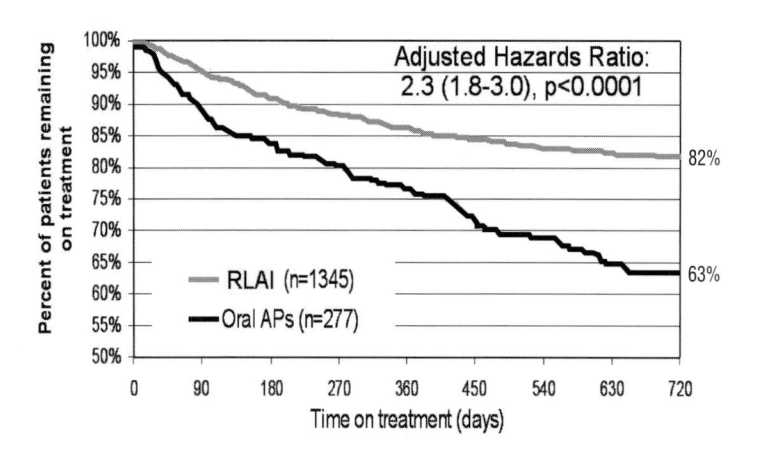

図6 RLAIと経口抗精神病薬の2年間の治療継続率に関する比較
・*e-STAR：Schizophrenia Treatment Adherence Registry
・Web-based observational survey related to Risperdal RLAI vs. other APS（4：1）under real life conditions
Olivares, J. M. et al. Poster at the International Society for Pharmacoeconomics and Outcomes Research（ISPOR）, 10th European Annual Congress, Dublin, Ireland, Oct 20-23, 2007.

　また，経口薬とRLAIの比較試験における等価換算は適正だったのか。予想用量よりRLAIの方が少なくて済むということで，特に随伴症状が優っていた可能性はないのか。
2）RLAIは従来のデポ剤と比較して本当に使いやすいのか。随伴症状は従来のデポ剤より少ないことは十分予想されるが，投与間隔は2週間なので，従来デポ剤の2〜4週間と比べてどうか。従来デポ薬はすぐに効果が出るが，RLAIはタイムラグが生じるためlead-in drugが必要になってくる。また痛みについて，水溶性で痛みが少ないと言われる一方，懸濁液のため針が太くなっているので，そのあたりはどうか。
3）RLAIの開始時期の問題をどう捉えるか。頻回に服薬中断するような段階から始めるのか，積極的に治療早期から導入するのか。極論すれば，初発時から使うのかなどの使用開始時期を検討する必要がある。
4）アドヒアランスの向上のために，患者とdecision-makingをシェアするという考え方に立ったとき，患者から積極的に選択されるのか。従来のデポ剤や注射に存在する負のイメージを払拭できるのか。治療者側にも同様のイメージがあるので，どれだけきちんと治療者側が説明をして導入できるかが鍵になる。また，単剤化が進んでいないと十分にRLAIのメリットが現れず，逆にマイナスになる可能性もある。これらの点が，日本ではどのように受け入れられていくのか。

　樋口　RLAIの特徴，従来の持効性注射剤との違い，そして臨床使用する上での検討課題を4つ挙げていただきました。

　藤井　経口risperidoneとRLAIの違いに関する薬理学的な話では，特に薬物動態と副作用の関係が重要です。Haloperidol decanoateのときも同じ議論があり，血中濃度が安定しているからhaloperidol decanoateの方がhaloperidol経口薬より副作用が少ないと言われていました。従来，デポ剤は経口薬より副作用が強いという思い込みがありました。久住先生は遅発性ジスキネジアに言及されましたが，血中濃度の変動が多いと遅発性ジスキネジアのリスクが高まることは有名なので，その点に関しても有利でしょう。アメリカでデポ剤が嫌われている理由に遅発性ジスキネジアが多いからと言われていますが，いろいろなエビ

デンスから副作用は経口薬と同等であることが確認されており，この点を臨床医が今後納得できるかどうかが重要です。

　初回エピソードから使うかという議論も興味深いところです。デポ剤使用と倫理的側面に関して様々な報告が，特に北欧を中心に発表されていて，当たり前ですが，デポ剤はいったん注射するとすぐには薬物が体から抜けないということが倫理的課題に挙げられています。経口薬だとそこからすぐ抜け出られますが，デポ剤はそれをある程度束縛することになるためです。統合失調症の維持治療へのデポ剤使用が患者の自己決定権を束縛するかどうかという議論がされましたが，適切な対象を選んできちんと説明すれば，倫理的な問題はないのではないかという結論に落ちついてきています。

　初回エピソードの場合でも，治療継続は一定期間，必要です。少なくとも数年間薬を続けるのであれば，経口薬でもRLAIでも基本的には同じでしょう。ただ，やめたいとき，デポ剤はすぐに薬物が消失しないという面はあるにしろ，少なくともやめたいと言ったらやめられます。その点をきちんと説明して，本人が同意すれば，私は初回エピソードから使ってもよいと考えますし，Kane先生も，初回エピソードから使うのが当然と述べています。ただ，現時点では最先端のやり方ですから，基本的には，今まで副作用なり効果なりがある程度よくわかった症例で，アドヒアランスの問題がある場合にRLAIを使っていって経験を積んでから，初回の人に少しずつ広げるのがよいでしょう。初回に間違えると，患者や家族は大きなトラウマを受けて治療を嫌がり，結局，再発に結びつくので慎重にすべきです。

　もう1つ，haloperidol decanoateは注射部位反応が比較的多いですが，RLAIはこれが少ないのは大きなメリットです。今後いろいろな新規抗精神病薬のデポ剤が出てくるでしょうが，注射部位反応の有無は重要です。

　樋口　いくつかの報告では，積極的に早期から使うことが推奨されています。経口と注射剤として使った場合では，その効果や安全性からデポ剤の方がより有利であり，推奨されています。そうでなければ，わざわざ最初から注射剤を使うという発想は出てこないでしょう。その辺，RLAIの方が有効性で優る，副作用面で優るということが確実に確認されてきているのでしょうか。

　久住　それについてはもう少し慎重に考えていった方がよいと思います。経口薬とRLAIの薬効自体を比較してRLAIの方が優っているから推奨するという考え方ももちろんあるでしょうが，効果と随伴症状が全く同じであっても，中断率にはある程度差がありますから，長期的に見れば見るほど，結果的にRLAIの方が優る結果になる可能性もあります。

　樋口　再発予防という観点では，非常にコンプライアンスが悪いケースで，再発を繰り返して，経口剤ではコントロールできないケースにRLAIを使ったら，圧倒的にRLAIの方が予防できるということは事実だと思います。しかし，特に急性期の初期に使うことを選択する上で，RLAIがより推奨されるということはあるのでしょうか。

　久住　樋口先生の言われる急性期初期という意味では，あまりないと思います。初回エピソードで，急性期をある程度乗り切った後の維持療法に入った時期に使い始めるということはあっても，決して急性期初期からいきなりRLAIを使うということではないと思います。まずlead-in drugとしてrisperidone経口薬を使って一定期間観察して，副作用がなければ初めてRLAIを用いるという使い方になると思います。急性期が一段落した後から使い始めるという理解です。

　樋口　それはコンプライアンスが悪いことなどがすでに見えている時期でしょうか。

　久住　たとえそれは見えていなくても，結果的にはそのうち何割かは中断して再発を繰り返すことがいろいろな研究からわかっていますから，そこを見越して積極的に使ってよいのではないかという考え方だと思います。

　樋口　例えば100人の患者の中断率が3割という，全体としての統計的観点が成り立っていたとしても，個々のケースで言うと，その人のコンプライアンスのリスクがどの程度かを予見するのは非常に難しいです。そうすると，経口薬を使い続けても再発を繰り返す方に，「この持効性注射剤

を使えば，あなたの再発はかなりの率で防げます」と説明し，納得された方に使っていくというのはどうでしょうか。今の久住先生のお話ですと，そこまでいかないうちに使い始めましょうということですよね。

久住　そのことに関しては私も，先ほどの藤井先生と全く同意見です。再発を繰り返す人に関しては，樋口先生のおっしゃるように，治療者側からアドバイスをして，持効性注射剤という方法があると積極的に勧めるようになると思うのです。しかし，治療初期の患者に対しても，剤形選択の1つとして，例えば，毎日数回の服薬よりも2週間に1度の注射の方が楽でいいという人がいれば，それは積極的に使ってもよいのではないかということだと思います。

藤井　初回エピソードの患者が2回目に再発するとき，再発の代償の問題があると思います。2回目の再発は，より治りにくくなったり，いろいろ社会的な問題が生じるので，何とか防ぎたいと考えます。その方の一生の病気の経過から見ると，最初からデポ剤を選択して2回目の再発を絶対防ぐという考え方もできます。ただ，そこで難しいのは，どこまでこれをやるのかという議論であり，その辺が私も今一つわからない点です。うまくいっている場合，この薬を続けるのか，どこかでやめるのかも含めて，当人と話をして決めればいいことですから，患者が「注射の方がいいです」と言って，「この方が再発は少ないですよ」と医師が応じ，「ではやります」となった場合は，初回エピソードからやってもよいと思います。

Ⅳ．非定型持効性注射剤と
アドヒアランスの関係

岩田　私はアドヒアランスに絞ってお話しします。最初は，再発予防にアドヒアランスは大事なので，持効性注射剤は重要であるという議論についてです。1996年，Kaneらは，服薬継続によって再燃率は抑えられると報告しました。そしてアドヒアランスがよくないほど入院する危険が増します。約49,000人を対象としたValensteinらによる研究では，アドヒアランスがよい人は再入院しないこと，きちんと患者が治療に来てくれることが再発防止に決定的に重要だと述べています。しかし，統合失調症はそういう意味でのアドヒアランスが一番得にくい病態で，アドヒアランスの評価には難しい面があります。薬瓶の蓋を開けた日時を記録するMEMS-Cap（Medication Event Monitoring）で調べたところ，きちんと開けた人はたった38％で，医師側の評価94％と大きな隔たりがあります。

患者の自己評価も問題です。「飲みましたか」と聞くと70％は「飲んでいる」と答えます。しかしピルカウントすると10％しか飲んでおらず，自己モニタリングができていません。日本の全家連のアンケートでも，10人に1人は薬が半分以上余っていると答えています。理由の半分は飲み忘れで，他には症状がないとか副作用のため勝手に調節したり中断した人も多くいました。

再発防止には，やはり服薬継続が大事です。しかし統合失調症の患者は，飲みたくないだけではなくて，飲み忘れたり，副作用を心配したり，効果がよくわからないからなど，いろいろな理由でアドヒアランスを維持できないという特徴があります。その流れの中で，アドヒアランスを支援する薬剤としてRLAIを位置付けることができます。患者とのコミュニケーションでアドヒアランスの提案をして，合意できれば積極的に使っていってよいと思います。

RLAIは最適濃度を維持するからよい，揺れる幅が狭く至適なところで留まっているのでよいというやや単純な説明があります。一定以上血中濃度が上がらないので副作用が少なく，逆に少ないと症状悪化の可能性があります。つまり，副作用が出にくい量で，かつ有効な用量を維持するから，RLAIは経口より有利だというわけです。

以前，脳内半減期の違いによるD_2受容体占拠率の変化としてloose vs. tight binding仮説がありました。脳内占拠率が一瞬70％を超えて，あとは超えない方が有利だというのがloose bindingです。Loose vs. tight bindingの典型薬であるquetiapineは，当初，400mgとか500mgと言われていましたが，今は，より高用量にしましょう，あ

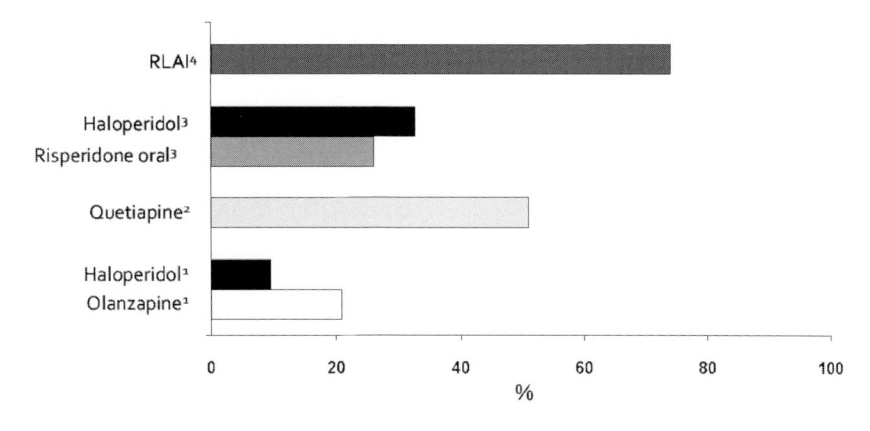

図7 初発エピソード統合失調症2年間継続率の比較
[1]Green et al. Schizophrenia Res., 86：234-243, 2006.
[2]Kopala et al. Schizophrenia Res., 81：29-39, 2006.
[3]Subset from Schooler et al. Am. J. Psychiatry, 162：947-953, 2005.
[4]Emsley et al. Int. Clin. Psychopharmacol., 28：210-213, 2008.

るいは徐放剤の方がいいなどと，tight側にシフトさせようとしています。D_2仮説だけではないかもしれませんが，ドーパミンD_2については安定した形で結合している方が有利だということになります。これは今後の議論が必要です。いろいろな有効性のデータを見る限り，今のところ，RLAIの方が有利という結果が多いです。

図7は初発エピソードの2年間の服薬継続率データです。RLAIは70％以上続けています。RLAIの継続率を観察したベルギーのデータでも，18ヵ月後に「いつも来ている」人が80％を超えています（Costigan et al., 2007）。OlivaresらもRLAIの継続率は高いと報告しています（Olivares et al., 2007）。

RLAIは体重増加が少ないという報告があります（Kane et al., 2003）。または痛みが少ないというデータもあります（Bloch et al., 2001；Eerdekens et al., 2002）。

RLAIは最適有効量を少ない用量で維持できるので副作用が少なく，しかも有効性も維持できるとする人が多いようです。

もう1つ，患者や家族が服薬モニタリングから解放されるというメリットがあります。

アドヒアランスの予測因子として，病識欠如が陽性症状や解体症状，副作用に比べて最も多いと言われています。病識欠如の人にRLAIは有効かということが決定的に重要だと思います。私の大学で行った病識とアドヒアランスの相関を調べた研究でも，病識のない人はアドヒアランスが悪いことは明らかになりましたが，初発患者は必ずしもそうではありません。先般のCAFE（Comparison of Atypicals in First-Episode psychosis）studyでは，初回エピソードの人の中断理由として，病識欠如とは別のファクターが挙げられており，初回エピソードの場合は異なるアプローチが必要ではないかと考えています。RLAIを患者自ら選択できるよう支援することが病識獲得につながると思います。

次に，治療開始のタイミングはどうなのか，初回エピソードで使うべきか否かについてお話しします。退院した途端に患者は薬を飲まなくなる，つまりアドヒアランスは悪化するという報告があります（Keith et al., 2003）。特に初発患者は再発の危険性が非常に高いと言われています（Robinson et al., 1999）。2年後に5割，5年後では実に8割は再発してしまいます。そのリスクとして，服薬を中止すると再発危険性は5倍になると言われています。したがって初回エピソード患者の再発防止が長期予後に決定的に重要です。退院後のアドヒアランスは極端に悪くなるのですが，それ

を十分支援する方法を我々は今のところ持っていません。そう考えると，再発を繰り返す患者はもちろん，初回エピソードからRLAIを導入していくこともケースによって重要ではないでしょうか。

藤井　外来場面ではきちんと服薬しているかどうかが必ず話の中心になるのですが，RLAIはその必要がなくなるという点で非常に好ましいと思います。2007年のFleischhaker先生との座談会で先生が強調されたのは，「デポ剤使用は医師・患者関係をより強固にする」ということです。デポ剤による治療は，むしろよく診てもらっているという意識が高まってくると言われました。その辺を医師はネガティブに捉えがちですが，実際はそうではなくて，これは大きな意味を持つと言えます。

それから，アドヒアランスの評価はきわめて難しいですね。経口薬の場合，医師は服薬率をかなり高く考えていますが，実態はかなり低いことがいろいろな調査でわかっています。「飲んでいる」といっても，特定の薬を避けていたり，何日かおきに飲んでいたり，しばらくやめてまた飲んだりと，どういう状況かわからないということです。また血中濃度はhaloperidolは測定できますが，他の薬はほとんどできません。つまりアドヒアランスの評価は現実的に確実にはできないというのが，一致した考えです。そうなると，悪化の原因が薬を飲んでいないせいか，はたまた薬が効いていないせいか，どちらかわかりません。薬物以外の治療が不十分だったせいかもしれません。結局，わからないので，薬を飲んでいないのではないかと医師は疑います。仮にきちんと飲んでいたとしても，具合が悪くなると飲めなくなります。それで，「私の出した薬を飲まないあなたが悪い」という話になりがちなのです。しかし，実際は一生懸命飲んでいたのに悪くなって飲めなくなったというケースはたくさんあります。ですから，悪化の原因を客観的に評価するとき，デポ剤であれば薬は着実に入っているわけですから，そのデポ剤が効いていないか，それ以外のいろいろな取り組みが不十分だったかが判断できます。デポ剤のメリットは突き詰めるとそこだと思います。

デポ剤と経口薬の有効性の比較についてはRCT（Randomized Controlled Trial）を行えばわかるのでしょうが，元々，デポ剤に向いている患者を対象とした前向き研究を行うことは容易ではないのです。しかし臨床現場では，デポ剤は部分コンプライアンスを抑えることができるのは大きなメリットです。このことを臨床医は過少評価していると思うのです。

樋口　最近のエビデンスでも，再発を繰り返すほど治りが悪くなるので，繰り返させないことが重要だというのはわかりますが，病識のない人は薬も飲まない，注射もとんでもないという人が圧倒的に多いと思うのです。その対処という意味では，このレベルではなかなか解決できないということになりますか。それとも，病識のない人に対しても何らかの策を講じていけば，デポ剤でうまく対応ができていくようになるのでしょうか。

藤井　病識がないと，服薬中断から再発に結びつきやすいのは間違いありません。一方，その方が何ゆえに薬を続けるのか，あるいは治療を続けるのかには，病識とは少し違う問題も含まれています。錠剤にしても注射にしても，薬を飲んだり注射した後に，自分がどんな体験をしたか，自覚的薬物体験が重要な意味を持ってきます。Drug Attitude Inventory（DAI）はそれを見ているのですが，薬で非常によい感じを受けた，疲れが非常にとれる，よく眠れる，具合がよくなったという意識を持った方は，当然服薬を続けようと思うでしょう。ですから，そう感じた人は必ずしも自分が統合失調症であることを自覚していなくても，飲み薬でも注射でも続けていくチャンスはあります。病気だと思っていなくても，デポ剤を何年間もきちんと続けている人がいるのは，広い意味で病感をうまく取り込んでいるからでしょう。こうした患者を維持治療に入れ込むのは，精神科医の重要なテクニックでしょうし，皆さんも日常臨床ではそうされていると思います。その中の1つのツールとして，RLAIは非常に大きな役割を果たすと思います。

久住　初発患者で早い段階から導入できれば，いろいろな意味で予後の成績が上がることは間違

いありません。それだけ早い段階で導入するとなると，診る側としては，適切な診断をできるだけ早い段階につけなければならないことになります。

それから，患者への具体的な説明をどうするかは別としても，適切な疾患教育をきちんとしなければならないという意味では，処方する側にもかなりハイレベルな対応が要求されるでしょう。

往々にして，統合失調症の患者は今までの習慣を変えたがりません。ずっと同じ薬を飲んでいる方はしばしば「薬を変えないで下さい」と言います。それを注射に変えましょうと言っても，なかなか説得に応じません。ですから，処方する側がきちんとした治療方針の下に信念を持って勧めていかないと，こういう治療は進んでいきません。そういう意味では，新しい製剤が出てきたところで，より高度な診断・治療レベルが治療者側にも求められてくるだろうと感じます。

岩田　おっしゃるとおりです。以前，液剤が登場して患者に勧めたとき，「嫌です」と言われました。理由は今までの剤形をきちんと飲んで全然問題ないし，変えてほしくないということでした。逆に言うと，最初からこういう治療法があって，こっちの方がよいと提案してしまった方がスムーズに運ぶような気がします。一方，この薬を使いこなせて，きちんとした心理教育ができて，外来で踏ん張れる精神科医がたくさんいないといけないというのも大前提だと思います。入院中心の日本の精神科臨床の背景を考えると，まだまだ課題は多いと思います。

樋口　ありがとうございました。新しい持効性注射剤について，今までまとまった形で議論する機会はなかったと思います。統合失調症の薬物療法の中に新規抗精神病薬の持効性注射剤が，これから日本の精神科臨床において大きな位置を占めることは確かです。それには，今の医療環境が入院中心から外来あるいは地域中心という方向に大きく変化していくとき，それをある意味で支えていく1つの方法として持効性注射剤が位置付けられると思います。しかし，注射剤だけでなく，疾患教育，心理教育，地域のサポート体制，チーム医療などのシステムもしっかり作っていく中で，持効性注射剤の果たす役割がより大きくなると思います。今後，持効性注射剤をいかに使いこなしていくか，それを使う側の意識として，漫然と新薬が出たから使ってみようというレベルではなかなか済まないという気がします。どういう段階から使うのが最も有効かをきちんと評価しつつ，経口剤と持効性注射剤をうまく使い分け，再発を防ぎ，日常生活をベストな形で送れるようにすることが治療の最終ゴールだと思います。本日は長時間，ありがとうございました。

RLAI ブック

2009年6月29日　初版第1刷発行

編　集　：　村　崎　光　邦
発行者　：　石　澤　雄　司
発行所　：　株式会社　星和書店
　　　　　　東京都杉並区上高井戸1-2-5　〒168-0074
　　　　　　電話　03(3329)0031（営業）／03(3329)0033（編集）
　　　　　　FAX　03(5374)7186
　　　　　　http://www.seiwa-pb.co.jp

ⓒ2009　星和書店　　　　　　　Printed in Japan　　　　　　ISBN978-4-7911-0712-4